四川何氏骨科流派史实研究

主　审　马小彬
主　编　周仕伟
副主编　汪　毅　马　云
编　委（以姓氏笔画为序）
王　勇　石　彪　杨印民
符　勇　韩　军

中国中医药出版社
·北　京·

图书在版编目（CIP）数据

四川何氏骨科流派史实研究 / 周仕伟主编 .—北京：中国中医药出版社，2018.8
ISBN 978 – 7 – 5132 – 4872 – 3

Ⅰ . ①四…　Ⅱ . ①周…　Ⅲ . ①中医伤科学 – 中医流派 – 研究　Ⅳ . ① R274

中国版本图书馆 CIP 数据核字（2018）第 065435 号

中国中医药出版社出版
北京市朝阳区北三环东路 28 号易亨大厦 16 层
邮政编码　100013
传真　010-64405750
保定市中画美凯印刷有限公司印刷
各地新华书店经销

开本 710 × 1000　1/16　印张 16.25　彩插 0.5　字数 246 千字
2018 年 8 月第 1 版　　2018 年 8 月第 1 次印刷
书号　ISBN 978 – 7 – 5132 – 4872 – 3

定价　69.00 元
网址　www.cptcm.com

社 长 热 线　010–64405720
购 书 热 线　010–89535836
维 权 打 假　010–64405753

微信服务号　zgzyycbs
微商城网址　https://kdt.im/LIdUGr
官 方 微 博　http://e.weibo.com/cptcm
天猫旗舰店网址　https://zgzyycbs.tmall.com

如有印装质量问题请与本社出版部联系（010-64405510）

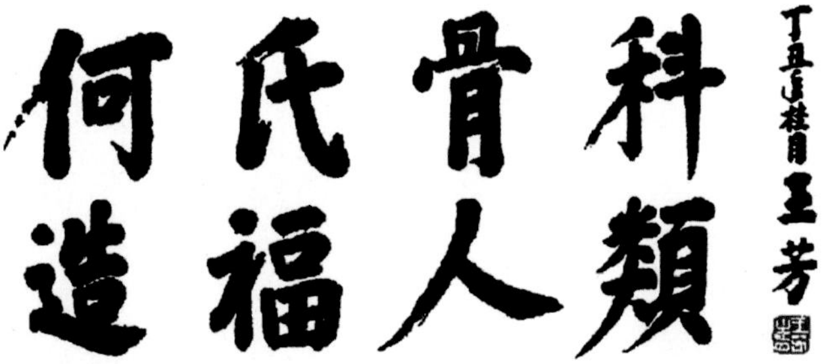

1997年8月，中华人民共和国国务院国务委员、公安部部长王芳为四川何氏骨科题词

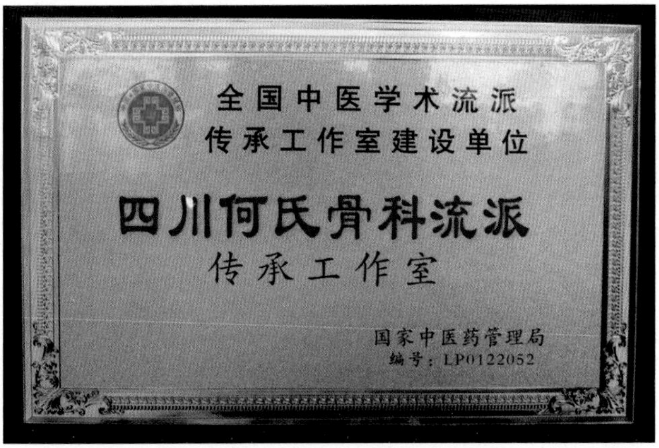

2013年12月，国家中医药管理局颁发“四川何氏骨科流派传承工作室”匾牌

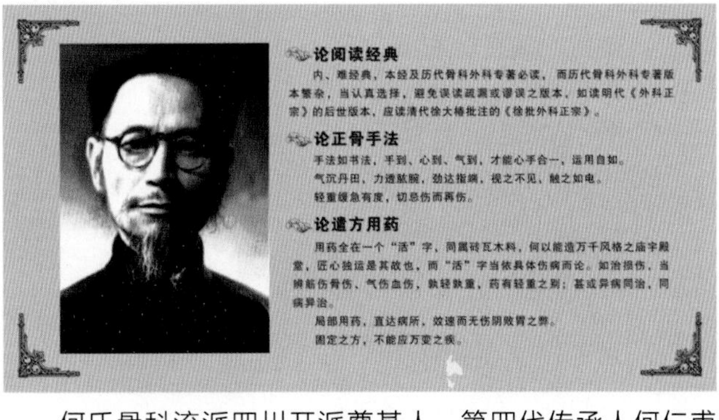

何氏骨科流派四川开派奠基人、第四代传承人何仁甫（1895—1969）

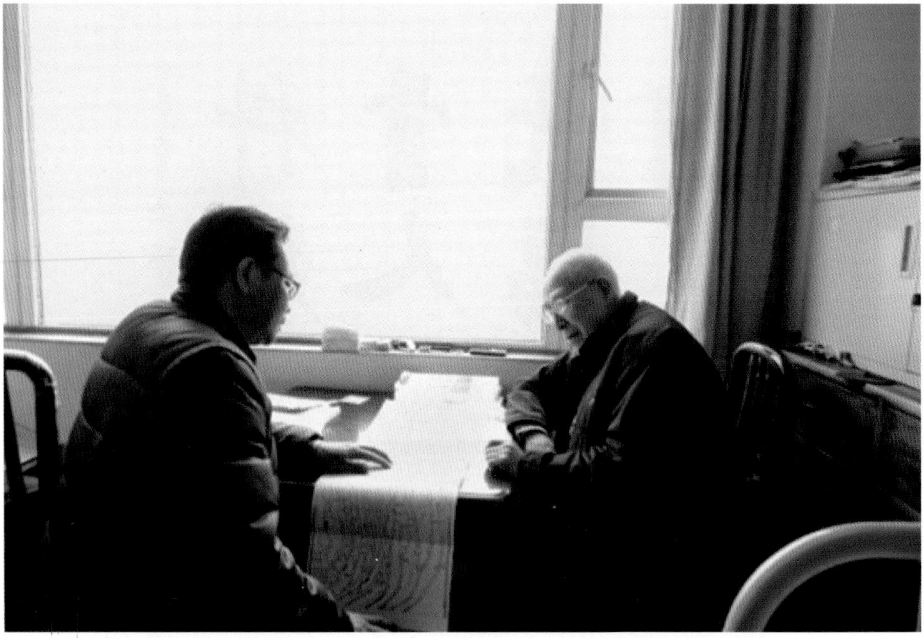

2016 年 3 月，周仕伟（左）采访何仁甫长子、四川何氏骨科流派第五代传承人何天祥（右，93 岁）

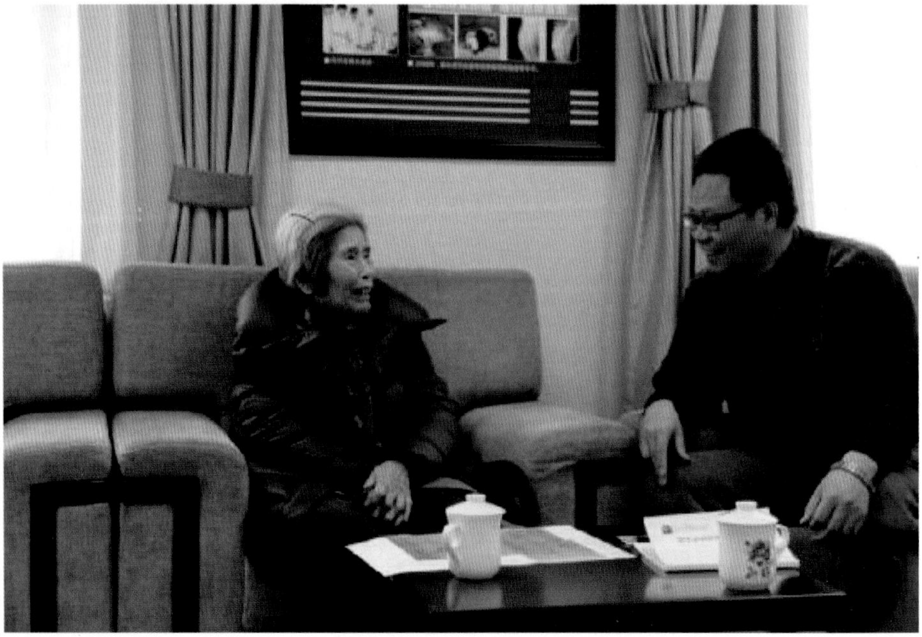

2016 年 3 月，周仕伟（右）采访何仁甫长女何瑶君（左，85 岁）

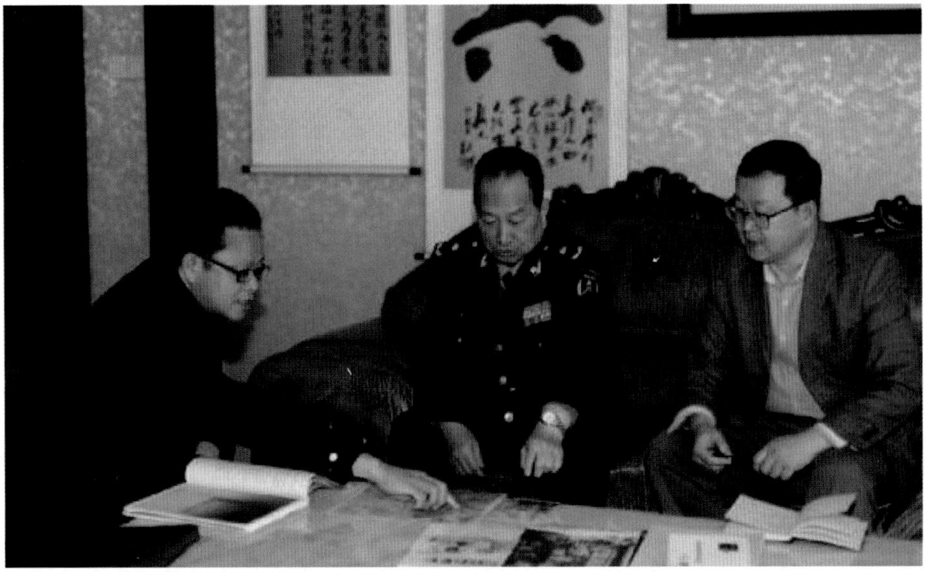

2016 年 1 月，周仕伟（左）、汪毅（右）采访何仁甫四子、四川何氏骨科流派第五代传承人何天佐（中，75 岁）

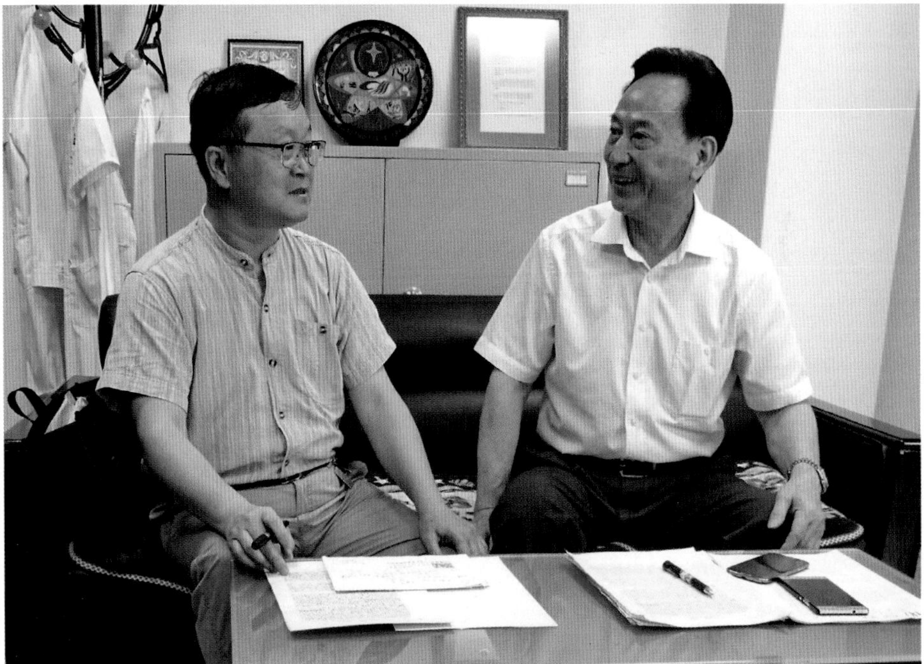

2017 年 8 月，汪毅（左）采访何仁甫五子、四川何氏骨科流派第五代传承人何天祺（右，71 岁）

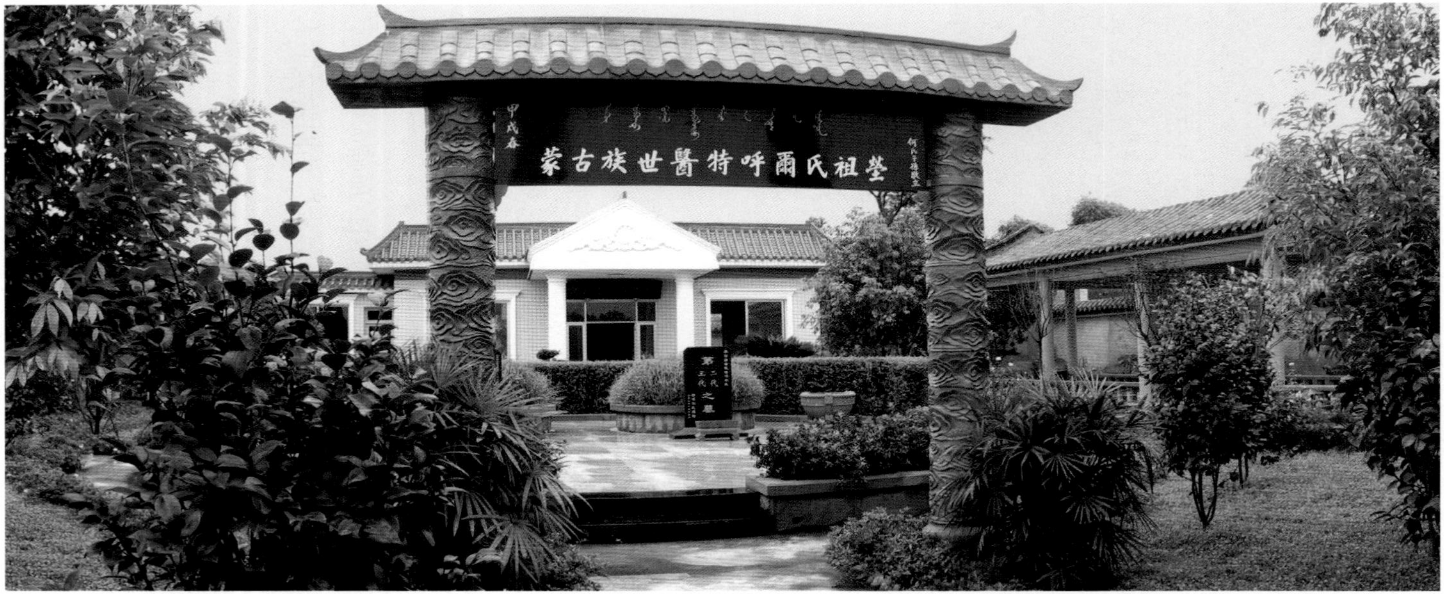

蒙古族世医特呼尔氏（何氏）祖茔（位于四川省成都市郫都区安德镇安隆村全家河坝）

前　言

2012 年 11 月，国家中医药管理局为贯彻落实《医药卫生中长期人才发展规划（2011—2021 年）》《中医药事业发展“十二五”规划》，在各省、自治区、直辖市中医药管理部门和有关单位遴选推荐的基础上，组织专家审核确定并公布了我国第一批 64 家全国中医学术流派传承工作室建设单位，其中中医骨科学术流派共 13 家。久负盛名的成都军区八一骨科医院参与四川仁甫何氏骨科技术研究中心申报的“四川何氏骨科流派传承工作室”，不仅荣誉上榜，而且系四川省唯一的一家“全国第一批中医骨科学流派传承工作室”，成都军区八一骨科医院也因此成为唯一参与国家中医学术流派传承工作室建设项目的军队单位，这标志着四川何氏骨科流派具有很高的学术成就和社会公认度。

2013 年 1 月，四川仁甫何氏骨科技术研究中心实施国家中医药管理局制定印发的《中医学术流派传承工作室建设项目实施方案》（人教发〔2012〕170 号）（以下简称《实施方案》），使四川何氏骨科流派传承工作室建设工作稳步向前推进。截至 2016 年，按照《实施方案》规定的“加强学术整理，推动流派传承；提高临床疗效，加强推广应用；加强人才培养，推动流派交流；加强条件建设，探索长效机制”等方面的要求，如期落实了本流派建设计划。2016 年 12 月经国家中医药管理局验收合格，四川何氏骨科流派传承工作室建设项目如期圆满完成。

在历时 3 年的四川何氏骨科流派传承工作室建设中，本流派工作室把“史实研究”列为重要课题，严格遵循《实施方案》关于“梳理流派传承脉络，深入挖掘整理流派历代传人的传记及代表性著作、流派典籍、医话医论、方志记载、历史实物等文史资料，梳理清晰的流派传承脉络”的要求，与史学、方志、文献研究机构和专家学者合作，采取查阅分析史料、实地考察、采访家族传承人等方法，历时两年半的研究，收集体现本流派颇具蒙医骨科学特色，以及历代传承人生平简介和学术论著等文化、学术特色的历史档案资料（涵盖蒙古族、满族和汉族）；形成电子文档资料 8000 多万字、实物 30 余份（件）、代表性著作 7 部、流派学术思想研究资料 76 份；整理本流派代表性传承人及历史上有影响的重要医家传记，总结本流派文化与传统文化的关系，梳理本流派传承脉络；全面开展了对本流派蒙医源流、历代传承人的代表论著、临床经验及流派学术思想研究、学术传承、学术年谱等历史和医学根脉与记忆的收集整理保护工作，开创了我国第一批中医骨科学术流派传承工作室建设中流派史实研究的先河。

本书是四川何氏骨科流派史实研究成果的结晶，充分展现了四川何氏骨科流派，作为中医药学的重要组成部分源远流长。在悠长的连续活态传承和发展历程中，不仅科学地吸收了多民族医药的学术成就，形成自身学术、技艺、历史、文化的特色，同时以保护、传承、推广为基础，在建立中医学术流派学术传承、临床运用、推广转化的新模式方面积极探索。

追本溯源，梳理脉络，总结并提升历代传承和临床实践中形成的独具特色、行之有效、颇为同行认同及社会大众所赞叹的医理医技与实践体系，既是国家对中医学术流派建设的要求，又有助于中医学术流派得到更好地保护、传承和推广。因此，四川何氏骨科流派传承工作室开展的本流派史实研究和本书的出版，值得各中医学术流派借鉴。

国家中医药管理局

中医学术流派传承推广基地办公室

二〇一七年十月

目录

绪 论

本绪论旨在阐述《四川何氏骨科流派史实研究》课题的选题缘由及研究意义、研究范围，何氏骨科流派史料来源，何氏骨科流派发展沿革的研究、研究方法及课题的资料来源。

一、四川何氏骨科流派史实研究缘由及意义

中国骨伤科领域对四川成都著名的骨科流派“何氏骨科”，有“何氏开派，功在四代”的赞誉。正如杨殿兴、田兴军主编的《川派中医药源流与发展》（中国中医药出版社 2016 年 10 月出版）中提及的成都何氏骨科流派——何氏骨科由何氏先辈特呼尔氏创立。特呼尔氏系蒙古族医武世家，每代均有人在军中担任军医。1644 年清摄政王多尔衮奉世祖福临（顺治）命，由辽东进山海关入中原，何氏先辈随军入关；1718 年（康熙五十七年）因与准噶尔作战，调荆州满族、蒙古族混合编制的驻防八旗官兵进驻四川，何氏先辈随军到四川。1721 年（康熙六十年）战事平息，何氏先辈随选留官兵匠役永驻成都，并定居在成都西蜀少城（今成都市柿子巷）。因属八旗统辖，故称“旗人”。何氏家族系镶蓝旗、三甲。其第三代传人何兴仁曾任成都西校场八旗军医官。

何氏骨科因其先辈在随军转战中广泛接触满族、汉族文化，逐渐融蒙古族、满族、汉族传统中医骨伤科学及武学为一炉。至第四代何仁甫，又吸收西医之长处，因医理医技自成体系，临床疗效蜚声遐迩，使何氏骨科开派于成都。何仁甫谨守祖训，将何氏骨科只传给自己三个儿子，即第五代传人长子何天祥、四子何天佐、五子何天祺。第五代传人承继家学，探索创新，纳

徒传技，其技艺均列入四川省非物质文化遗产名录，现均系享受国务院颁发的政府特殊津贴的有突出贡献专家。何天祥、何天佐系中华人民共和国人事部、卫生部、国家中医药管理局任命的“全国老中医药专家学术经验继承指导老师”，何天佐曾获中华人民共和国人事部任命的中青年有突出贡献专家。2012 年 11 月，“四川何氏骨科流派传承工作室”成为国家中医药管理局批准的我国首批 64 家中医学术流派传承工作室之一。

作为源自蒙古族骨科医学的何氏骨科，开派于四川成都，成就斐然，医药界对此成果及技艺的研究从未中断，但比较系统全面地追溯四川何氏骨科流派史实的研究论著，目前课题组尚未见及。为了抢救保护四川何氏骨科流派的历史文化根脉，课题组力图借此做有益的全面考察，并梳理其历史发展的源流，奉献给大家。

二、四川何氏骨科流派史实研究范围

对于四川何氏骨科流派起源于何处何时的研究，何氏家族传人及相关人士多年来作了积极的探索和尝试，本课题组重点从何氏骨科医术的发端开始到传承人传承其骨科医术医技，结合史料开展深入、系统的研究。

（一）本课题研究的时间

时间上始于何氏骨科先辈有史以来保存的“绰班特”资料，断限于当代的何氏骨科的第五代传承人。史料表明，“何氏骨科”的正骨医术医技早在明清之际就已形成。那时对“何氏骨科”的称谓，用蒙语被称为“绰班特”。所谓“绰班特”，“绰班”是蒙语（后满语借用）“正骨”之意，“特”是对“特呼尔”家族的尊称和简称。距今已有四百多年的历史。

从“绰班特”发展演变到“何氏骨科”创立，既是一个蒙古族骨科世家家族发展史，同时折射反映了明清鼎革，满族、蒙古族、汉族民族融合发展的历史，也是八旗兵制的兴衰史，更是中国近现代社会的发展史和当代改革开放成就史的一个缩影。

17 世纪 20 年代，我国东北部的政治力量发生了根本性的变化，以努尔哈赤为首的女真族新兴力量走上了明清之际的历史舞台，努尔哈赤父子两代人与邻近的蒙古部族如内喀尔喀、科尔沁建立了联盟关系，又逐个臣服其他蒙古部落，为最终建立以满族贵族为首的全国政权创造了条件。

身临历史巨变的大时代，蒙古世医“特呼尔”家族也与许多蒙古喀喇沁家族一样，卷入了这场历史的滚滚洪流。沉与浮、兴与衰，虽不以普通人的意志为转移，但是其中的优秀者往往会顺应历史，做出适合自己家族的选择。蒙古世医“特呼尔”家族做出的选择，就是顺应历史发展趋势的正确选择。

（二）本课题研究的内容

研究内容包括早期的蒙古世医“特呼尔”家族的历史，何氏骨科的学术源流及主要成果，也包括何氏骨科的第三代何兴仁，第四代何仁甫，第五代传承人何天祥、何天佐、何天祺，及其各自的生平简历、代表论著、临床经验、学术思想研究、学术传承及学术年谱。期望全方位地展现何氏骨科流派在继承弘扬家族医药学术源流的历史中，作为历代传承人各种创新发展所取得的杰出成就。

从历史与现实的纵向发展中，探索回顾蒙古骨伤医药学演变发展为今日具有世界知名度的“何氏骨科”，如何发展融合成为祖国骨伤医药学宝库重要而不可或缺的重要组成部分，其意义重大。

三、何氏骨科流派史料来源

在研究中，本课题将收集到的“特呼尔”家族、何氏骨科流派的“遗留性史料”在“记叙性史料”中的流传情况做整理并进行学术性探讨，以填补长期以来四川何氏骨科的史实研究空白。有关何氏骨科流派现存的档案史料主要来自以下几个部分。

15 世纪后半叶至 17 世纪前半叶，在明朝、蒙古和后金（清）形成的丰富的文书和档案，文种包括汉文、蒙古文和满文。其中，有不少是与四川何氏骨科的先祖特呼尔“绰班特”相关的史料。现存的“遗留性史料”包括 7 个方面。

（一）现存的17世纪前期的《蒙古文档》

这些文书收藏在北京中国第一历史档案馆，《十七世纪蒙古文文书档案（1600~1650）》（以下简称《蒙古文档》）分上、下两卷。《蒙古文档》（上卷）为“有关满蒙关系史的文书”，含61份蒙古文书。《蒙古文档》（下卷）为“清朝理藩院记录档”，收录了1637~1647年间的50份理藩院蒙古文档案。

《蒙古文档》（上卷）主要记录的是17世纪20到30年代的漠南蒙古诸贵族与女真——后金国各部族之间的官方文书往来。内容涉及蒙古喀喇沁、东土默特、兀良哈氏山阳诸塔布囊、巴林、嫩科尔沁、敖汉、奈曼、察哈尔、阿巴噶、阿巴哈纳尔、阿速特、阿鲁蒙古、扎鲁特等诸集团的政治、经济、军事、社会各方面，以及后金国与这些集团之间的关系。这些文献珍贵，具有其他文献不可替代、独一无二的史料价值（图1，图2）。

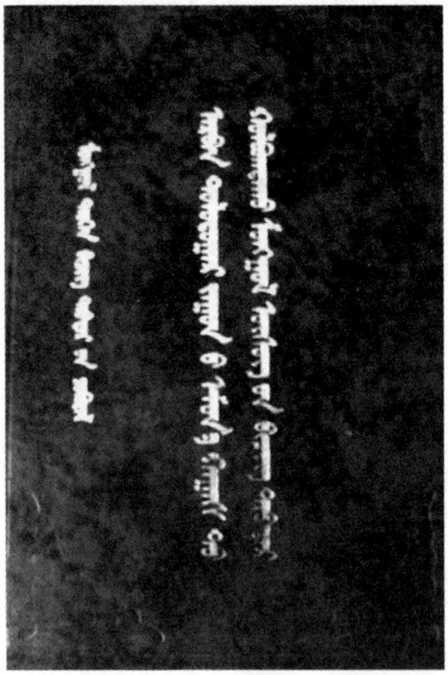

图1《十七世纪蒙古文文书档案（1600~1650）》

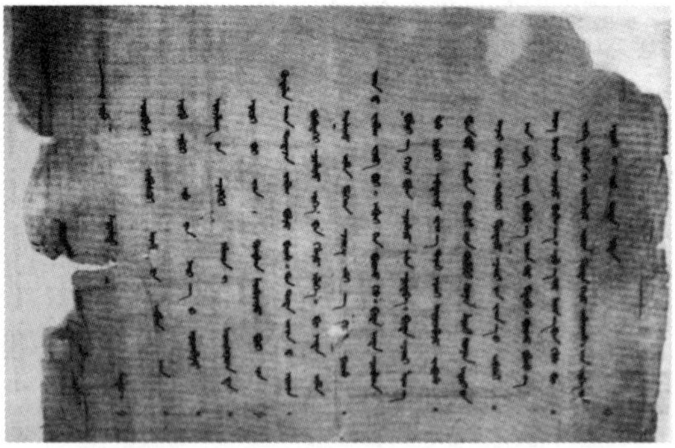

图2　蒙古文原稿［来源于《十七世纪蒙古文文书档案（1600~1650）》］

在《蒙古文档》（上卷）“有关满蒙关系史的文书”的61份文书中，有30份与特呼尔家族所在的喀喇沁万户有关，有3份涉及特呼尔家族。这些文书是喀喇沁和东边的土默特黄金家族成员、阿速特贵族、兀良哈氏山阳诸塔布囊等与后金天聪汗皇太极之间的书信往来。这些书信，作为蒙古贵族与后金最高决策人沟通的桥梁，文种有通知、情况说明、请求等。文件出自各部族间的信息沟通，真实记录各部族间的往来情况，是名副其实的“历史文字遗留”。所以说《蒙古文档》是研究特呼尔家族弥足珍贵的第一手资料，也是迄今为止，无论是研究何氏家族历史的学者，还是何氏家族成员都还不知道的有记载家族发展的历史档案。

何氏家族作为蒙古族的军医世家，因历史久远，家族随军迁徙，国内迁徙达四次之多（在交通不发达的古代，每次迁徙均超过一千公里以上），家族历史遗留物件的弃失和遗失，“文化大革命”中何家家族谱牒（谱单）的被毁，使他们难以寻找到何氏（特呼尔氏）的祖居之地！历经百年的历史变迁，居于内地的蒙古族人对蒙古语的使用日渐陌生，家族的研究者更对收藏在清代皇家档案中的珍稀档案无从知悉，这也给过去何氏家族源流的研究带来一些遗憾。

当前发现的这部分档案史料，填补了特呼尔家族早期迁徙的历史动因和融合进入蒙古八旗历史真相的空白。这些从17世纪流传下来的蒙古文书档案，每份都是“孤本”。它的特点是：文书档案形成的背景、时间、地点、作者、原因、内容与其他史实的关系清晰，需要认真研究，以探索并揭开其内容中深藏的神秘面纱。

（二）《旧满洲档》

此档记录了17世纪初期喀喇沁万户和特呼尔家族历史，时间跨度大，正值新旧满文形成转换期间写成，故在1632年前写成的部分用的是旧满文（即“无圈点满文”），1632年以后写成的部分用的是“新满文”。这些文书中，夹杂着数量不少的蒙古文写成的文书。该档案现存于我国台湾的台北故宫博物院（图3）。

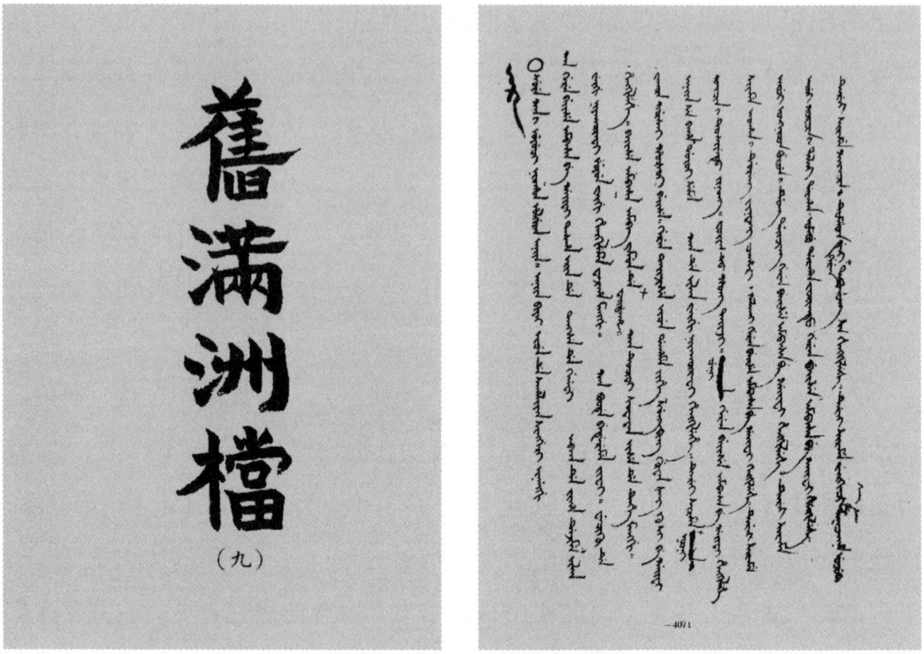

图 3 《旧满洲档》

《旧满洲档》与《蒙古文档》不同，前者是经史臣编辑的档案资料汇集，尽管如此，它作为后金国最早的历史档案记录，是与其国的历史同步产生的。《旧满洲档》记载了满蒙关系的内容，其中有大量关于喀喇沁万户的史料。这些史料不仅为研究喀喇沁万户历史提供了丰富的资料，而且为研究“绰班特”提供了重要的门径，还为解释 17 世纪初蒙古文“孤本文书”提供了一把钥匙。《旧满洲档》中的蒙古文原文文书档案中，有许多涉及喀喇沁的内容，以及特呼尔家族的情况记录。

（三）《八旗通志初集》

《八旗通志初集》记录了特呼尔家族被编入八旗蒙古的历史。该书于雍正五年（1727 年）敕撰，鄂尔泰等修，乾隆四年（1739 年）刊印，共 254 卷。其记述始于满洲肇兴，迄于雍正十三年。它以八旗兵制为经，以八旗法令、职官、人物为纬，有卷首、志、表、传四个部分。志分为旗分、土田、营建、兵制、职官、学校、典礼、艺文八志，表分为封爵、世职、八旗大臣、宗人府、内阁大臣、部院大臣、直省大臣、选举八表，传分为宗室王公、名臣、勋臣、忠烈、循吏、儒林、孝义、列女八传。志、表、传的体例，既相互联系，又各具特色。志以事系史，表以年系人，传以人系事，各有侧重，相得益彰（图 4）。

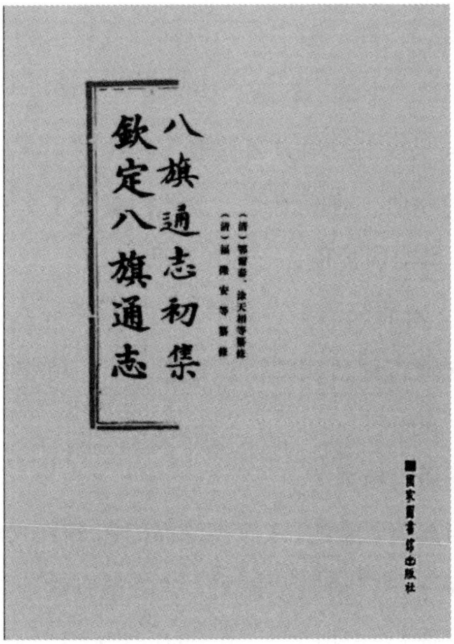

图 4 《八旗通志初集》《钦定八旗通志》（全套 70 册）

（四）《钦定八旗通志》

《钦定八旗通志》记录了特呼尔家族被编入八旗蒙古的史实。该书于乾隆五十一年（1786 年）敕撰，纪昀等修，嘉庆年间成书。内容分为御制诗文 12 卷、志 120 卷、传 149 卷、表 69 卷、其他 4 卷、目录 2 卷，共 356 卷，“著一代之宪章，垂奕世以法守”。其记事始于满洲肇兴和八旗制度创建，迄于乾隆六十年（1795 年）。

《钦定八旗通志》是在《八旗通志初集》的基础上纂修的，既有同，又有异。所谓同，两书时间上限一致，编写体例相似。所谓异，两书的时间下限、内容结构、资料取舍、范围规模等有所不同。后者较前者增加 102 卷，多出 200 万字，共600余万言。特别是补续乾隆朝六十年（1795年）之八旗史事。前者有开创之功，后者有重纂之伟力，集资料之大成。故后者不是对前者的续编。

《钦定八旗通志》既是清人纂修的一部八旗史，又是一部关于八旗的史料集。其史料来源，有六朝实录、康熙会典、六科史书、御制文集、盛京通志、上谕八旗、旗册、会典等书，也采摘了大量八旗档案和地方文书。志的主要资料来源，有宗人府、六部、国子监的原档和八旗将军、都统、省府州县衙的来文来册，以及诏诰、上谕、奏疏、诗文等。表的主要资料来源，有玉蝶、封册、诰命、世爵世职敕书及地方名宦册等。传的主要资料来源，有国史列传、实录、史书及各旗册、旌表册等。上述档案文书大多散佚，赖《钦定八旗通志》得以保存，其史料价值，更弥足珍贵。

《钦定八旗通志》对研究清史、满学，尤其是研究八旗制度史，具有极其重要的价值。其中对蒙古镶蓝旗的记录客观真实，可作为研究特呼尔家族加入蒙古八旗的重要权威史料。

（五）《八旗都统衙门档案》

中国第一历史档案馆所藏的《八旗都统衙门档案》记载了特呼尔家族历史。其中的《八旗各佐领下户口清册、咨文（乾隆至宣统三年）》（含有《驻防成都蒙古镶蓝旗三代丁册》作者拟名），由于时间跨度大，内容丰富，数量较多，查阅不易（图5~图8）

在清代，满、蒙、汉等八旗旗人的户籍、丁口编审，是一项朝廷定制，

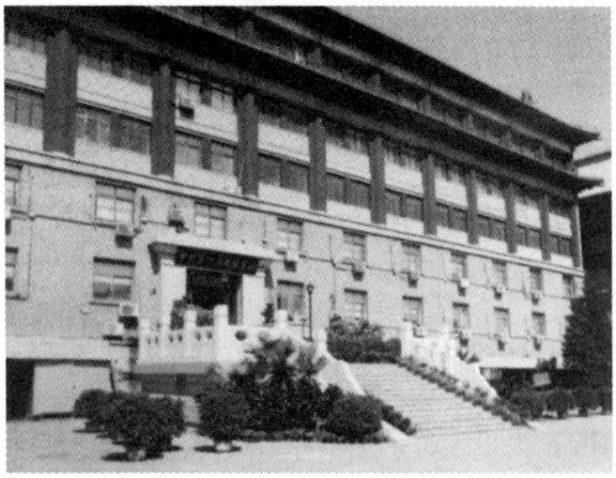

图5　中国第一历史档案馆及档案仓库之一

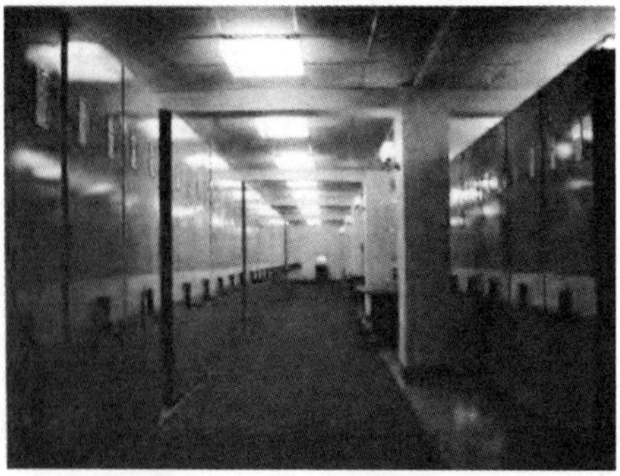

图6　中国第一历史档案馆及档案仓库之二

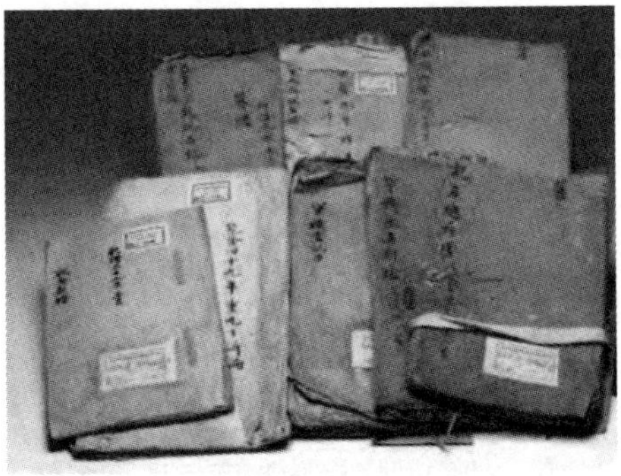

图 7　中国第一历史档案馆所存《八旗都统衙门档案》之一

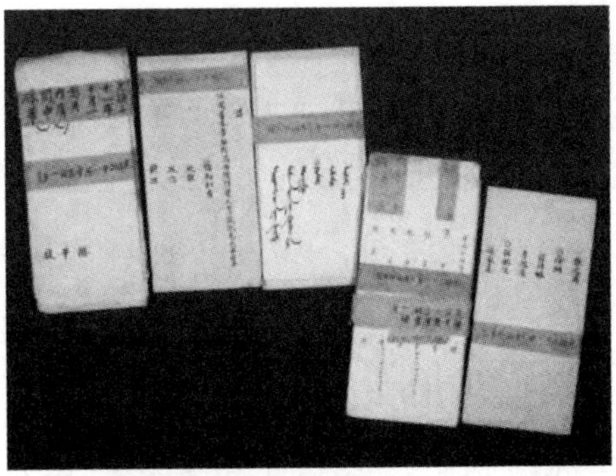

图 8　中国第一历史档案馆所存《八旗都统衙门档案》之二

每三年编审一次。男子凡 16 岁以上已成丁者，都要登记入册，注明氏族、官爵等情况，无职业者注明“闲散”。其父兄子弟，兄弟之子及户下家奴均注于册，幼丁系食饷的养育兵也要注明。册籍一式二份，由各牛录佐领、骁骑校、领催等于册籍后列名保结，然后报旗，加盖都统印信，一份上报户部，一份留旗。编审丁册制度是清朝廷掌握和控制旗人的一种制度，是储备和补充八旗兵源的一种重要措施，同时也是八旗官员升迁的重要依据。这些上报资料是经严格审查上报官方备案的资料，应该是准确无误的，值得重视和信任。特呼尔家族的资料被编入到《八旗都统衙门档案》，这为课题组查阅其家族世系的传承，提供了可靠的权威渠道（图 9、图 10）。

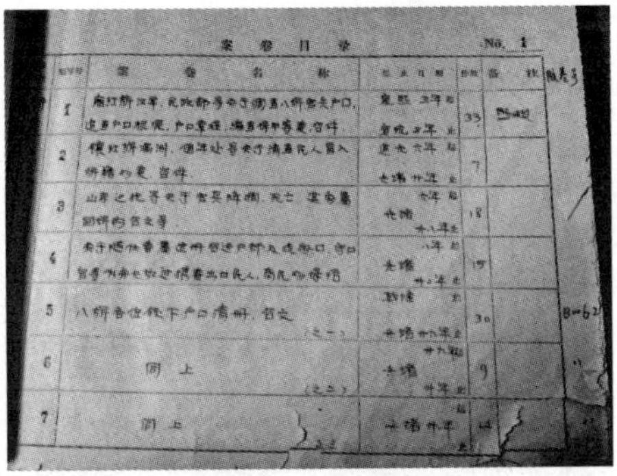

图 9　课题组按《八旗都统衙门档案》查阅有关何氏家族档案之一

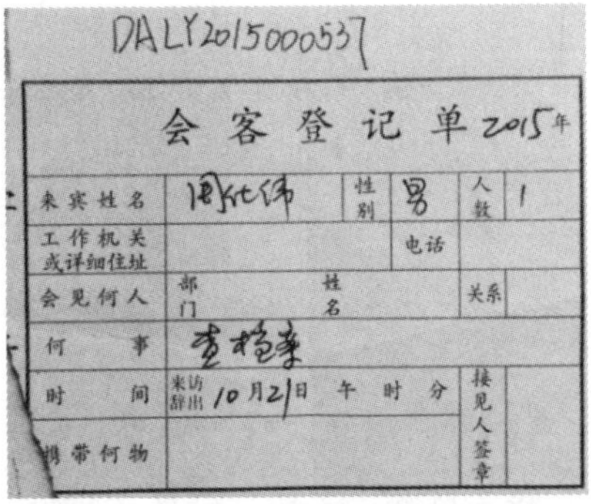

图 10　课题组按《八旗都统衙门档案》查阅有关何氏家族档案之二

（六）《成都满蒙族史略》

刘显之编著的《成都满蒙族史略》（1983 年刊行）详细记载了研究特呼尔家族在四川发展的历程。刘显之（1893—？），镶白旗蒙古人。1963 年人成都市满蒙学会驻会委员，1972—1981 年为代理主任委员。1949 年中华人民共和国成立以后，他不愿满蒙两族的优秀文化散失，就积极组织满族和蒙古族老人赵绍明、赵伯钧、穆荫阶、雷少舫、联雨农、吴仲晦、丰德基、余鹤龄等共同商议，编写一本关于满族、蒙古族史的书籍，由刘显之执笔。他们回忆旗营制度、风俗习惯、熟知的人物和事件，参阅了同治《成都县志》和哲明轩、吴俟庵两先生的记录，约集召开满族、蒙古族健在的老人座谈会，广收材料、多方考实。从 1964 年开始动笔，于 1969 年初完成《成都满蒙族史略》（图 11）。由于时值“文化大革命”中，未能付印，直到 1983 年才由成都市满蒙人民学习委员会印制成册。

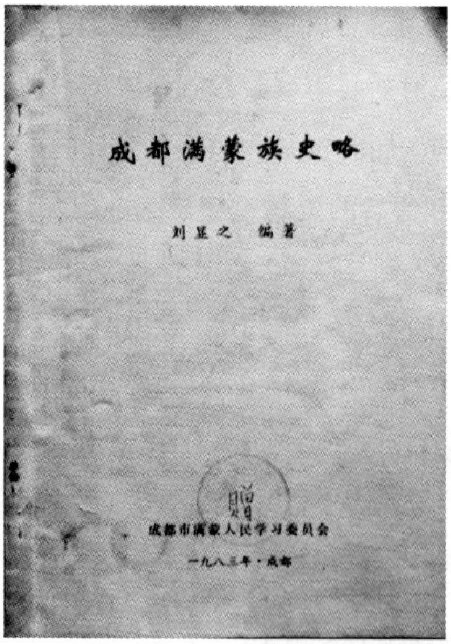

图 11　刘显之编著的《成都满蒙族史略》

《成都满蒙族史略》40 页，6 万字，分十个部分，内容主要包括（成都满族、蒙古族的）来历、驻区、营伍、将军副都统姓名事迹、学校、经济情况、氏族、风俗习惯、人物、后记。其中氏族中可查到 60 多个满蒙旗人家族姓氏的演变。1987 年刘显之组织编著了《成都满蒙族史话》13 万字，也是研究何氏家族源流的重要史料。

（七）大量成都地区以及家族遗留的各种实物及口述史

大量成都地区以及家族遗留的各种实物及口述史，从另一个角度反映了何氏家族在四川成都创业发展的历史。《蒙古喀喇沁特呼尔（何）氏家谱》在“文化大革命”中散失，课题组依据口传资料和其他史料修复了《蒙古喀喇沁特呼尔（何）氏家谱》（图 12）。何氏家族在清代中晚期的最后三位先祖分别是特呼尔·铁木力吉、何兴仁、何仁甫祖孙三代，刚好构成一个三代丁册的单元，这既是史料，又为课题组在档案馆查阅其祖辈的相关资料提供了一把钥匙。

何氏祖先为成都驻防镶蓝旗（图 13）、是三甲旗人、来自于荆州移驻、世代居住成都满城柿子巷（图 14）、在成都西郊朱家碾的特呼尔祖茔前有巨大的双斗石桅杆（图 15），等等，口头传说和家族记忆，以及世代居住于成都满城柿子巷（原永平胡同）老屋的实物依据，为研究提供了史料和指引。

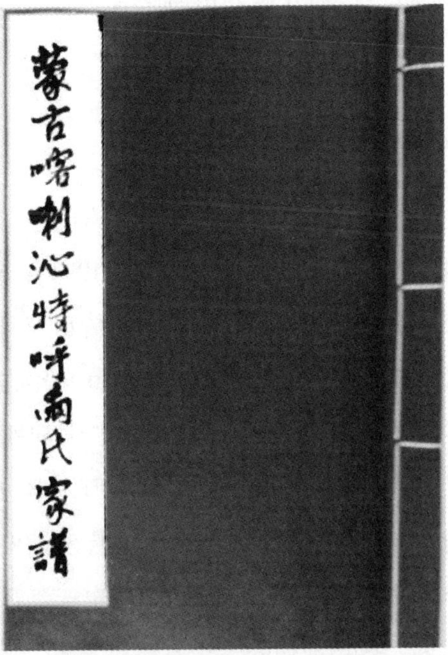

图 12 修复的《蒙古喀喇沁特呼尔（何）氏家谱》

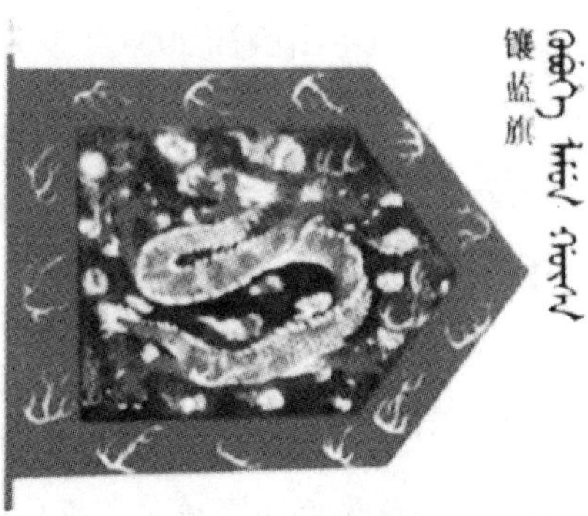

图 13 镶蓝旗的旗纛

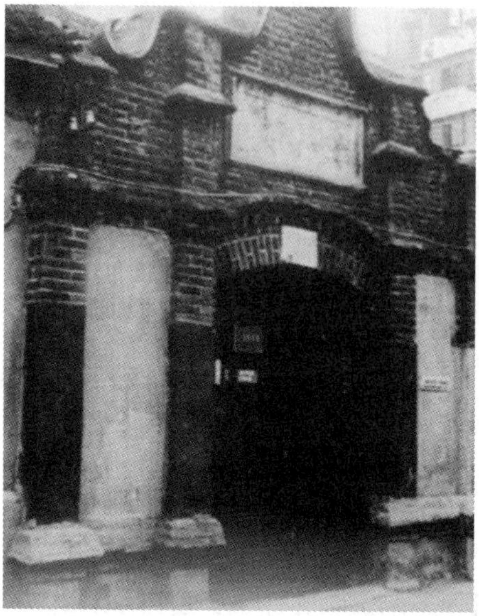

图 14　成都柿子巷（原永平胡同）现存何氏老宅

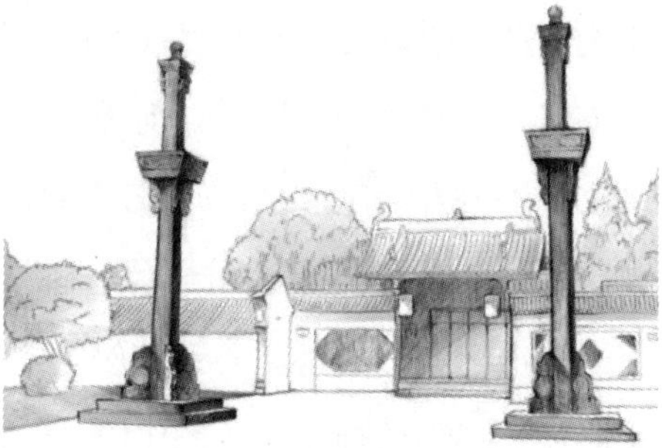

图 15　何氏祖茔前的双斗石桅杆（据何瑶君回忆绘制）

以上各类丰富的档案资料、口述历史资料，为开展四川何氏骨科流派的深入研究提供了难得的第一手史料。

四、何氏骨科流派发展沿革的研究

何氏骨科流派发展历史及学术成果的研究，多见于何氏骨科传承人的各类论著之中。最为值得重视的专著有：《何氏骨科学》（中医古籍出版社 1993 年 6 月出版，人民卫生出版社 2009 年 9 月再版），由四川何氏骨科第五代传承人何天佐著。作者应用中医中药学和西医学、生物力学知识，结合自己 50 余年临床经验及学术见解，全面阐释了何氏骨科的学术观点，系统介绍了何氏骨科医理医技的具体应用，是何氏骨科流派的代表性学术专著。《中国艺术形体损伤诊治学》（四川科技出版社 1993 年 6 月出版），由四川何氏骨科第五代传承人何天祥著（何浚治整理）。本书是艺术形体损伤的诊治学，基础理论包括舞蹈应用解剖、损伤的病因及分类、损伤的诊断、舞蹈损伤的治疗原则和方法、舞蹈损伤的预防，常见各部位损伤的诊治包括肩部损伤、肘部损伤、腕及手部损伤、头颈部损伤、躯干损伤、下肢损伤、踝部及足部损伤、病例。《艺术与医学交相辉映——何天祥研究员艺术医学生涯60春秋》(四川科技出版社2003年8月出版),由何俊治撰写。该书系统介绍何氏第五代传承人何天祥创立的中医艺术医学新体系、继承与发展蒙医、中医学事业,精选了部分艺术医学论文。《蒙古族伤科何天佐》(人民卫生出版社2008年7月出版),列入现代十家中医骨伤科流派名家丛书,由何天佐编著(王勇、马云等整理)。本书总结了何天佐从事中医骨科临床45年的经验,内容包括何氏骨科源流、学术观点、治伤手法、何氏骨科治骨病特色、何氏骨科用药举要、何氏骨科医案节选。《何天佐医论医案集》(中国中医药出版社2016年2月出版),由王勇、马云主编。本书按照国家中医药管理局颁布的《中医学术流派传承工作室建设项目实施方案》的相关要求编写,上篇为学术思想,中篇为临床医案,下篇为用药举要,附录为四川何氏骨科流派简史、何天佐传承人介绍及所发表的学术论文。

除此之外,还有一些专家学者组织编纂的相关中医学专著中也大量收录引用了何氏骨科医学医技经验和学术见解。杨殿兴、田兴军主编的《川派中医药源流与发展》(中国中医药出版社2016年10月出版)列入川派中医药名家系列丛书,本书对何氏骨科及流派传承人即作了系统权威的介绍。

五、研究方法

本课题主要运用历史文献法、推理法、归纳法、比较法等常规方法,以辩证唯物主义和历史唯物主义的立场、观点、方法,对何氏骨科流派史料来源进行历史研究。通过充分翔实的研究,正确利用明清以来的官修和私修史书,在批判地继承前人研究成果的基础之上,梳理出“何氏骨科”的形成、发展各个阶段的重大骨科医学成果。

历史文献法是通过收集整理和分析研究现存的有关蒙古世医“特呼尔”家族的蒙古文、满文、汉文等档案文书资料,从中找出有用的史料论据,论证何氏骨科流派发展源流选题的可行性和研究的医药学价值,这也是本课题研究的第一步。

推理法是依据家谱族谱,满族、蒙古族发展的历史资料,第一历史档案馆收藏的满蒙档案资料，描绘出何氏骨科流派从“绰班特”如何发展演变到“何氏骨科”创立创新发展关系，对比较模糊的史实，则依据档案史料做推理和建构。

归纳法则依据收集到的档案史料、论著、照片及资料进行归类，何氏骨科的发展历史悠久，时代背景不一；加之其传承人工作领域的不同，在继承的基础上创新的领域成果形式不一，需要系统整理、科学分类，以真实记述何氏骨科不同时代、不同传承人的时代特色、行业特色及个人的骨伤科医药学术成就特色。

比较研究法则从纵向、横向将不同时代何氏骨科传承人、何氏骨科医药学成果、临床经验、学术思想等比较，从中找出何氏骨科传承人及医药学的基本原理及独特的医术医技。

六、课题资料来源

本课题所用的资料主要来源于各级中医药管理机构、地方志机构、何氏骨科各传承人所在单位及传承人、学者个人收藏的论著论文，列举如下。

1. 国家正规出版物　何天佐著《何氏骨科学》，中医古籍出版社 1993 年 6 月出版，人民卫生出版社 2009 年 9 月再版；何天祥著（何俊治整理）《中国艺术形体损伤诊治学》，四川科技出版社 1993 年 6 月出版；何俊治编著《艺术与医学交相辉映——何天祥研究员艺术医学生涯 60 春秋》，四川科技出版社 2003 年 8 月出版；何天佐编著，王勇、马云等整理《蒙古族伤科何天佐》，人民卫生出版社 2008 年 7 月出版；王勇、马云主编《何天佐医论医案集》，中国中医药出版社 2016 年 2 月出版；杨殿兴、田兴军主编《川派中医药源流与发展》，中国中医药出版社 2016 年 10 月出版。

2. 地方志机构出版的人物传记、相关历史刊物刊载的有关何氏骨科传承人及骨科医学理论技艺的文章。

3. 国家档案机构珍藏的有关档案资料，如《八旗都统衙门档案》及口述史资料等。

4. 四川卫生年鉴中有关四川何氏骨科流派的资料。

5. 相关的网络资料，所购的图书期刊资料。

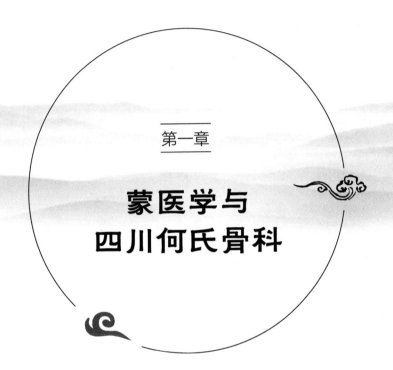

第一章

蒙医学与四川何氏骨科

四川何氏

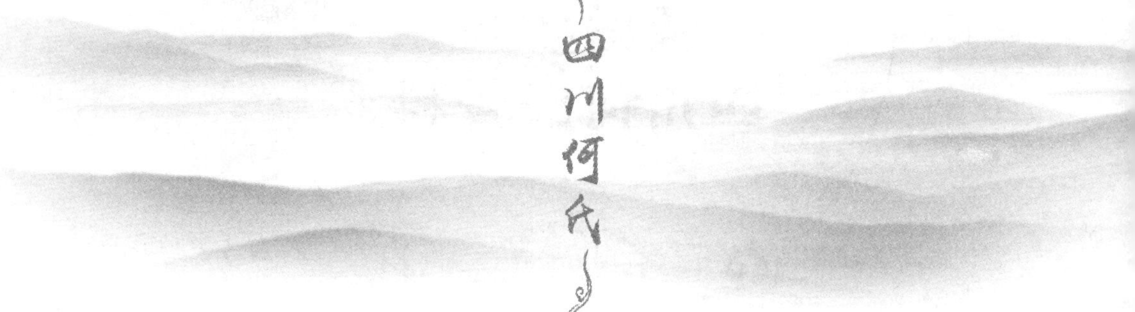

第一节 蒙医学发展概述

蒙医学是蒙古族丰富的文化遗产之一，作为独特的医疗科学，蒙医学也是博大精深的祖国医学的重要组成部分。

蒙医学历史悠久，它是先人以自身长期与疾病做斗争中积累的传统医疗实践经验为基础，科学地吸收了先进的汉民族医学、藏族医学、古代印度医药学成就的基本理论，形成的独特的民族医学。蒙医学的发展经历了古代蒙医学、近代蒙医学、现代蒙医学的阶段。

在古代蒙医学的萌芽时期，蒙古族人在长期的生活实践中，逐渐积累有关治疗疾病的经验，形成了灸疗、整骨、按摩、酸奶疗法以及其他饮食疗法。波斯史学家拉施特主编的中世纪著名世界通史《史集》中就第一次正式地大量记载了蒙医蒙药的使用情况，书中的“林木中的百姓”即蒙古卫拉特部，他们以熟悉蒙古药剂，用蒙古方法治病而闻名于世，成为蒙医蒙药发展史上的重要标志。

匈奴时期，北方的游牧人开始使用复方治病，并开始炮制简单的药物，有了定量的概念和制剂技术，逐渐形成蒙古医药在火疗、骨外伤科和饮食疗法方面的特色。由于北方寒冷，蒙古人民常用火来抵御寒冷及治疗疾病，他们使用火疗远比其他民族早。

早在公元8世纪，杰出的藏医药学大师玉妥·云登贡布所著的《四部医典》里，就有“蒙古灸”的记载，在《玉妥·云登贡布传略》一书中还收录了“蒙古放血疗法”。

蒙古族人民以放牧和狩猎为生，常发生跌伤、骨折、脱臼等创伤，故蒙医在正骨、治伤、解剖以及急救等方面有着自己独特的技术和成就。元代专门设有正骨兼金镞科。史料证明，当时蒙医外伤治疗术及正骨疗法已初具规模。

蒙汉两族医药学家很早就有了医学方面的交流。汉医经典《素问·异法方宜论》记载：“北方者，天地所闭藏之域也，其地高陵居，风寒冰冽，其民乐野处而乳食，脏寒生满病，其治宜灸焫。故灸焫者，亦从北方来。”

隋代医家巢元方，大业六年（610 年）奉诏主持编撰的《诸病源候论》（图 16，图 17）是中国第一部专论疾病病因和证候的专著，书中载有很多北方民族医治疾病的经验。许多北方少数民族医家致力于研究汉医汉药，并将这些经验介绍到蒙古地区。如宋徽宗主导编撰的《圣济总录》（1126 年）就是汉族传统医学的重要著作之一，宋时就散佚，后来因金、元的抄本得以保存至今。

辽代的耶律庶成则把一些汉医学的方脉书译成少数民族文字，广泛传播；直鲁古撰写的《脉诀》《针灸书》受到中原人民的重视，明人陈弟编的《世善堂藏书目录》中仍有著录。

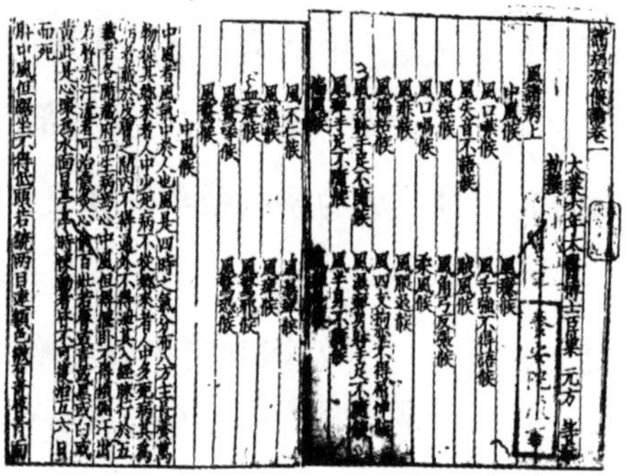

图 16 （隋）巢元方著《诸病源候论》书影之一

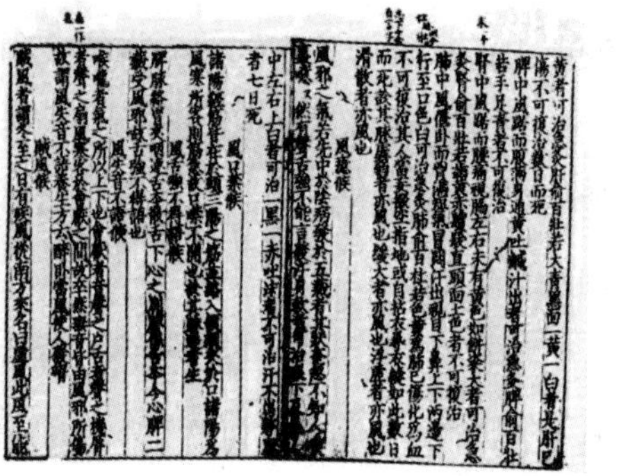

图 17 （隋）巢元方著《诸病源候论》书影之二

元初（13 世纪初），随着元太祖成吉思汗统一蒙古草原各部落，蒙古族人民的医药条件得到很大改善。蒙古族同国内各兄弟民族，特别是同汉族之间的交往更加密切，与印度、阿拉伯和欧洲等国家和地区的通商及文化交流也随之开始。随之蒙古民族的经济文化也得以发展，如发展了手工业，创造了蒙古族自己的文字，这为蒙医学的发展创造了良好的条件。忽必烈即位后，承唐宋时期的医疗制度，建太医院，太医院下设广惠司、御药院、御药局、惠民局等机构。随着对外和对内交往的增多，各民族医药也先后传入蒙古地区，有力促进了蒙医传统医疗技术、正骨技术及药物学的发展和提高，为16世纪以后蒙医学发展、成熟奠定了基础。

在元代，饮食疗法得到较为系统的总结和发展。著名的元代宫廷饮膳太医、蒙古族营养学家忽思慧所著的《饮膳正要》，是我国最早的营养学专著之一，也是一部融合蒙汉两民族饮食文化的文献，在祖国医学营养学中占有重要的地位。该书成于元朝天历三年（1320年），全书共三卷。卷一是诸般禁忌，聚珍品撰；卷二是诸般汤煎，食疗诸病及食物相反中毒等；卷三是米谷品、兽品、禽品、鱼品、果菜品和料物等。该书记载了大量丰富的蒙古族饮食卫生及饮食疗法，如马奶、牛骨髓、乳酪及营养卫生等。

元代蒙医学家沙图穆苏用汉文撰成的医方著作《瑞竹堂经验方》，十五卷，约刊于1326年。本书共分诸风、心气痛、疝气、积滞、痰饮、喘嗽、羡补、头面、口眼耳鼻、发齿、咽喉、杂治、疮肿、妇女、小儿15门，采方310余首。其选方较为精要，或选自各家方书，或采录见闻中经验效方。现尚存1795年日本复刻的十五卷本，但国内在清初时本书曾一度失传，故编修《四库全书》时，从《永乐大典》中辑佚改编为五卷本，分为调补、消导、劳伤、遗浊、喘嗽等24门，另附补遗一卷，共180余方。现存日刊活字本、清光绪当归草堂刻本，1949年后有排印本。该书揭示了蒙医学的特点，如一病多方，治疗风寒湿痹就有多种方剂。该书所载方剂达数百首之多，其中一些因实用、有效，至今仍为医家所应用，如书中的八珍散、四味香附丸，已成为著名方剂。

“居住在森林里的”蒙古人，在生活和实践中掌握了大量的草药知识，如用沙漠中生长的地锦草乳汁治疗创伤的方法沿用至今。14世纪波斯史学家拉施特在《史集》中记载：“兀剌速惕、帖良古惕和客思的迷等蒙古部落的人，不但熟悉蒙古药剂，并以用蒙古疗法医病之事，颇有盛名。”（图18，图19）

蒙古族与国内其他民族，以及与阿拉伯、印度、欧洲国家之间的经济、文化的不断交流，促进了蒙医蒙药的发展。如蒙古特产肉苁蓉、锁阳等植物

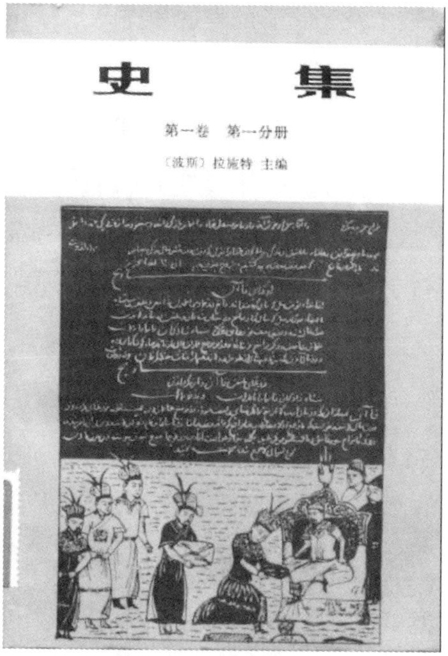

图 18 波斯史学家拉施特主编《史集》之一

第 二 编　　201

不剌合臣(būlgājīn)和客列木臣(k(a)r(a)mūjīn)部落

这两个部落都住在巴儿忽真-脱窟木地区，靠近乞儿吉思人地区的极边上。他们彼此相近。在我国[伊朗]，未闻有这两个部落的人；这两个部落的异密和非异密之中，都没有有名望的人。

兀剌速惕(aūrāsūt)、帖良古惕(t(a)l(a)nkūt)和客思的迷部落①

这些部落类似于蒙古人；他们以熟悉蒙古药剂、用蒙古[方法]很好地治病闻名于世。他们也被称为森林部落，因为他们住在乞儿吉思人和谦谦州人地区的森林里②。 123

森林部落的蒙古人人数很多，他们使[外]人感到迷惘，因为凡禹儿惕[位于]森林地区的一切部落，都被称为森林部落。这样，泰亦赤兀惕部由于他们的营地在蒙古人、乞儿吉思人和巴儿忽惕人地区之间，也是森林部落。

这些部落[兀剌速惕、帖良古惕和客思的迷]的国土，[位于]乞儿吉思人的彼方约一个月的途程处。

成吉思汗的兄弟们和叔伯之中，有一些属于森林部落，有如本

① C,P,L,I 本，贝书作 kstmi(贝译作 кестеми)；B 本作 kištmi。

② 这些部落的所在地，大概为鄂毕、叶尼塞两河上游之间地带。在费舍尔的《西伯利亚史》(圣彼得堡，1774 年)一书所附古西伯利亚地图(图一)上，帖良古惕人被标在鄂毕河上游及其右岸支流托姆河沿岸居住。在"谦谦州"这个部落名称中，无疑含有由乌鲁谦(大水)和谦齐克(小水)汇成的叶尼塞河的上游谦河的名字在内。十七世纪时，叶尼塞河左岸，一条也称作谦的小溪注入处，在西伯利亚总督治下，有个特殊的谦乡，即从谦河得名(参阅米勒尔的《西伯利亚史》第二卷所附十七世纪前半期西伯利亚图，莫斯科—列宁格勒，1941 年)。也许，从后来的住在叶尼塞河上游的卡马什-鞑靼人身上可看到古代的"谦谦州人"。

图 19 波斯史学家拉施特主编《史集》之二

药、鹿茸等动物性药物传到内地和国外，内地和国外的药物，如安息香等也传入到蒙古地区。

14 世纪，蒙古族翻译家沙拉布僧格，将维吾尔文、藏文版的古代印度巨著《金光明最胜王经》译成蒙文。该书第 24 章里摘述的《圣心八部医法秘书》"平息由赫依、希拉、巴达干引起的疾病和聚合性病症的理论"，使古代印度医学的部分基本理论初次传播到了蒙古地区。

16 世纪，明代晚期随着西藏喇嘛黄教输入蒙古，藏医也随之而来到蒙古地区。1576 年，藏医经典著作《四部医典》传到蒙古。17 世纪末，印度佛教巨著《丹珠尔经》(图 20)、古代印度医学巨著《寿命吠陀(八支心要集)》均被翻译成蒙文，这些均对蒙医的发展起到了非常重要的作用。

当时，蒙医吸收了藏医学和古代印度医学以阴阳、五元学说为基础的赫依、希拉、巴达干理论和七要素理论，以及汉医知识，他们结合蒙古特点及民间疗法，创造性地加以改造和利用，形成了独具特色的蒙医学。

18 世纪，蒙医学已形成了以寒热理论为主导的理论体系，涌现出许多蒙古族医学家，编写注解和补充了《四部医典》以及其他医著，对蒙医学的发展做出了积极的贡献。

《四部医典》虽有“所有疾病归纳起来有寒热两类”的观点，但没有专述“寒症”的篇章。18 世纪蒙古族医学家伊希巴拉吉尔，根据多发寒症的蒙古地区特点，将《四部医典》的理论与蒙古传统医学“寒症”的理论加以结合，著成《甘露四部》，书中，把“寒症”“热症”两章列于“十要症”之首位，并写了“寒热相搏”“寒热互相转化”等数章，丰富和发展了“寒热症理论”。

在《四部医典》里只讲病症归纳为寒热两类，并未提到“六基证”，而伊氏则在《甘露之泉》中，明确提出：“在赫依病、希拉病、巴达干病三病之上，加血病、黄水病和虫病三者则为六基证。”对生理、病理、诊断、治疗原则和方法等，均在理论层次上做了精辟的阐述，他在《甘露点滴》中，重点论述各科疾病的临床治疗方法，以及温泉浴等治疗技术，对“六基证”理论做了进一步的补充论述（图 21）。

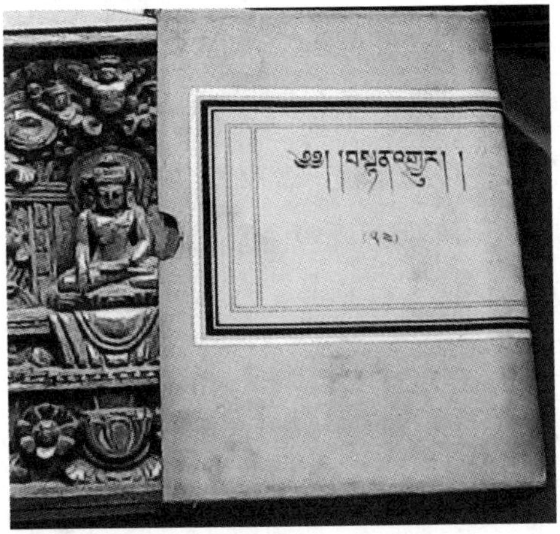

图 20　藏文版的《丹珠尔经》

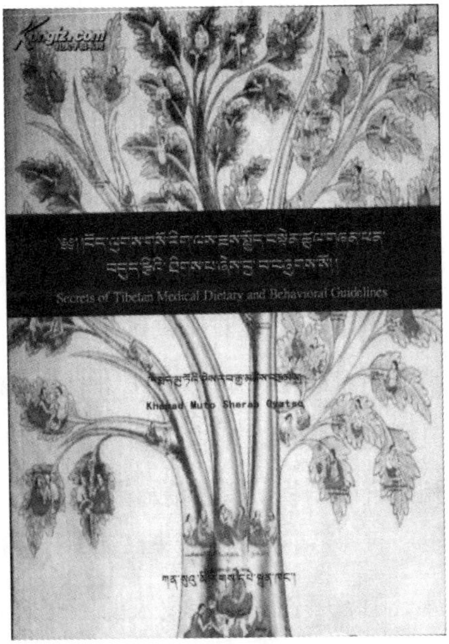

图 21　蒙古文版的《甘露点滴》

蒙古族在外科学的理论和技术方面，更是别具一格，形成了自身独特的、其他民族没有的优势。

历史上，作为游牧民族的蒙古族，因从事骑马、驯马、套马和狩猎等生产、生活活动，特别是在后来的战争中经常遇到摔伤、创伤、跌伤、骨折和脱位等种种损伤性疾病，使他们不断地摸索、总结出治疗这些病症的方法，正骨、治伤等学科有了迅速的发展，并取得了突出的成就。蒙古族医师在正骨治伤方面积累了丰富的经验，技艺高超、独具特色。正骨、正脑术成为早期蒙医的主要技艺；伤口的“烧灼疗法”、重伤者的“腹罨疗法”（即把牛或骆驼的腹腔剖开，将伤者放入，利用其温度施疗）是蒙医最独特的疗法。

伊希巴拉吉尔将正骨术、创伤医治术等传统蒙古技艺与医学理论相结合，在《甘露四部》中详尽地论述了“创伤医治术”“骨伤疗法”“脱臼复位术”和“脑震荡疗法”等理论与实际操作方法。

据《清史稿》载，清初著名的蒙医骨科专家绰尔济·墨尔根治疗四肢不能屈伸的关节脱臼、骨折等，常能手到病除，不落残疾。

蒙医觉罗伊桑阿，首开使用冰冻麻醉法，切开患者皮肉整复粉碎性骨折，使其连缀复原，再用桑白线缝合，这种方法对粉碎性骨折的疗效非常好。

蒙医对疾病的诊断方面，也有自己独特的方法，并以《四部医典》的理论为基础，形成了“问、望、切”三诊为主的诊断方法。18世纪，罗布桑苏勒和木撰写的《脉诊概要》、伊希巴拉吉尔撰写的《甘露之泉》中的“诊病之法”章，均记述了“切脉、检尿、问诊、凭经验诊察、舍取诊察”等五种诊法；伊希巴拉吉尔撰写的《白露医法从新》中的外伤和脱臼的诊察法，和《甘露点滴》中的“蒙古正脑术”等，都是将传统诊病方法与《四部医典》理论相结合的产物。罗布桑却因泊勒的《蒙医药选编》、吉格木德丹金扎木苏的《观者之喜》、伊喜丹增旺吉拉的《珊瑚验方》等书，对疾病的诊断都有专章论述。

随着蒙医学医疗技术的不断提高和理论体系的不断完善，又按人体结构和疾病种类进行了分科。如蒙医学家伊希巴珠尔（1704—1788）撰写的《白露医法从新》，是一部以临证各科为主的著作，其内容分内科、热病科、传染病科、五官科、脏腑病科、妇科、儿科、杂病、胎疮、外伤、突发病以及各种中毒症等十三个大科，并附入脉诊、尿诊、腹泻剂、脉泻剂、涌吐剂、配药须知事项、药物炮制法和灸针放血穴位等内容。

在古代，蒙医学传承主要由祖、父辈传授于子孙辈，或者拜师学医。到了明末清初，如绰尔济·墨尔根、觉罗伊桑阿等名医，就以带徒方式培养继承人。据《清史稿》卷五〇二写道："伊桑阿，乾隆中，以正骨起家，至巨富。其授徒法，削笔管为数段，包以纸，摩挲之，使其节节皆接合，如未断者然，乃如法接骨，皆奏效。故事，选上三旗士卒之明骨法者，每旗十人，隶上驷院，名蒙古医士。凡禁庭执事人有跌损者，命医治，限日报痊，逾期则惩治之。侍郎齐召南坠马，伤首，脑出。蒙古医士以牛脬蒙其首，其创立愈。时有秘方，能立奏效，伊桑阿名最著。"伊桑阿还为蒙医外科培养了许多正骨医生，促进了蒙古传统医学在其他民族医学中的传播。雍正六年（1728年），俄罗斯也派遣了学徒，向他学习蒙古正骨术。

据《蒙古喀喇沁特呼尔（何）氏家谱》记载："特呼尔·腾格里为明代蒙古喀喇沁成长出的一代著名骨科专家，特呼尔·墨尔根在后金天命后期给努尔哈赤本人治过病。"

特呼尔家族作为蒙医世家，正是在如此的历史背景下，吸取了历史悠久的蒙医学的养料，在传承弘扬蒙医学中默默奉献，不断丰富和成长了自己。

第二节　蒙医学世家特呼尔氏述略

一、何氏传说与家族史料的确认

据何氏（特呼尔）家族传说和口传家谱［原《蒙古喀喇沁特呼尔（何）氏家谱》在"文化大革命"中散失］整理，成都军区八一骨科医院敬立、四川省地方志编纂委员会监制的《蒙古族世医特呼尔氏史略》记载："何氏骨科由何氏先辈特呼尔氏创立。特呼尔系蒙古族医武世家，每代均有任军中医官者。1644年，清摄政王多尔衮奉世祖福临（顺治），由满洲进山海关入中原，时任军中医官的何氏先辈随军迁徙。1718年（康熙五十七年）因与准噶尔作战，调荆州满族和蒙古族混合编制的驻防八旗官兵3000名进驻四川，何氏先辈随军到成都。1721年（康熙六十年）战事平息，应四川巡抚年羹尧奏，选留官兵匠役2100余名永驻成都。何氏先辈因之定居西蜀少城（今成都市柿子巷）。因属八旗统辖，故称‘旗人’，何氏家族系镶蓝旗、三甲。其第三代传人何兴仁，曾任成都西校场八旗军医官。”（图22）

图22 《蒙古族世医特呼尔氏史略》碑（2002年4月成都军区八一骨科医院敬立、四川省地方志编纂委员会监制）

从《蒙古族世医特呼尔氏史略》的记述及发展脉络，我们可以发现何氏先祖姓氏为特呼尔，属于蒙古八旗，且是蒙古八旗中的镶蓝旗。

据刘显之编著的《成都满蒙族史略》载：“成都驻防旗兵系以三甲为一旗，一二甲是满洲兵，三甲是蒙古兵，共是二十四甲。”何氏祖先为三甲，就确定他们是蒙古籍的旗人（兵），这是确定无疑的了（图23）。

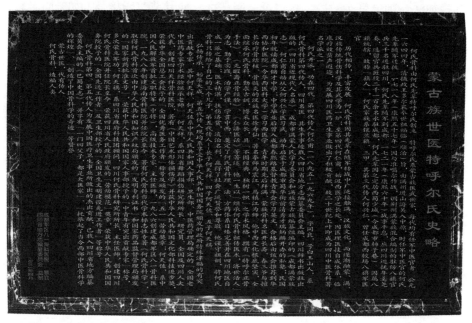

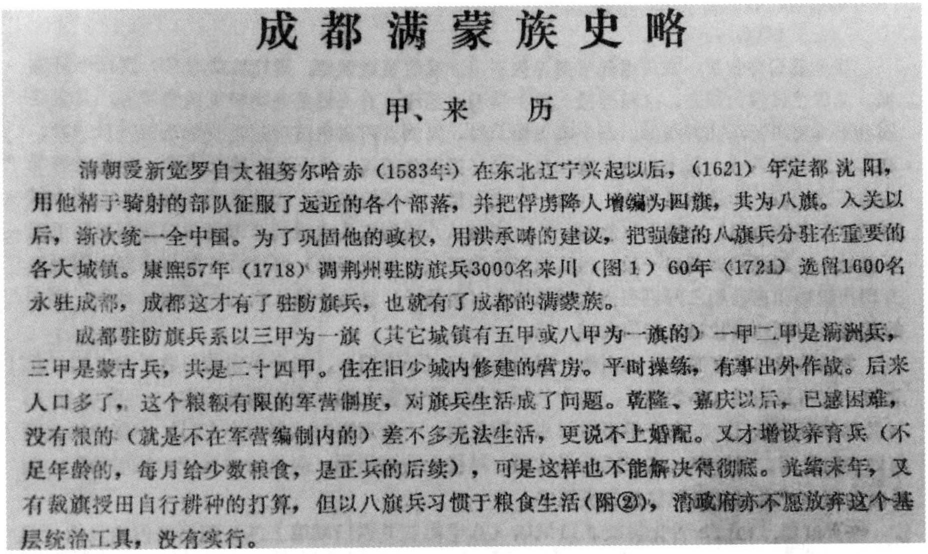

成都满蒙族史略

甲、来 历

清朝爱新觉罗自太祖努尔哈赤（1583年）在东北辽宁兴起以后，（1621）年定都沈阳，用他精于骑射的部队征服了远近的各个部落，并把俘虏降人增编为四旗，共为八旗。入关以后，渐次统一全中国。为了巩固他的政权，用洪承畴的建议，把强健的八旗兵分驻在重要的各大城镇。康熙57年（1718）调荆州驻防旗兵3000名来川（图1）60年（1721）选留1600名永驻成都，成都这才有了驻防旗兵，也就有了成都的满蒙族。

成都驻防旗兵系以三甲为一旗（其它城镇有五甲或八甲为一旗的）一甲二甲是满洲兵，三甲是蒙古兵，共是二十四甲。住在旧少城内修建的营房。平时操练，有事出外作战。后来人口多了，这个粮额有限的军营制度，对旗兵生活成了问题。乾隆、嘉庆以后，已感困难，没有粮的（就是不在军营编制内的）差不多无法生活，更说不上婚配。又才增设养育兵（不足年龄的，每月给少数粮食，是正兵的后续），可是这样也不能解决得彻底。光绪末年，又有裁旗授田自行耕种的打算，但以八旗兵习惯于粮食生活（附②），清政府亦不愿放弃这个基层统治工具，没有实行。

图 23 《成都满蒙族史略》中关于“一二甲是满洲兵，三甲是蒙古兵”叙述的书影

清代的八旗军，包括八旗满洲、蒙古、汉军，他们在行军、驻营时所居的位置都是固定的，是按中国古代的“五行相克”学说制订的。

《钦定八旗通志》记载：“两黄旗位正北，取土胜水。两白旗位正东，取金胜木。两红旗位正西，取火胜金。两蓝旗位正南，取水胜火，水色本黑，而旗以指麾六师，或夜行黑色难辩，故以蓝代之。”

根据我国古代的阴阳五行学说：东方属木，颜色为青，木能克土；南方属火，颜色为赤，火能生土克金；西方属金，颜色为白，金能生水克木；北方属水，颜色为黑，水能生木克火；中央属土，颜色为黄，土能生金克水。从五行所属的颜色和五行相克的角度讲，八旗所处的方位恰恰与五行相克的方位是一致的：两黄旗属土，土能克水，所以在北方；两红旗属火，火能克金，所以两红旗位于西方；两白旗属金，金能克木，所以两白旗位于东方；两蓝旗属水，水能克火，所以两蓝旗位于南方。

清代驻防北京的八旗军就是按这种方式布防的：镶黄旗居安定门内，正黄旗居德胜门内，并列北方，取土胜水之意；正白旗居东直门内，镶白旗居朝阳门内，并列东方，取金胜木之意；正红旗居西直门内，镶红旗居阜成门

内，并列西方，取火胜金之意；正蓝旗居崇文门内，镶蓝旗居宣武门内，并列南方，取水胜火之意。

清代遍布全国的八旗驻防各旗分营房及旗地的分配均按上述的方位进行安排。成都当然也不例外。

在刘显之编著的《成都满蒙族史略》（满城）闾里附图中，永平胡同（今成都市青羊区柿子巷）位于满城的西南部位，此地在清代驻防的是镶蓝旗人。何氏家族移驻成都以来世居永平胡同，镶蓝旗的身份得到了进一步的确认，也就是说传说与记载都是准确无误的，即何氏世代的居住方位（居住地）与旗分是相一致的（图 24）。

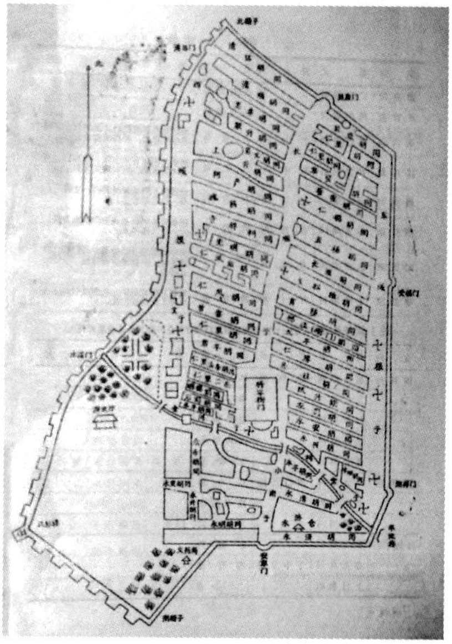

图 24 《成都满蒙族史略》中成都满城闾里图中标注的永平胡同

二、蒙古八旗镶蓝旗旗人的构成、何氏祖先特呼尔家族的族源地

研究这一关系的权威档案史料是清朝开国前的满文原始档案《旧满洲档》之《天聪九年档》和《八旗通志初集》。

1. 据《天聪九年档》记载　天聪九年（1635 年）农历二月初六日（公历

3 月 24 日)(图 25~ 图 28)。

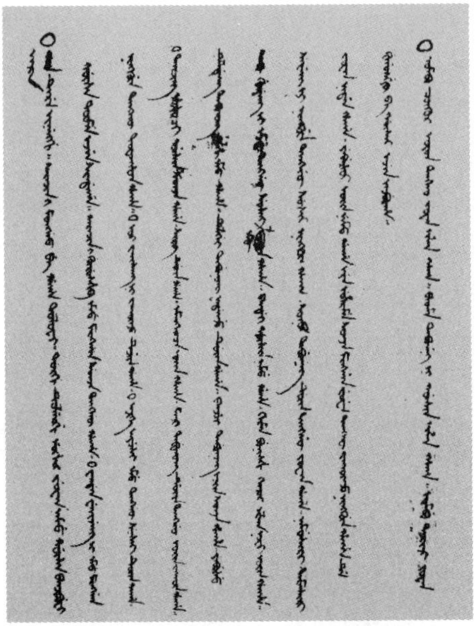

图 25　满文原始档案《旧满洲档》之《天聪九年档》之一

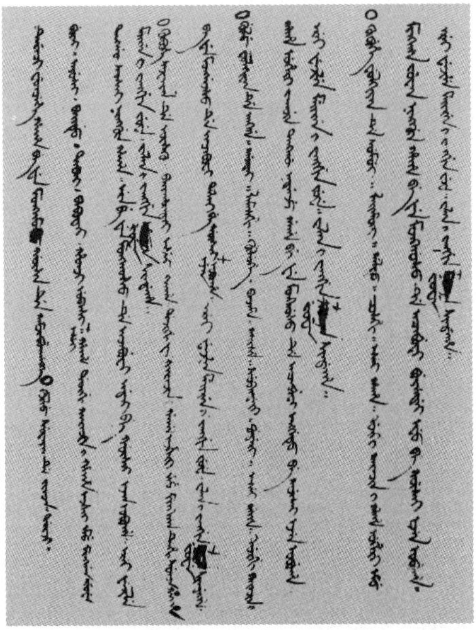

图 26　满文原始档案《旧满洲档》之《天聪九年档》之二

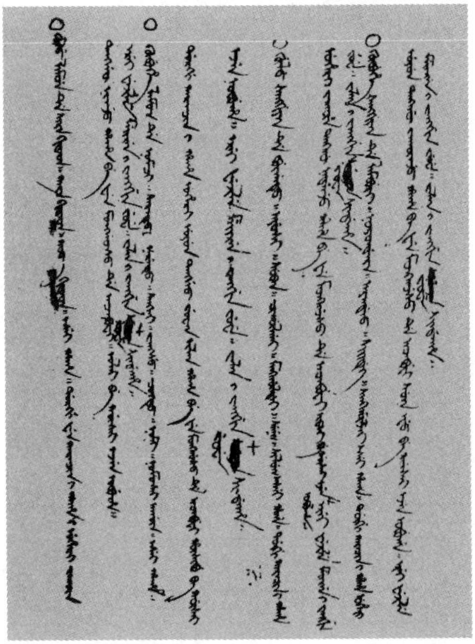

图 27　满文原始档案《旧满洲档》之《天聪九年档》之三

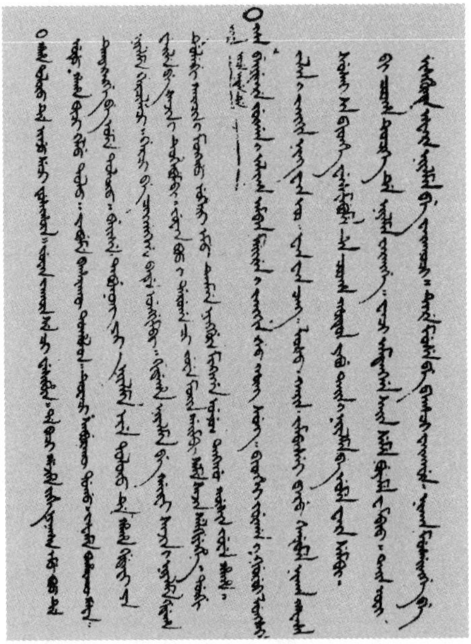

图 28　满文原始档案《旧满洲档》之《天聪九年档》之四

满文资料翻译如下："是日，清点喀喇沁蒙古壮丁，内外共编十一旗，每旗放固山额真一。

喀喇沁之古鲁思喜布一千五百丁。万旦卫征一千六百一十五丁。卫斋桑八十四丁。小阿育西一百五十四丁。戴青和硕齐三十五丁。西里克四丁。额马尔克尔察二十丁。马济塔布囊四百二十八丁。德勒登塔布囊四十一丁。德勒格尔塔布囊七十四丁。班珠尔塔布囊二十五丁。叶布舒古英一百五十一丁。班第三十一丁。噶尔马、希尼思希、干卓尔三人共二十丁。纳木西里、达尔马西里共十七丁。叶伯舒二十一丁。以上总计五千二百八十六丁，命古鲁思喜布为固山额真。

鄂木布楚虎尔九百一十三丁。巴特玛塔布囊三十三丁。鄂木布台吉十四丁。博洛一百零七丁。阿弘侍卫三百五十五丁。琐诺木三百八十二丁。寨桑二十二丁。以上总计一千八百二十六丁，命鄂木布楚虎尔为固山额真。

耿格尔一百八十八丁。噶尔马、扎木苏、绰克图此三人共八十六丁。吴勒赛图一百六十九丁。拉玛斯希六十三丁。绰思熙二十四丁。嘎尔玛六十丁。额齐尔二十二丁。单木巴三百六十二丁。阿玉西一百一十丁。萨班岱一百零七丁。拉胡九十五丁。希兰图二百九十六丁。苏布地、多尔济二十三丁。阿济奈八十六丁。色冷三十八丁。班第四十六丁。阿喇先三十二丁。多尔济一百一十四丁。阿育西九十丁。以上总计二千零一十丁。命耿格尔、单木巴为固山额真，共同管辖。其余壮丁俱令并入旧蒙古旗。

正黄旗：津扎、多尔济、布崖、阿玉西、巴音都、塔拜、巴布泰、浑齐、吴巴什等人之丁及内喀喇沁之丁，总计一千二百五十六丁，并入旧蒙古，命阿岱为固山额真，其下设梅勒章京二，甲喇章京二。

镶黄旗：吴思库、拜浑岱等人之丁及内旧喀喇沁之丁，总计一千零四十五丁，并入旧蒙古，命达赖为固山额真，其下设梅勒章京二，甲喇章京二。

正红旗：昂阿、甘济泰、拉玛斯希、古鲁格、巴特玛、海色、苏班达里、布达里等人之丁及内喀喇沁之丁，总计八百七十丁。并入旧蒙古，命恩格图为固山额真，其下设梅勒章京二，甲喇章京二。

镶红旗：苏木尔、赖胡尔、噶勒图、绰思熙等人之丁及内喀喇沁之丁，总计一千零一十六丁，并入旧蒙古，命额驸布颜岱为固山额真，其下设梅勒章京二，甲喇章京二。

正蓝旗：西喇祁他特、喀喇祁他特、夸祁他特等人之丁及内喀喇沁之丁，总计八百六十丁，并入旧蒙古，命额吴赖为固山额真，其下设梅勒章京二，甲喇章京二。

镶蓝旗：诺木齐、希喀图、抐勒图、桑奈、章素、绰克图、诺密、诺木赛阿衮等人之丁及内喀喇沁之丁，总计九百一十三丁，并入旧蒙古，命扈西布为固山额真，其下设梅勒章京二、甲喇章京二。

正白旗：布尔噶图、阿玉西、苏班、齐古勒盖、莽古勒代、色讷克、西鲁克等人之丁及内喀喇沁之丁，总计八百七十丁，并入旧蒙古，命伊拜为固山额真，其下设梅勒章京二，甲喇章京二。

镶白旗：喇木布里、诺云达赖、阿兰道、西里德克、桑噶尔寨等人之丁及内喀喇沁之丁，总计九百八十丁，并入旧蒙古，命额驸苏纳为固山额真，其下设梅勒章京二，甲喇章京二。”

布告法律曰：“清点丁数时，凡六十岁以下、十六岁以上，包括自原籍带来之汉人，一家中现有几丁，具一一清点。跛足不能行、瞽目不能视及手残不能持者勿加清点。诸贝勒、塔布囊等任何人，倘于此前清点中隐匿壮丁，不论何人首告，首告者可送至愿往之处，隐匿壮丁之人交由执法者依法拟隐匿之罪，十家之达鲁噶罚马二。”

内外喀喇沁蒙古壮丁一万六千九百三十二名。

从上面的史料可知，编入蒙古镶蓝旗的人员与其他旗分的人员。其原始构成与来源，均出自于内外喀喇沁蒙古。

2. 据《八旗通志初集·卷十二·旗分志》（图 29，图 30）记载：“镶蓝旗蒙古都统头参领所属十三佐领：

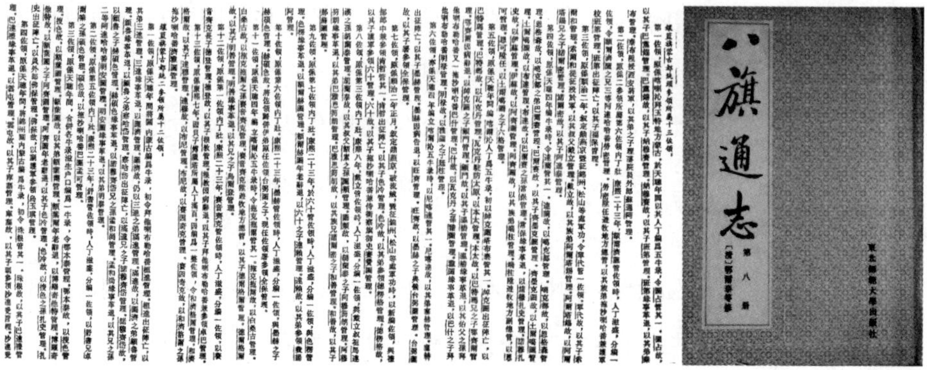

图 29 《八旗通志初集》之一

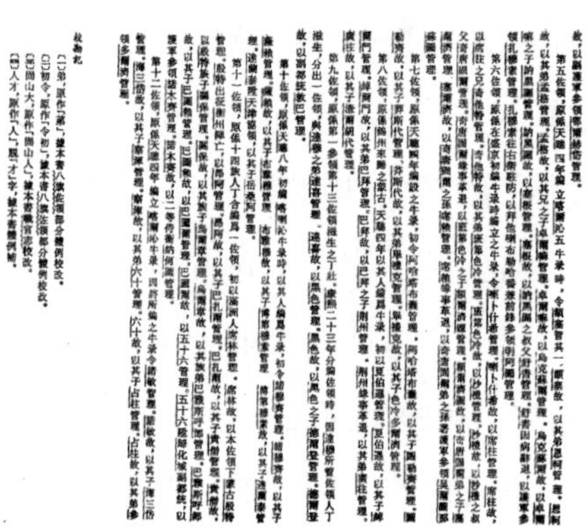

图 30 《八旗通志初集》之二

第一佐领，原系喀喇沁拜玉特地方蒙古。于天聪年间以其人丁编为五牛录；

第二佐领，原系二参领所属第六佐领内丁壮。康熙二十三年，额尔济图管佐领时，人丁滋盛，分编一佐领；

第三佐领，原系顺治二年，叙定鼎燕京暨征锦州、松山等处军功，令单代官一佐领；

第四佐领，原系天聪四年间编牛录时，令达兰管其一；

第五佐领，原系天聪年间编喀喇沁人丁为五牛录，初以绰克图塔布囊管其一；

第六佐领，亦系天聪四年编立喀喇沁五牛录时，以尼喀达管其一；

第七佐领，原系顺治二年正月，叙定鼎燕京，破流贼，暨征锦州、松山等处军功时，以新编佐领，与礼部郎中兼参领肯哲管其一；

第八佐领，原系第三佐领内丁壮。康熙八年，戴立管佐领时，人丁滋盛，分编一佐领；

第九佐领，原系第七佐领内丁壮。康熙二十三年，于六十管佐领时，人丁滋盛，分编一佐领；

第十佐领，原系第六佐领内丁壮。康熙二十三年，墨赫管佐领时，人丁滋盛，分编一佐领；

第十一佐领，原系天聪四年编立喀喇沁五牛录时，以掩克掩尔管其一；

第十二佐领，原系第一佐领内丁壮。康熙二十三年，赛音齐克管佐领时，人丁滋盛，分编一佐领；

第十三佐领，原系康熙七年，因贝子付腊塔所属人丁满百，因编为一佐领。

镶蓝旗蒙古都统二参领所属十二佐领：

第一佐领，原系天聪年间将关内蒙古编为牛录；

第二佐领，原系第五佐领内丁壮。康熙二十三年，舒书管佐领时，人丁滋盛，分编一佐领；

第三佐领，原系天聪年间合并各牛录滋生户口编为一牛录；

第四佐领，原系天聪年间将锦州关内蒙古编为牛录；

第五佐领，原系天聪四年编立喀喇沁五牛录时，令额赛管其一；

第六佐领，原系在盛京初编牛录时编立之牛录；

第七佐领，原系天聪四年编设之牛录，初令阿哈塔布囊管理；

第八佐领，原系锦州来归之蒙古，天聪四年以其人编为牛录；

第九佐领，原系第一参领第十三佐领滋生之丁壮；

第十佐领，原系天聪八年初编喀喇沁牛录时，以其人编为牛录；

第十一佐领，原系十四族人丁合编为一佐领；

第十二佐领，原系天聪四年编立喀喇沁牛录。”

从以上史料记载可知，蒙古镶蓝旗人员的构成主要是天聪年间喀喇沁、锦州蒙古人，镶蓝旗后期扩编的人员来源于原镶蓝旗人员的滋生之后代丁壮。

3. 何氏祖先特呼尔家族的族源地　根据查阅中国第一历史档案馆所藏的《八旗都统衙门档案·旗务·旗丁册》得知：特呼尔家族入后金（清）的第二世祖名特呼尔·巴洪图，（于天聪年间）被编入蒙古八旗之镶蓝旗。确定巴洪图应是在天聪九年（1635 年）被编入蒙古镶蓝旗九百一十三丁中的一员。由此可以推定：何氏祖先特呼尔家族是蒙古喀喇沁人。

三、蒙古喀喇沁人的历史及特呼尔得姓始末

喀喇沁部的形成最早可追溯到成吉思汗时代。在拖雷之子蒙哥参加西征时，将生活在中亚、西亚的“哈剌赤”（喀喇沁）的祖先钦察人招入远征军。尔后撤军时又被带回到蒙古草原，组建了一支“钦察亲卫军”，后来逐渐形成了“哈剌赤部”。

从“哈剌赤部”的形成到发展成为喀喇沁部的过程中，其首领经过了无数次的部族更迭，组成的部族人员也杂糅相间，复杂难辨。

据《元史卷·一百二十八·土土哈》载：“初，世祖既取宋，命籍建康、庐、饶租户千为哈剌赤（注：即喀喇沁）户，益以俘获千七百户赐土土哈，仍官一子，以督其赋。二十八年，土土哈奏：‘哈剌赤军以万数，足以备用。’诏赐珠帽、珠衣、金带、玉带、海东青鹘各一，复赐其部曲毳衣、缣素万匹。于是率哈剌赤万人北猎于汉塔海，边寇闻之，皆引去。”土土哈及其家族统领的“钦察军”（由喀喇沁人构成）超过万人，在元朝二分之一的历史上充当起了保卫国家安全，镇守北边和平叛的军事统帅（图 31、图 32）。

土土哈的祖先属于库莫奚人，与喀喇沁人各属不同的部族，但土土哈家族“世为钦察国主”，故能统治领导钦察军——喀喇沁人。土土哈之父班都察曾率领钦察军跟随忽必烈汗“征大理，伐宋，以强勇称”。在忽必烈继承汗位之初，父子都参与了对阿里不哥的“北征”。

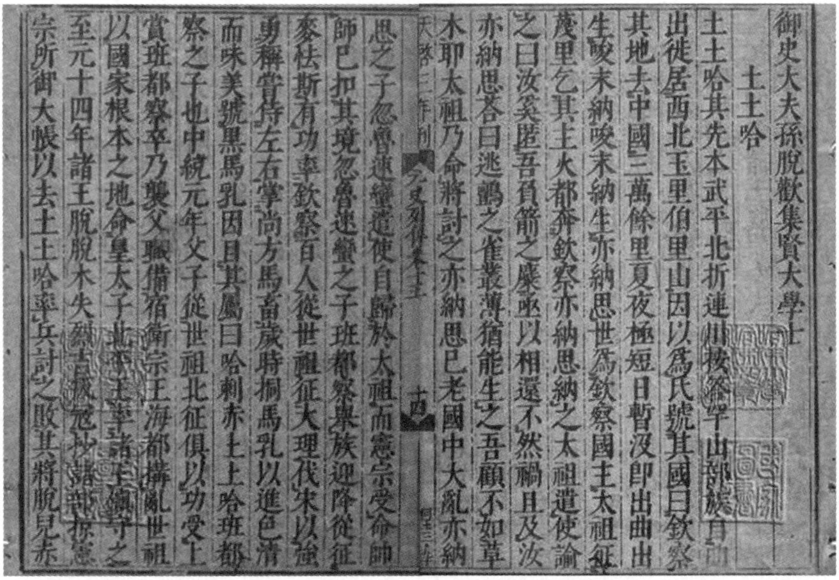
御史大夫孫脫歡集賢大學士
土土哈
土土哈其先本武平北折連川按答罕山部族自曲
出徙居西北玉里伯里山因以爲氏號其國曰欽察
其地去中國三萬餘里夏夜極短日暫沒即出曲出
生唆末納唆末納生亦納思世爲欽察國主太祖征
蔑里乞其主火都奔欽察亦納思納之太祖遣使諭
之曰汝奚匿吾負箭之麋亟以相還不然禍且及汝
亦納思答曰逃鸇之雀叢薄猶能生之吾顧不如草
木耶太祖乃命將討之亦納思已老國中大亂亦納
思之子忽魯速蠻遣使自歸於太祖而憲宗受命帥
師已扣其境忽魯速蠻之子班都察舉族迎降從征
麥怯斯有功率欽察百人從世祖征大理伐宋以強
勇稱嘗侍左右掌尚方馬畜歲時挏馬乳以進色清
而味美號黑馬乳因目其屬曰哈剌赤土土哈班都
察之子也中統元年父子從世祖北征俱以功受上
賞班都察卒乃襲父職備宿衛宗王海都搆亂世祖
以國家根本之地命皇太子北平王率諸王鎮守之
至元十四年諸王脫脫木失烈吉叛寇抄諸部掠憲
宗所御大帳以去土土哈率兵討之敗其將脫兒赤

图 31　明洪武递修本《元史土土哈传》书影之一

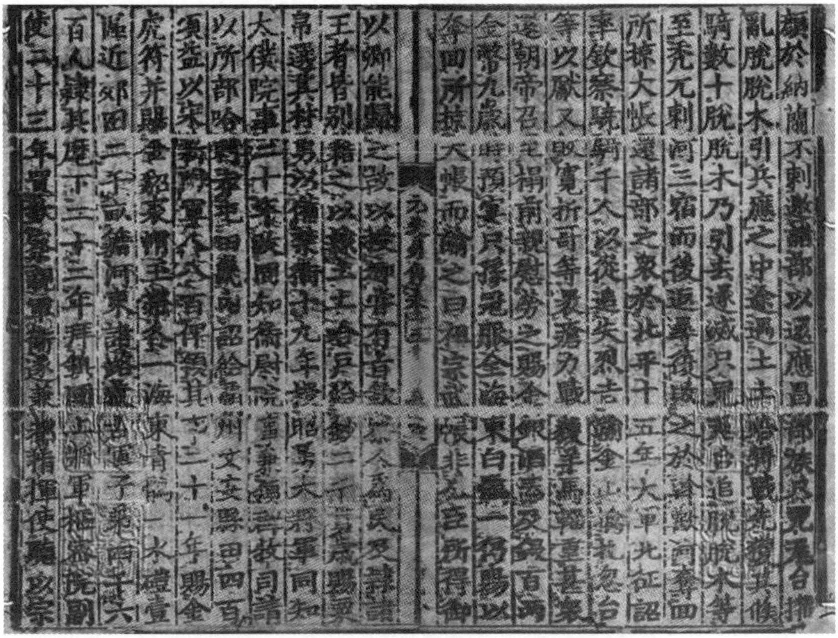
戰於納蘭不剌遂諸部以還應昌部族[illegible]台撒
亂脫脫木引兵應之中途遇土土哈[illegible]戰[illegible]其侯
騎數十脫脫木乃引去遂[illegible]追脫脫木等
至禿兀剌河三宿而後還[illegible]之於[illegible]河奪回
所掠大帳還諸部之衆於北平十五年大軍北征詔
率欽察驍騎千人從[illegible]失烈吉[illegible]金山擒札忽台
等以獻又敗寬折哥等衆[illegible]力戰[illegible]重甚衆
還朝帝召至榻前親慰勞之賜金銀酒器及銀百兩
金幣九歲時預宴只孫冠服全海東白鶻二得賜以
奔回所掠大帳而諭之曰祖宗武帳非汝宜所得御
以御能歸之故以[illegible]有旨[illegible]爲民又隸諸
王者皆別籍之以隸土土哈戶給[illegible]二千[illegible]賜鈔
帛還其材勇以備宿衛十九年授昭勇大將軍同知
太僕院事二十年改同知衛尉院事兼領群牧司常
以所部哈剌赤屯田畿內詔給曲州文安縣田四百
頃益以宋新附軍八百俾耕其中二十一年賜金
虎符并賜金貂裘帽至鎮一海東青鶻一水禮壹
區近郊田二千畝給河東諸路罷民子弟四千六
百人隸其麾下二十二年拜鎮國上將軍樞密院副
使二十三年置欽察親軍衛遂兼都指揮使以宗

图 32　明洪武递修本《元史土土哈传》书影之二

至元二十三年（1286 年），喀喇沁的精锐被编入元朝的怯薛部队——“钦察亲卫军”，土土哈为这支部队的都指挥使。当时，土土哈率领“钦察亲卫军”

东征西讨，所向无敌，为巩固忽必烈的统治，立下了汗马功劳，多次受到大汗的嘉许和提拔。

土土哈家族还世代掌管元朝皇家的御马。据《元史·卷一百二十八·土土哈》记载，土土哈之父班都察“尝侍（大汗）左右，掌尚方马畜，岁时挏马乳以进，色清而味美，号黑马乳，因目其属曰哈剌赤。”饲养马的喀喇沁牧户属于太仆寺下的皇家牧场管辖，他们善于酿造马奶酒。写于17世纪的《蒙古黄史》有“恪遵圣上的旨意，先前即曾效力，为马奶酒和奶酪，奉献酒曲”的颂扬，这也是对喀喇沁先人善于酿造甘醇马奶酒的追忆。

无论是任职于“钦察亲卫军”的军人，还是在朝廷为官的文人，也不管是在皇家牧场的牧马人，都有一个统一的称谓“哈剌赤”，即喀喇沁。

大德元年（1297年）二月，土土哈去世，其第三子昭勇大将军、左卫亲军都指挥使床兀儿袭父职，后因战功卓著颇得成宗、武宗皇帝的宠信。仁宗时，床兀儿累封至扬王。

至治二年（1322年），床兀儿去世，其子燕帖木儿被封为答剌罕、太师、右丞相等要职。致和元年（1328年），燕帖木儿发动兵变，拥立文宗把持朝政，成为当时朝廷的实际控制者，土土哈家族成为名门望族，喀喇沁也一跃而成为蒙古的重要部族（图33，图34）。

燕帖木儿去世后，其家族势力继续把持朝政。元顺帝以其弟撒敦、子唐其势先后为中书左丞相。在至元元年（1335年）初，燕帖木儿的女儿玉里伯牙吾氏被推为皇后。其子唐其势不满右丞相伯颜擅权专政，扬言“天下本我家之天下”，处处与伯颜为敌；同年六月，唐其势为右丞相伯颜所杀。七月，伯颜又大兴燕帖木儿宗党之狱，历时数年。至此，燕帖木儿家族在元朝政治舞台上消失，《元史》从此没有了土土哈家族的记载。

在清代光绪年间，特呼尔（何）兴仁所修的《蒙古喀喇沁特呼尔（何）氏家谱》中，首篇《特呼尔世系源流》就对特呼尔族属的来历，得姓始末，以及迁徙的经过有简略记述（图35，图36）。

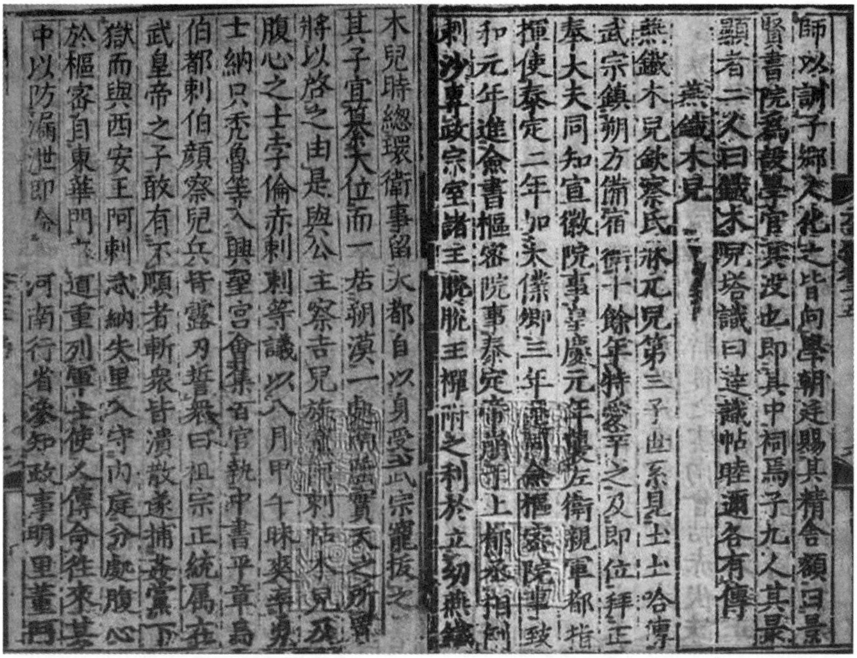

图 33 《元史燕帖木儿传》书影之一

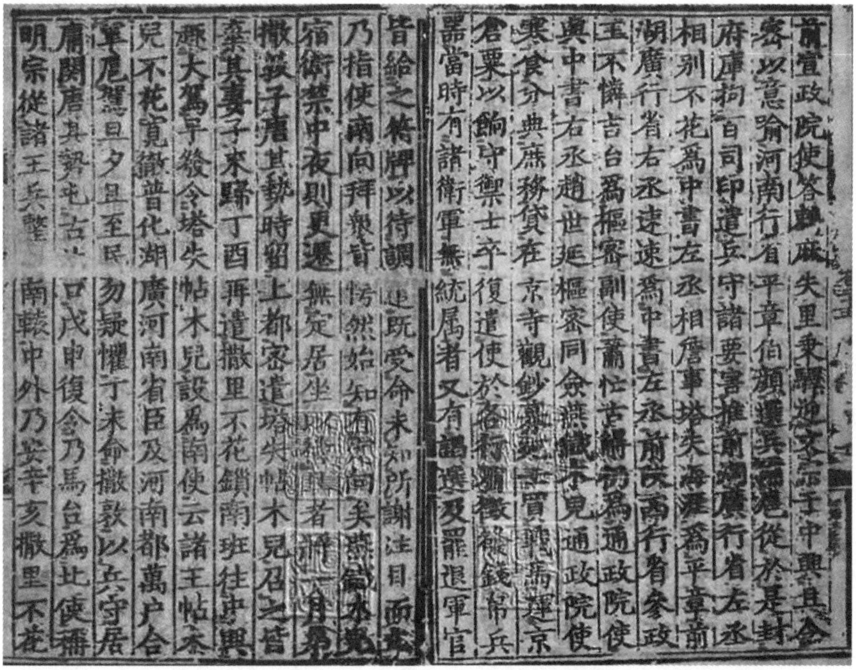

图 34 《元史燕帖木儿传》书影之二

蒙古喀喇沁特呼爾氏家譜序

家之有譜猶國之有史國有道則歌功頌德追溯遺徽必欲俾歷祖之典謨光昭于史冊以垂示後人故記事者每詳且備家運昌而哲嗣生則木本水源之意敦宗睦族之情于是乎篤餘蒙古喀

喇沁特呼爾氏之譜信之矣吾族之先本武平北折連川按答罕山部族金伐遼時始祖曲出率族人避禍遠徙西北絕域欽察國玉裏伯裏山尋取其國主而代焉以玉裏伯裏爲姓氏傳四世至忽魯速蠻公時元太宗西徵忽魯速蠻公之子班都察公率舉族附太宗從世

图 35 《蒙古喀喇沁特呼尔（何）氏家谱》之一

祖南徵北討而歸中土數世爲元政府開疆拓土守邊御敵平叛累封至王侯因避横禍改姓隱名遠走大漠至今已數百年矣前明有騰格裏公墨爾根公出焉因醫著于當世然吾族多劫難入八旗輾轉于中原之京師長安荆州成都而定居焉近來滿蒙人取漢姓以便

利仁惶恐以何爲姓氏頗不辱没先世也其先吾族之史迹代以口傳之不著于簡牘然朝夕恐子孫不能記先輩篳路藍縷之功以至于謚諱生没又恐漸且難考餘遍查史書録祖上譜單抄墓園荒碑憶口傳史迹輯是譜傳之後世令吾族先世偉人得以修明祖功宗德

图 36 《蒙古喀喇沁特呼尔（何）氏家谱》之二

元至元四年（1338 年），燕帖木儿家族中的一部分人从元大都返回广阔的蒙古草原，过着游牧的生活。为铭记先祖燕帖木儿，燕帖木儿家族的一支将原姓“玉里伯牙吾”氏更姓为“特呼尔”氏。回到草原的燕帖木儿的后代们，从此远离政治，过着普通的游牧人生活。

四、草原上的“绰班特”

（一）从草原走进喀喇沁万户

巴雅思哈勒成为喀喇沁部的领主，深入到兀良哈三卫驻牧地之后，兀良哈人果断地攀上显赫一世的黄金家族的高枝，缔结了十分密切稳固的姻亲关系。

据蒙古文献《阿勒坦汗传》记载，在蒙古博迪阿拉克汗时期（大约在 16 世纪 40 年代初）兀良哈三卫中的朵颜卫部民在其领主恩克兄弟九人的带领下，带着成吉思汗母亲诃额仑祭祀宫帐归附了黄金家族。阿勒坦汗将恩克兄弟五人所部赐予其弟巴雅思哈勒昆都仑汗，这是喀喇沁部兀良哈人的先辈；将恩克兄弟另外四人收归自己的帐下，成为阿勒巴图（属民），由阿勒坦汗的长子辛爱黄太吉统领，他们进而成为东土默特的兀良哈人（图 37，图 38）。

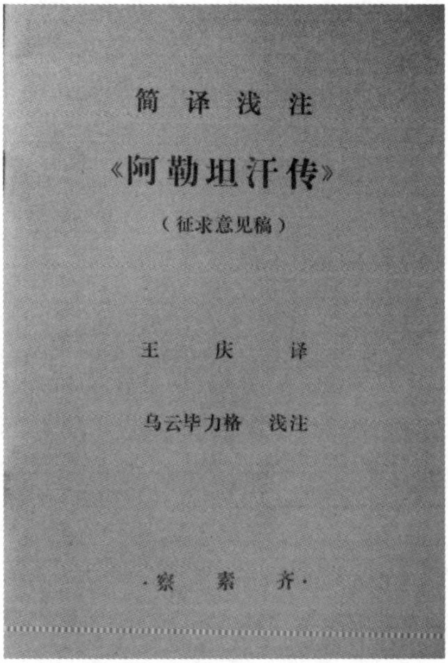
简译浅注
《阿勒坦汗传》
（征求意见稿）
王 庆 译
乌云毕力格 浅注
·察 素 齐·

图 37 《阿勒坦传》（征求意见稿）

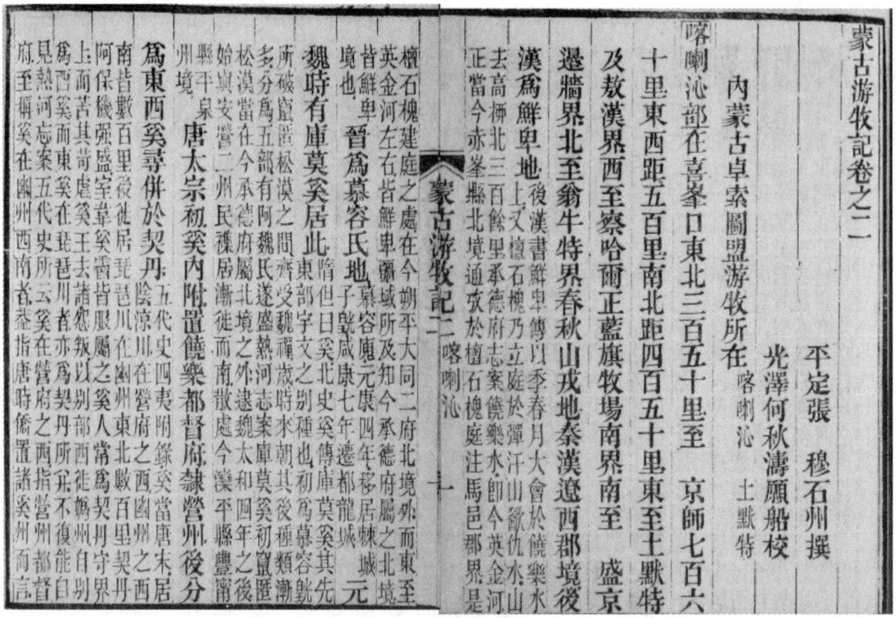
蒙古游牧記卷之二
平定張　穆石州撰
光澤何秋濤願船校
內蒙古卓索圖盟游牧所在
喀喇沁　土默特
喀喇沁部在喜峯口東北三百五十里至　京師七百六
十里東西距五百里南北距四百五十里東至土默特
及敖漢界西至察哈爾正藍旗牧場南界南至　盛京
邊牆界北至翁牛特界春秋山戎地秦漢遼西郡境後
漢爲鮮卑地後漢書鮮卑傳以季春月大會於饒樂水上又檀石槐乃立庭於彈汗山歠仇水上去高柳北三百餘里承德府志案饒樂水即今英金河正當今赤峯縣北境通攷於檀石槐庭注馬邑郡界是
蒙古游牧記二　喀喇沁　十一
檀石槐建庭之處在今朔平大同二府北境外而東至英金河左右皆鮮卑彌域所及知今承德府屬之北境皆鮮卑境也　晉爲慕容氏地慕容廆元康四年移居棘城子皝咸康七年遷都龍城　元
魏時有庫莫奚居此隋但曰奚北史奚傳庫莫奚其先東部宇文之別種也初爲慕容所破竄匿松漠之間齊受魏禪歲時來朝其後種類漸多分爲五部有阿魏氏遂盛熱河志案庫莫奚初竄匿松漠當在今承德府屬北境之外逮魏太和四年之後始寘安營二州民樣居漸徙而南散處今灤平縣豐甯縣平泉州境
唐太宗初奚內附置饒樂都督府隸營州後分
爲東西奚尋併於契丹五代史四夷附錄奚當唐末居陰涼川在營府之西幽州之西南皆數百里後徙居琵琶川在幽州東北數百里契丹阿保機彊盛室韋奚霫皆服屬之奚人常爲契丹守界上而苦其苛虐奚王去諸怨叛以別部西徙嬀州自別爲西奚而東奚在琵琶川者亦爲契丹所幷不復能自別見熱河志案五代史所云奚在營府之西指營州都督府至稱奚在幽州西南者蓋指唐時僑置諸奚州而言

图 38 《蒙古游牧记》记载的喀喇沁

以恩克为首的一部分朵颜兀良哈人归附喀喇沁部后，把巴雅思哈勒及其后裔奉为自己的领主。大约在明嘉靖二十年（1541 年），喀喇沁部和东土默特部共同形成了一个实力强大的游牧集团——“喀喇沁万户”。它的大致游牧范围在今天：西起自内蒙古的正蓝旗，南向河北的沽源县、崇礼县东北部，东向赤城县东部黑河以东，北京延庆区东、怀柔区北，河北滦平县北部，承德县南部和平泉县，东边辽宁省凌源市、建昌县和喀左县，北向内蒙古敖汉旗西部、赤峰市区北境，西向河北省围场县、内蒙古多伦县，再回到内蒙古正蓝旗境一带，横跨今天内蒙古、河北、辽宁三省区的广阔区域。

据《蒙古喀喇沁特呼尔（何）氏家谱》记载，1338 年燕帖木儿后代之一更姓为“特呼尔”氏的一支，因医术在草原上获得了盛名，被喀喇沁万户领主巴雅思哈勒邀请。从此，特呼尔氏成为喀喇沁万户的游牧医生，以医济世解牧民疾苦。

（二）声誉日隆的“绰班特”

回到蒙古大草原生活了一百多年的“特呼尔”氏家族，继承和发扬了家族“医道济世”的家训传统，兼收并蓄，去粗存精，去伪存真。

据《蒙古喀喇沁特呼尔（何）氏家谱·第二篇·家族名人》中载，在15世纪50年代，有一位叫特呼尔·腾格里的绰班医师，在喀喇沁乃至整个蒙古大草原享有极高的声誉。

特呼尔·腾格里精通各种受伤、脱臼、骨折的诊治方法，总结、积累了蒙古人日常应用的有效单方和验方，掌握了治疗刀枪上、跌打损伤、骨折脱臼的奇招绝活。在茫茫的大草原，由于缺医少药，以前受伤的牧民只能忍痛等待受伤部位自然愈合，落下了或重或轻的残疾。

特呼尔·腾格里在大草原巡游医治中，遇到的各种陈年老疾层出不穷，他针对这些老疾苦思冥想、不断求索，创造了不少的独特方法。随着他的医术越来越精湛，上门求医者络绎不绝。他充分亮出了他的“绝活”，治愈了许多疑难杂症，这给他带来了极大的声誉。现举两则病案如下。

病案1：一个被刀砍断一指的患者拿着断指请求他接指。他采用内外兼治的办法，内服中药丸剂，外用白酒浸泡的中药酊清洗创面，将断指接上后用膏药外敷而治愈。患者的手指经接好后运动如常。

病案2：一个瘸腿的患者走到他的面前，在了解患者以前曾经骨折未有医治而产生畸形的经历后，他请患者将腿伸出，他摸了患者的腿后大声地笑着对患者说，你的腿马上就好。突然，他以迅雷不及掩耳的霹雳手段将患者的瘸腿折断后，重新正骨固定。不久患者正常行走，特呼尔·腾格里在大草原声誉日隆。

从此，蒙古草原上出现了一个响亮的名字：“绰班特”！

五、从后金座上宾到逃亡者

据《蒙古喀喇沁特呼尔（何）氏家谱·第二篇·家族名人》记载，在后金天命年间，特呼尔·墨尔根由于医术高超，特别擅长正骨术医治骨伤，蜚声满蒙地区。

努尔哈赤以30年的时间统一了东北女真部落，并于1616年建立了后金政权。特呼尔·墨尔根每次游牧行医到后金的地盘内时，都要给爱新觉罗王室成员巡诊，并得到最高统治者的接见，探讨长生、养老、驻颜之术，成为后金王室的座上宾。

1618 年正月（万历四十六年），明末后金君主（可汗）努尔哈赤对诸贝勒宣布：“吾意已决，今岁必征大明国！”的讨明檄文。4 月 13 日，努尔哈赤公开宣布“七大恨”，起兵反明。开始了他的入主中原、建立统一的清帝国的恢宏历程。

经过 1619 年（明万历四十七年，后金天命四年）萨尔浒战役的胜利，努尔哈赤不但使后金政权更趋稳固，而且从此夺取了辽东战场的主动权，后金兵锋直指山海关。在这危急存亡关头，袁崇焕在明天启六年，即后金天命十一年（1626）正月领导了一场经典的“宁远城池防御战”，这场战役粉碎了后金逼近山海关的美梦，打破了努尔哈赤不可战胜的神话。努尔哈赤本人在此次战役中受了重伤，特别是精神受到了严重的打击。《清太祖武皇帝实录》曰：“帝自二十五岁征伐以来，战无不胜，攻无不克，惟宁远一城不下，遂大怀忿恨而回。”（图 39）

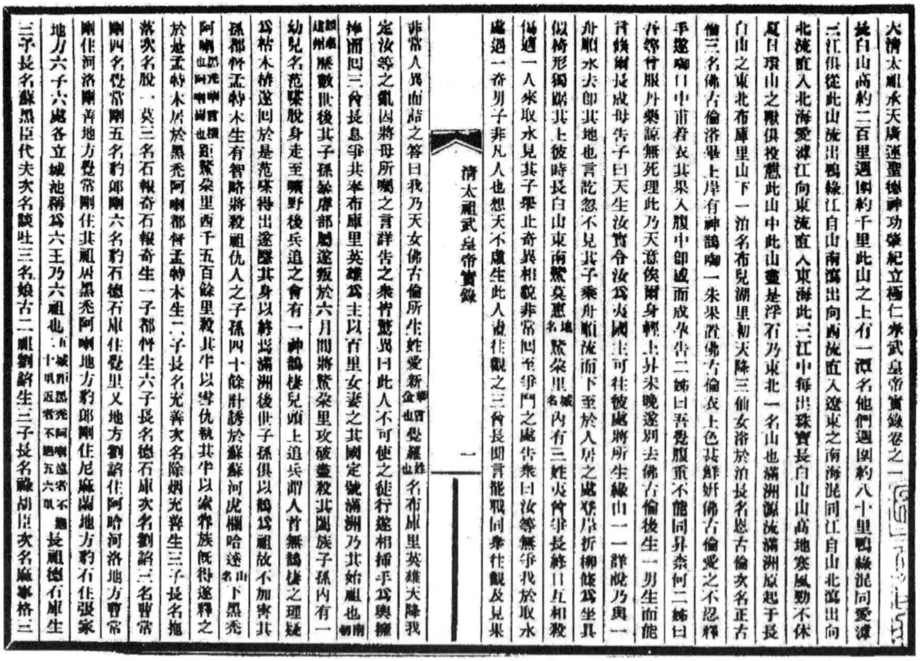
大清太祖承天廣運聖德神功肇紀立極仁孝武皇帝實錄卷之一
長白山高約二百里週圍約千里此山之上有一潭名他們週圍約八十里鴨綠混同愛滹
三江俱從此山流出鴨綠江自山南瀉出向西流直入遼東之南海混同江自山北瀉出向
北流直入北海愛滹江向東流直入東海此三江中每出珠寶長白山山高地寒風勁不休
夏日環山之獸俱投憩此山中此山盡是浮石乃東北一名山也滿洲源流滿洲原起于長
白山之東北布庫里山下一泊名布兒湖里初天降三仙女浴於泊長名恩古倫次名正古
倫三名佛古倫浴畢上岸有神鵲啣一朱果置佛古倫衣上色甚鮮妍佛古倫愛之不忍釋
手遂啣口中甫着衣其果入腹中即感而成孕告二姊曰吾覺腹重不能同昇奈何二姊曰
吾等曾服丹藥諒無死理此乃天意俟爾身輕上昇未晚遂別去佛古倫後生一男生而能
言倏爾長成母告子曰天生汝實令汝為夷國主可往彼處將所生緣由一一詳說乃與一
舟順水去即其地也言訖忽不見其子乘舟順流而下至於人居之處登岸折柳條為坐具
似椅形獨踞其上彼時長白山東南鰲莫惠地名鰲朵里城名內有三姓夷酋爭長終日互相殺
傷適一人來取水見其子舉止奇異相貌非常回至爭鬥之處告眾曰汝等無爭我於取水
處遇一奇男子非凡人也想天不虛生此人盍往觀之三酋長聞言罷戰同眾往觀及見果
清太祖武皇帝實錄　一
非常人異而詰之答曰我乃天女佛古倫所生姓愛新華言金也覺羅姓也名布庫里英雄天降我
定汝等之亂因將母所囑之言詳告之眾皆驚異曰此人不可使之徒行遂相插手為輿擁
捧而回三酋長息爭共奉布庫里英雄為主以百里女妻之其國定號滿洲乃其始祖也南朝
誤名建州歷數世後其子孫暴虐部屬遂叛於六月間將鰲朵里攻破盡殺其闔族子孫內有一
幼兒名范嗏脫身走至曠野後兵追之會有一神鵲棲兒頭上追兵謂人首無鵲棲之理疑
為枯木樁遂回於是范嗏得出遂隱其身以終焉滿洲後世子孫俱以鵲為祖故不加害其
孫都督孟特木生有智略將殺祖仇人之子孫四十餘計誘於蘇蘇河虎欄哈達山名下黑禿
阿喇黑禿華言橫也阿喇華言岡也距鰲朵里西千五百餘里殺其半以雪仇執其半以索眷族既得遂釋之
於是孟特木居於黑禿阿喇都督孟特木生二子長名充善次名除烟充善生三子長名拖
落次名脫一莫三名石報奇石報奇生一子都督生六子長名德石庫次名劉諂三名曹常
剛四名覺常剛五名豹郎剛六名豹石德石庫住覺里又地方劉諂住阿哈河洛地方曹常
剛住河洛剛善地方覺常剛住其祖居黑禿阿喇地方豹郎剛住尼麻喇地方豹石住張家
地方六子六處各立城池稱為六王乃六祖也五城距黑禿阿喇遠者不過二十里近者不過五六里長祖德石庫生
三子長名蘇黑臣代夫次名談吐三名娘古二祖劉諂生三子長名祿胡臣次名麻寧格三

图 39 《清太祖武皇帝实录》

在《蒙古喀喇沁特呼尔（何）氏家谱》中，记载了特呼尔·墨尔根曾给努尔哈赤治病的情景。

《清史稿太祖本纪》载：“二月壬午，上还沈阳，语诸贝勒曰：‘朕用兵以来，未有抗颜行者。袁崇焕何人，乃能尔耶！’”（图 40）。

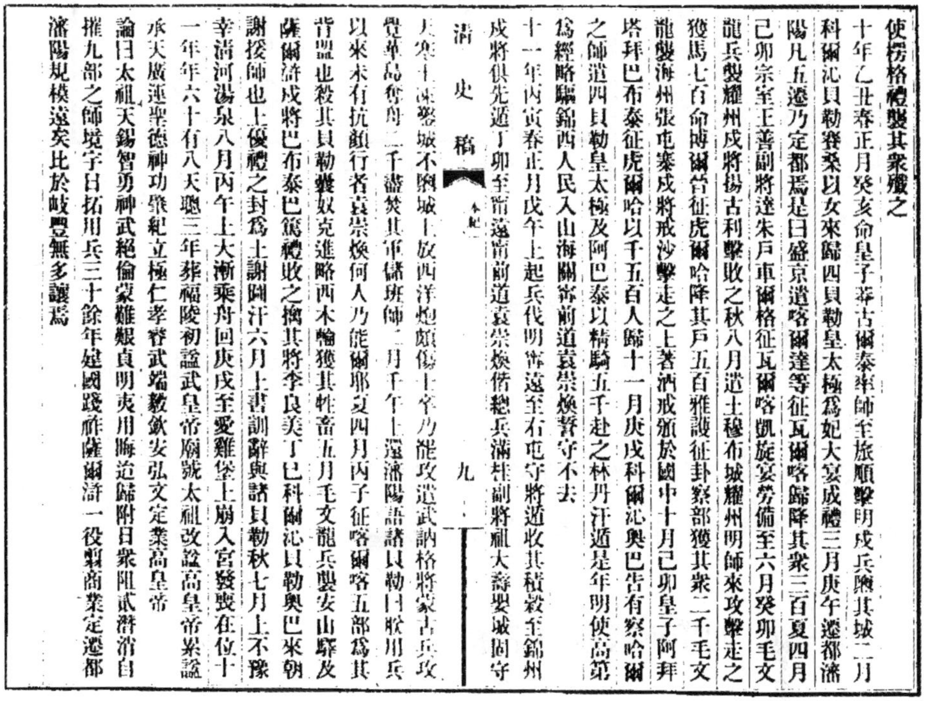
使楞格禮襲其衆殲之
十年乙丑春正月癸亥命皇子莽古爾泰率師至旅順擊明戍兵燬其城二月
科爾沁貝勒賽桑以女來歸四貝勒皇太極爲妃大宴成禮三月庚午遷都瀋
陽凡五遷乃定都焉是曰盛京遣喀爾達等征瓦爾喀降其衆三百夏四月
己卯宗室王善副將達朱戶車爾格征瓦爾喀凱旋宴勞備至六月癸卯毛文
龍兵襲耀州戍將楊古利擊敗之秋八月遣土穆布城耀州明師來攻擊走之
獲馬七百命博爾晉征虎爾哈降其戶五百雅護征卦察部獲其衆二千毛文
龍襲海州張屯寨戍將㦸沙擊走之上著酒戒頒於國中十月己卯皇子阿拜
塔拜巴布泰征虎爾哈以千五百人歸十一月庚戌科爾沁奧巴告有察哈爾
之師遣四貝勒皇太極及阿巴泰以精騎五千赴之林丹汗遁是年明使高第
爲經略驅錦西人民入山海關甯前道袁崇煥誓守不去
十一年丙寅春正月戊午上起兵伐明甯遠至右屯守將遁收其積穀至錦州
戍將俱先遁丁卯至甯遠甯前道袁崇煥偕總兵滿桂副將祖大壽嬰城固守
清史稿　本紀　九
大寒土凍鑿城不隳城上放西洋炮頗傷士卒乃罷攻遣武訥格將蒙古兵攻
覺華島奪舟二千盡焚其軍儲班師二月壬午上還瀋陽語諸貝勒曰朕用兵
以來未有抗顏行者袁崇煥何人乃能爾耶夏四月丙子征喀爾喀五部爲其
背盟也殺其貝勒囊奴克進略西木輪獲其牲畜五月毛文龍兵襲安山驛及
薩爾滸戍將巴布泰巴篤禮敗之擒其將李良美丁巳科爾沁貝勒奧巴來朝
謝援師也上優禮之封爲土謝圖汗六月上書訓辭與諸貝勒秋七月上不豫
幸清河湯泉八月丙午上大漸乘舟回庚戌至愛雞堡上崩入宮發喪在位十
一年年六十有八天聰三年葬福陵初諡武皇帝廟號太祖改諡高皇帝累諡
承天廣運聖德神功肇紀立極仁孝睿武端毅欽安弘文定業高皇帝
論曰太祖天錫智勇神武絕倫蒙難艱貞明夷用晦迨歸附日衆阻貳潛消自
摧九部之師境宇日拓用兵三十餘年建國踐祚薩爾滸一役翦商業定遷都
瀋陽規模遠矣比於岐豐無多讓焉

图 40 《清史稿太祖本纪》

据《蒙古喀喇沁特呼尔（何）氏家谱》记载，身心俱疲的努尔哈赤，派人在茫茫的大草原中，寻找特呼尔·墨尔根为其治病，终在半年后的八月初寻访到。可惜回天无术，此时的努尔哈赤因身受重伤，加之年老，又情志幽怨，已病入膏肓，汤药难入口。始祖特呼尔·墨尔根也束手无策。

据《清实录·太祖实录》卷十记载：“八月庚子朔丙午（初七日），上大渐，欲还京，乘舟，顺太子河而下。使人召大妃来迎，入浑河，大妃溯流至叆鸡堡，据沈阳城四十里。庚戌（十一日）未刻，上崩。”（图 41）

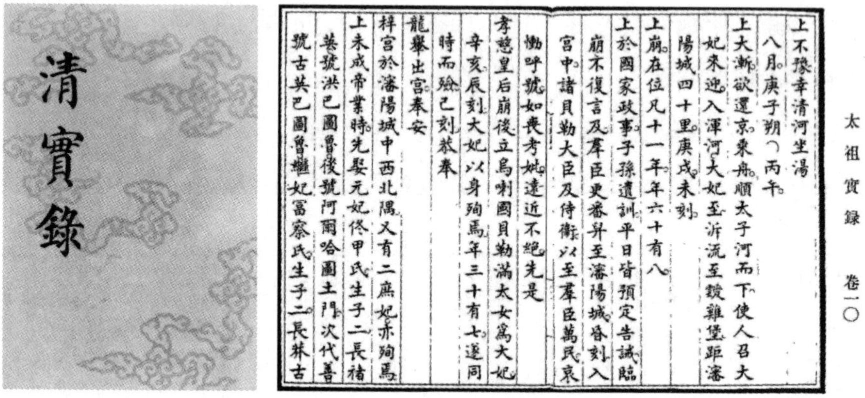

上不豫幸清河坐湯
八月庚子朔丙午
上大漸欲還京乘舟順太子河而下使人召大
妃來迎入渾河大妃至泝流至靉雞堡距瀋
陽城四十里庚戌未刻
上崩在位凡十一年年六十有八
上於國家政事子孫遺訓平日皆預定告誡臨
崩不復言及羣臣更番舁至瀋陽城昏刻入
宮中諸貝勒大臣及侍衛以至羣臣萬民哀
慟呼號如喪考妣遠近不絕先是
孝慈皇后崩後立烏喇國貝勒滿太女爲大妃
辛亥辰刻大妃以身殉焉年三十有七遂同
時而殮巳刻恭奉
龍轝出宮奉安
梓宮於瀋陽城中西北隅又有二庶妃亦殉焉
上未成帝業時先娶元妃佟甲氏生子二長褚
英號洪巴圖魯後號阿爾哈圖土門次代善
號古英巴圖魯繼妃富察氏生子二長莽古

太祖實録　卷一〇

图 41 《清实录·太祖实录》

据《蒙古喀喇沁特呼尔（何）氏家谱》：“努尔哈赤去世，始祖因未得及时前去诊治，始祖父子被囚禁在盛京的监狱一年。一年后的一天，一位王室成员在马上坠下，让始祖父子医治，在治好王室成员的外伤后，被该王室成员私自放走。”

从此，始祖父子逃回久别的喀喇沁后隐姓埋名，只为部落人员治病疗伤，闲暇时借以整理特呼尔氏的传统骨科医学技艺。

第三节　四川何氏骨科学术流派

据史料考证，四川何氏骨科流派自发端至今，历史悠久，已传承五代。何氏先祖特呼尔·墨尔根（约明嘉靖至清顺治年间），出生于蒙医学世家，传承了蒙古骨伤科医术，其后代因加入蒙古八旗，世代均为八旗军医官。第三代传人何兴仁在清代曾为成都西教场清军军医和武术教官。20 世纪上半叶，第四代传人何仁甫在四川成都独立行医，有“蜀中名医”“一代宗师”的美誉，为四川何氏骨科开宗明派的奠基人。第五代传承人——何仁甫的三个儿子：何天祥、何天佐、何天祺，均是全国著名的骨伤科名医，享受国务院政府津贴的国家级专家，其中何天祥、何天佐被评为国家级名老中医。何天祥创建了四川天祥骨科医院，何天佐创建了成都军区八一骨科医院、海南骨科医院，何天祺创建了四川何氏骨科医院。“四川何氏骨科”也被国家中医药管理局授予“国家中医学术流派传承流派工作室”荣誉称号。通过数百年的临床实践与经验积累，“四川何氏骨科”传统医药技术现已形成具有自身特色的理、法、方、药及实践体系，真正成为我国中医骨伤科学的重要组织部分，在四川乃至全国产生了较大的影响。

四川何氏骨流派的学术思想和理、法、方、药特色，集中体现在《何氏骨科学》(何天佐著，人民卫生出版社，2009年9月出版)，《何氏骨科学概论》(何天佐、谭工主编，重庆三峡医药高等专科学校教材，2013年5月印刷)，《川派中医药源流与发展》(杨殿兴、田兴军主编，中国中医药出版社，2016年10月出版)。正如中国中医研究院骨伤科研究所原所长、研究员、《中国伤科集成》主编丁继华主任医师对《何氏骨科学》的评价：“第一篇何氏骨科概论最为宝贵，此篇为何氏骨科学的核心与精华；后六篇则为一本何氏骨科流派特色较浓的实用教材……显示出何氏骨科流派确实与其他流派有许多不同之处。”国务院学位委员会原委员、四川省人大常委会原副主任、教科文卫委员会主任、科协主席、生物医学工程学会理事长、成都科技大学生物力学教授、博士导师康振黄评价：何氏骨科传承人“在师承家传和多年临床实践的基础上，锐意推进中医骨科基本理论的发展，我认为尤为难能可贵。从‘损伤一证，专从血论’，发展到‘损伤一证，固从血论，更当重气’；由‘就骨治骨’，发展到‘治骨先治肉’这一治‘骨’与治‘肉’的系统结合、整体联系，都在生物医学工程学、生物力学、微循环理论等方面，提出了有我国特色的科学思想体系，并在临床实践中得到成功的指导运用，这对我国传统医学与现代科学相结合方面，有非常值得重视的典型意义。”(图42)

一、学术观点

(一)将骨科疾病分为“骨伤、骨病和先天骨疾患”三类

中医骨伤科历史悠久，早在《周礼·卷九》就把医生分为食医、疾医、疡医、兽医四大类，其中疡医“掌肿疡、金疡、折疡之祝药，劀杀之齐”，这

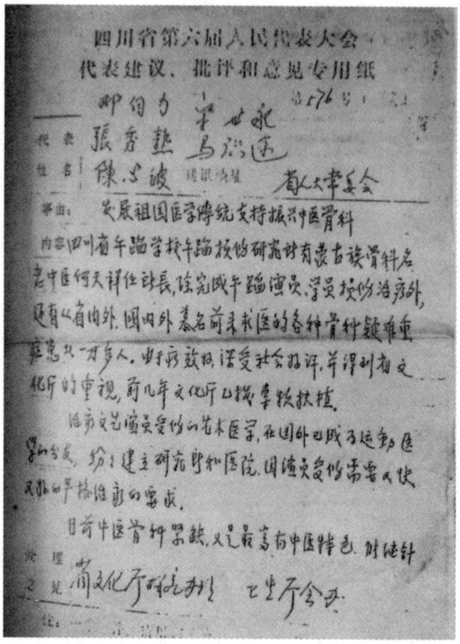
四川省第六届人民代表大会
代表建议、批评和意见专用纸

代表姓名
事由：发展祖国医学传统支持振兴中医骨科

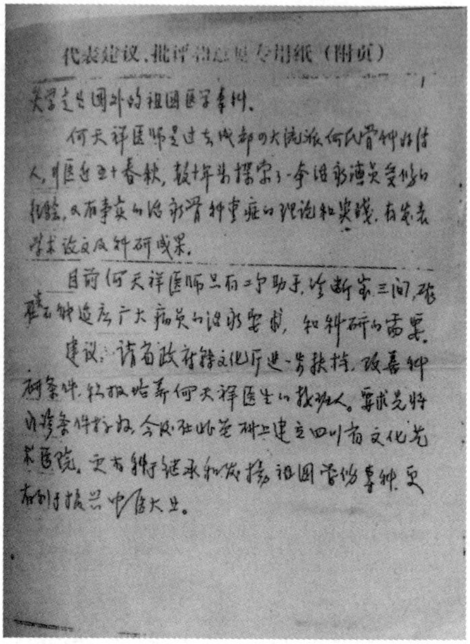
代表建议、批评和意见专用纸（附页）

何天祥医师是过去成都四大流派何氏骨科的传人，行医五十春秋，数十年来探索了一套治疗演员受伤的经验。

目前何天祥医师只有二个助手，诊断室三间，

建议：请省政府责成文化厅进一步扶持，改善科研条件，

图42　1983年四川省人大代表在四川省第六届人民代表大会上提出“何氏骨科”概念

是我国最早的医学分科文献记载，其中的金疡、折疡可视为骨科最早的分类。由于特殊的生活环境，蒙古族骨科临床实践机会多，所以元代骨科较以前有很大发展。元代在医制十三科中除了金疮肿科之外，又成立了正骨科，使中医骨科正式成为独立学科。与外损相应的是内伤，古代医家也有认识。到唐代《外台秘要》载：“又此病有两种：一者外损，一者内伤。”明确将损伤分为“外损”和“内伤”两大类。清《医宗金鉴·正骨心法要旨》两卷分骨论外损，并概括在头面部、胸背部、四肢部三大类中；一卷依证论内伤。最终古代各医家在骨科分类上形成了外损与内伤并重的共识。

现代中医对骨伤科疾病的认识深化，骨伤疾病的不仅有骨关节、筋肉等局部病损，还涉及因此引起的功能性障碍，甚至对肌体形态功能的破坏，由此对骨科疾病通常有8种分类法。

何氏骨科代表性传承人融何氏骨科历代传承人的精湛技艺与成熟理论为一体，比较古今中外医家对骨病的分类，根据先辈所传及何天祥、何天佐、何天祺自身临床经验，将骨伤疾病分成“骨伤、骨病和先天性骨疾病”三类，其

分类依据具有辨证施策的特点，一是从病因学出发，骨伤病因包括外力所伤、劳损所致，骨折也是骨病的诱因上分类。二是从病机、病理、症状角度分类；三是诊治手法分类；四是从临床用药的角度分类；五是把骨病症状临床分类，积极应用其他分类原则，按病因病理具体又把骨病分为先天骨疾病、骨感染、无菌性骨病、代谢障碍骨肿瘤及特异性骨关节病 6 种。科学的疾病分类为指导后期治疗起到了事半功倍效果。

（二）治“骨”先治“肉”

该理论在拓宽传统的“骨”“肉”概念外延的同时，不仅强调了先“肉”后“骨”这一治疗的有序性，而且强调应注重软组织治疗体现“骨肉并重”的中医整体治疗思想，将何氏骨科关于软组织在治疗骨伤骨病中的重要作用的历代实践经验，上升为理论。如，在处理骨伤骨病，特别是骨折、脱位之类的骨损伤疾患时，不要只考虑骨的问题，更要考虑气血运行等问题，这些问题处理好了，骨脱位的复位、骨折的整复、骨的固定、骨的修复、骨关节的功能活动，等等，所有这些就都比较容易处理好。骨病的治疗，不能单纯地“见骨治骨”，而应从气血运行、周围肌筋膜有无炎性病变、水肿，与该骨有关的各力系的平衡与否，周围组织的感染及罹患情况等，综合考虑，重视并解决好这些问题，骨病治疗才会收到好的效果。强调要从整体的观念、从阴阳学说、五行学说、藏象学说以及骨伤的致伤机制、整复手法等方面来系统、全面认识并运用这一理论。

（三）应重视有形之“血”，更应重视无形之“气”

四川何氏骨科流派强调“从气论治”，认为这才是损伤治疗大法。他们从临床实践、理论基础、学术渊源、相关学科成就、实验研究成果等 5 个方面加以阐述，并具体应用于指导检查、手法治疗、外固定、用药等诊治环节。如，骨科临床检查不仅要开展一般的物理、化学检查，还应特别重视“气”。在手法治疗中的首要作用在于使“气”通畅条达。对于骨折、脱位遣方用药，要对初期、中期和后期损伤，在不同主治和用途的各种方剂，应当重视气分药的使用。而在小夹板外固定治疗中，尤应重视气的通畅。治疗的过程，是一个变化、渐进的过程，每次诊治，都会遇到气的问题，只有对气的补泻、升降、调和同等重视，时时把握气机，才能提高疗效。

（四）诊断重视局部，更重视整体

从诊断上看，四川何氏骨科承继中医学“望、闻、问、切”四诊合参的同时，强调“诊断重视局部，更重视整体”，即是说，诊病要先“察言观色，知其体相，高屋建瓴，以观全貌”。从观察患者的形体、面容、姿态、颜色以及其“精、气、神”等状态。如，何天佐在诊病时，十分重视“精、气、神”，这既继承了中国中医学中的“望、闻、问、切”四诊合参的核心，又体现了何氏第四代传承人何仁甫常教导子女的“我们医生必须学会识人、审时、度势”的做人与行医的家风家训一贯宗旨，这也是也是何氏骨科诊病的精髓。

（五）治疗重视整体，更重视局部

从治疗上看，四川何氏骨科在尊重历代医家治疗骨伤中，强调治疗重视整体的意见的同时，结合历代骨伤科临床经验及案例，果断提出，骨伤科同内科、妇科、儿科及一般外科不同，在诊断确定后，对局部伤损变化施策的治疗是主要，这样才能收到好的治疗效果。

（六）外治为主，内治为辅

这是何氏骨科总结治疗骨科疾病而得，也是遵循了骨科自身特点规律所得。四川何氏骨科治疗骨科疾病多以外治为主，内治为辅。外治法常用以整复、固定、推拿、按摩、敷药、熏洗、导引等方法，内治法中的汤剂、片剂、丸剂、酒剂等。四川何氏骨科对外治法应用最多、研究最深的就有外敷药物治疗法。

（七）骨伤手法治疗为先，骨病药物治疗为主

对骨伤科疾病治疗不能片面强调手法治疗的作用，何氏骨科强调骨伤病治疗要重视手法，又重视药物。既重视整复固定，又重视辨证论治。尤其针对不同的骨科疾病要采取将理、法、方、药融为有机整体治病。对骨折、脱位、软组织损伤的疾患，强调手法治疗为先，再加药物外敷、夹板、压垫、绷带等固定；有的再配合服用中药汤剂、丸剂治疗，形成一个完整的治疗程序与方案。

二、正骨推拿手法

（一）何氏骨科常用正骨手法

何氏骨科认为，在整复有移位的骨折和关节脱位时，医者的作用是对骨折断端和脱位关节给予一外力，使之恢复人体的内在平衡。而所施这一外力并非是机械地施以与原造成骨折移位和关节脱位的方向相反、作用于同一部分、大小相等的外力。人是一个有生命的机体，通过神经中枢，对平衡变异有自身恢复的能力。医者所施手法的目的在于如何调动人体自身恢复平衡的动力，为充分发挥患者主观能动性创造条件。基于此，在骨折和脱位的整复时，除了要了解受伤的外力和骨折断端移位的方向外，还必须仔细分析阻碍复位的抗力和再移位的倾向力。用子骨找母骨，也就是用骨折的远断端找近折端的方法，用力学的杠杆原理并结合骨折部位的解剖关系，利用关节的功能活动化解肌肉阻碍复位的抗力；调动人体自身恢复平衡的动力以恢复机体的内平衡。对一般有移位的四肢骨折无须采用麻醉和持续牵引，以瞬间复位达到准确的整复，既减轻了患者的痛苦，又促进了骨折的愈合，也有利于关节功能的提前恢复。这就是何氏骨科“瞬间复位法”学术思想，其特点如下：

第一，所有整复均采用复合式的动作，除了个别需要助手的配合用力外，医者的双手，乃至肩、身腰、腿足都有协同配合的连贯动作，一气呵成。

第二，动作精炼快捷，瞬间取效。如胡廷光所说：“法使骤然人不觉，患如知也骨已拢。”

第三，化解对抗的肌力。任何骨折、脱位时，远端的移位都受一定的肌力影响。当医者要进行整复时，这些肌力就变成了对抗整复的肌力。瞬间复位法根据移位的肌力的实际情况，不在对抗整复的肌力的轴向用力，而是与之成角度用力。根据力的分解的平行四边形法则，对抗的肌力得以化解，整复过程变得容易和轻松，减少了整复过程对伤折部组织的破坏。

第四，利用有利的肌收缩。瞬间复位时，正好使得相应的拮抗肌的收缩变得有利于整复和固定。使整复变得容易，整复后的稳定度加大，愈合期缩短。

第五，持续的骨或皮牵引，力量过轻达不到复位的效果，力量过重有造成骨折断端分离、不愈合或延迟愈合的危险。纵然牵引后复位较好，也延迟了骨折骨性愈合的时间。原因是持续牵引使部分肌肉较长时间承受张力，处于紧张状态，拆除牵引后，这部分肌肉的回缩力减弱，不利于骨折断端的紧密相嵌，减弱了人体自身恢复平衡的动力。同样道理，麻醉虽然可以减少移位骨折和脱位整复时肌肉的痉挛，使肌肉放松，有利于整复，但由此而造成的肌肉松弛不利于骨折断交锁固定在既得的整复位置上（这在治疗初期尤其重要）；不利于折端的相对稳定；不利于断端的持续接触，紧密嵌插；不利于产生压垫效应，影响骨痂生长的爬行替代过程，从而影响骨折治疗的进程。瞬间复位法不用麻醉、不施牵引，显然在很大程度上克服了这些缺点。

第六，瞬间复位法的特点是对医者的理论、技术水平要求较高，需要较为丰富的临床经验。这正是每一个骨伤科医生应当努力的目标，瞬间复位法迫使骨伤科医生更快地提高自己的专业技术水平。

以“骨折、脱位的瞬间复位法”为指导，常用拔伸法、捺正法、折顶法、旋转法、屈伸法、摇晃法、挤捏法、分骨法、合骨法等正骨手法。

何氏骨科在“治骨先治肉”理论的基础上，归纳总结出了治疗骨折、脱位的“瞬间复位法”，该独特手法，不仅有效地整复骨折、脱位，而且安全、方便，一人即可操作。对肌肉丰满、重叠移位较多的骨折、脱位才需助手或患者家属协助，是闭合复位较理想的整复方法。

（二）何氏骨科常用十指推拿术

何氏骨科的推拿手法，贯彻整体观念和辨证论治思想，推拿中强调应针对具体证候，辨证施法。在临床上，注重患者与术者的体位辨证，常法与变法的辨证，标本缓急的辨证等。强调施推拿术治疗之前，须对“位、数、形、势”四个方面做到心中有数。并特别注意辨筋施法，就是根据手感下软组织的具体生理改变和病理变化来选择运用手法。

不用肘臂施法，不倚器具，不用足踩，全凭一双手，十指灵活运用，特别以拇指操作作为主要特色；尽量少用刚强手法；推拿必用药，以手法“带药入里治病”。

分为单式手法，如推、拿、按、摸、揉、捏、搓、击、擦、滚、板、摇、抖、拔、牵。复式手法，如即旋运、点揉、切颤、聚合、抚摸、拿捏、密拿、提弹、颤推、振抖、揉滚、分理、揉按、屈伸、展压、拍击。配以辨证取穴、点穴理筋手法。

何氏骨科“夹脊振抖法”治疗腰椎小关节紊乱是其手法治疗的特点：第一步用一手的食、中二指（一、二指关节）屈曲 90°，用食、中二指的中节背侧分指夹住脊椎棘突两侧，从第一腰椎开始夹脊轻抖，自上而下到骶部，舒理脊筋并审视痛点，确诊患病小关节，达到定位目的；第二步再用双手拇指指腹从第一腰椎两侧起至臀部，点、揉腰臀部肌肉，并用双手拇指和其余四指提、弹腹外斜肌，达到松解肌肉（肌腱、筋膜、韧带）痉挛；最后，肌肉痉挛松解后，第三步在第一步手法定位处，医者双手拇指交叉夹脊（患病小关节）用力一振抖，使小关节复位。此手法治疗早期和急性腰椎间盘突出也同样有立竿见影之效。

何氏夹脊振抖手法的关键在第二、三两步。因为第一步为二、三步奠定了复位基础。第二步在松解肌肉痉挛的最后一个动作是用双手的拇指和其余四指呈半握拳状拿捏住腹外斜肌用力一提弹，患者当被医者用力拿捏住腹外斜肌时，患者一紧张，腹外斜肌收缩，腹内压骤然增高，相应腰部肌肉收缩，当医者施提弹手法后，患者一反射性放松，紧张的肌肉及时松解，原理是医者刺激患者前腹壁及前腹壁的腹肌，产生兴奋亢进，通过拮抗，前腹壁兴奋，以求得背肌松弛、缓解痉挛。此刻用第三步手法即可手到病除。

何氏夹脊振抖手法不牵引、斜扳、旋转腰部，因为牵引、斜扳旋转手法容易使患者紧张，相应肌肉不能放松，难免造成人为损伤，同时程序复杂。另外，采用患者俯卧位能减轻上关节突（也就是上一椎体小关节面）的压强。何氏夹脊振抖手法轻快准确，一人操作即可。

三、联合外固定理论及方法

何氏骨科将常用的外固定器材——夹板、压垫、粘膏和绷带作为四个各具特殊作用的单元。夹板元的作用由夹板的宽窄、长短、厚薄与形体符合的程度，扎带的松紧度等因素决定；压垫元的作用由压垫的形状、大小、厚薄等因素决定；粘膏元的作用由粘膏的宽窄、牵拉方向，与应力大小等因素决定；绷带元的作用由缠绕方向、缠裹方法、绷带宽窄、张力大小等因素决定。针对患者伤损的具体情况（损伤部位、折裂移位的程度、整复情况、残留成角或移位、肿胀、皮肤完整性，有无合并血管神经损伤，肌肉丰满程度、致伤时间等）和四个单元的作用，将四个单元有机地组成外固定装置，以外固定装置的杠杆来对应肢体的内部杠杆，以四个单元的作用并结合以肌收缩为主的内力作用组成以骨折部中心点为原点的三维坐标外固定力系，这就是何氏骨科联合外固定。

联合外固定的理论是基于“固定与药物治疗的同一性”。当机体发生骨折、脱位时，机体的统一性和完整性遭到破坏，造成骨碎、筋断、血离故道、气不相续、经络受阻，患部壅滞等病理现象。此时采用固定，是恢复被破坏的整体性的手段之一。固定一经使用，可视为参与了人体功能活动的一部分，对患部乃至全身的阴阳、气血、生理功能，都有补偏救弊、复其中常的作用。从这一点来观察，固定也同样具有药物治疗疾病的本质作用。固定和药物治疗在功能方面具有同一性。

联合外固定的方法主要是将外固定器材分单元按君、臣、佐、使组合，夹板、压垫、粘膏和绷带四个单元在固定中的作用不是一成不变，根据伤情而确定。同组方治病一样，好比药物的炮制方法和药量，与治疗效果关系密切。

联合外固定具有“点受力为主而又点面结合”的特点。何氏骨科联合外固定结合伤情，对各固定单元的作用因素做具体分析，不仅考虑作用力的大小，还特别注意作用力的方向以及形成该方向力的辅助单元；不仅考虑作用力的大小和方向，还特别注意力的作用点以及形成该力的辅助单元力的作用点。具有“以点受力为主，而又点面结合受力”的固定特色，能更好地保持折端的相对稳定，且能加大肢体的活动度，提高“动静结合”的水平；能较好地解决骨折部的生长与应力的关系，使折端经常保持的压应力抵消引起重新成角、移位的剪应力与扭转应力；对有残余移位和残余成角的病例，还能自如地利用联合外固定装置对折部的相应点施用附加的剪应力和扭转应力，避免残余移位和减轻残余成角；还能减小固定部位的总压力，使固定部位血运得以改善，提高甲皱微循环血流速度，加快骨痂生长速度，从而提高骨痂质量。

何氏骨科联合外固定理论及方法，填补了中医骨科外固定研究的空白，有利于提高中医骨科外固定水平，尤其为解决“关节骨折、近关节骨折、撕脱骨折不易固定”这一中医骨科临床难题，提供了科学而又实用的方法。

四、诊治骨病特色

在诊断骨病时，“首辨阴阳”，以阴阳辨证为总纲，统率各类骨病之辨证，避免繁杂无序的弊端，更利于指导临床论治；而对于骨病的治疗，始终贯穿“治骨先治肉”“诊断重视局部，更重视整体”“外治为主，内治为辅”等何氏骨科理论，并且强调“以阴阳调治为本”“骨病药物治疗为主”；尤其在骨病外用药中，注重合理运用毒性药物、“相反”药物和丹药。骨病诊断辨证中遵循“把握骨病的病因和病机”“辨病与辨证相结合”“合理运用西医学检查方法”等基本原则，常用辨证方法八纲辨证、气血辨证、脏腑辨证。骨病的治疗，以“阴阳调治为本，有序、灵活调治”为原则，常用药物、按摩手法、手术治疗和练功导引药物外治法，始终贯穿“手法治疗在先，药物为主”的原则。

五、用药举要

（一）专方专药

何氏骨科历经数代实践、探索和总结，在积累大量临床用药经验的同时，发明了剂型和品种都较为丰富的专方专药，分为外用、内服两类，有膏、丹、丸、散、汤、酒、熏洗等多种剂型，其中有的已获得国家药品批准文号。例如传统的“丹药”，完全按照传统的炼丹制药工艺制备，配合传统的药捻使用，至今用于化脓性骨髓炎、骨结核治疗，效果卓著。

（二）外敷药分部位用药法

何氏骨科在自己数代的临床实践中，在运用外敷药治疗骨伤科的伤损疾患或骨病时，采取了对不同部位、不同症状外敷不同中药的方法。如腰骶关节损伤合并双侧腰肌劳损的病例，在腰中部的腰骶关节区域，活动痛甚，有明显压痛点，按压该处疼痛向腰两侧放射，一般无结节和条索类块状组织；而在腰两侧，有较大面积之酸胀痛感，无明显压痛点，喜按压，得热痛缓，有的双侧腰肌板结，甚至扪及条索状之肌痉挛块。何氏骨科认为此病腰中部及腰两侧有不同的“证”，若按一般治疗方法，外敷同一种方药，则无论此方药配伍如何得宜，剂量如何精当，都难免顾此失彼，起码有一些部位药不对证，只有在腰中部及腰两侧外敷对该部位之“证”有针对性的药物，才能做到药对其证，提高治疗效果。又如肘关节肱骨外上髁炎患者，肱骨外上髁处有尖锐的压痛点，活动时该处刺痛较明显，轻度肿胀，无瘀斑，这是伸指肌腱末端反复牵拉而变性，造成局部损伤的结果。而在肘窝部及肱桡肌肌腹部，平时疼痛隐隐，按压该处胀痛，无肌痉挛，这是受肌腱末端变性的影响，肘窝部肌筋膜发生充血性、无菌性炎症，肱桡肌乳酸沉积，排泄不畅所致。若照一般治疗方法那样，外敷同一种方药，则无论如何都无法做到药证相符；若在肱骨外上髁处外敷养筋续筋、补肝益肾的中药，而在肘窝及肱桡肌腹部外敷温经通络、消炎健运的中药，就能药证相符，明显提高疗效。

（三）骨病外用药物及其用药思路

何氏骨科治疗骨病，注重毒药、相反药、丹药、膏药的运用。

六、现代传承

何氏骨科传人坚守“救死扶伤，造福民众”（医道济世）的祖训，在运用何氏骨科技术为患者解除骨科病痛的同时，既培养家族传人，又广纳外姓弟子，使何氏骨科技术在诊疗实践中得以传承（详见本书“第四章四川何氏骨科流派代表性传承人物研究”）。

第二章

特呼尔氏骨科在中原的传播

四川何氏

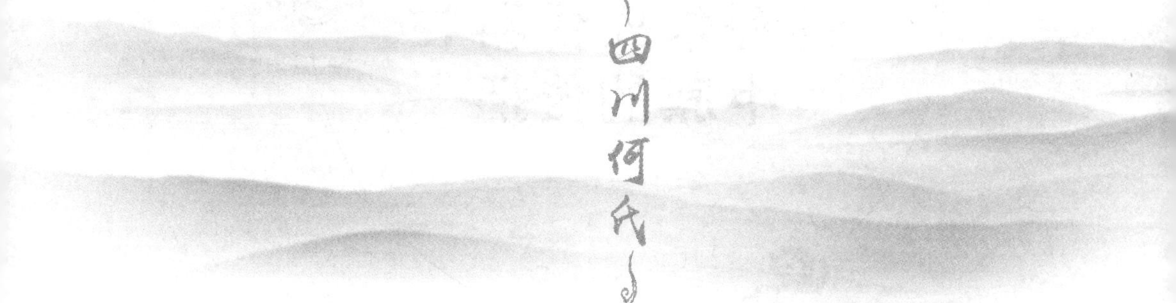

特呼尔氏骨科原本只是蒙古草原上的一支的骨科流派，由于历史的风云际会，以漠南蒙古喀喇沁整体编入八旗的历史机遇，特呼尔先辈将家族的骨科医学技艺传播到了家族随军迁徙的每一个地区。

第一节　明清鼎革特呼尔氏随军来到北京

一、编入蒙古八旗

据《国榷》等文献记载：明天启七年（1627 年）七月，林丹汗的军队进入威宁海子（经内蒙古察右前旗黄旗海），与右翼喀喇沁部、土默特部会战，战斗延续三个月。十月，林丹汗的军队得胜（图 43）。

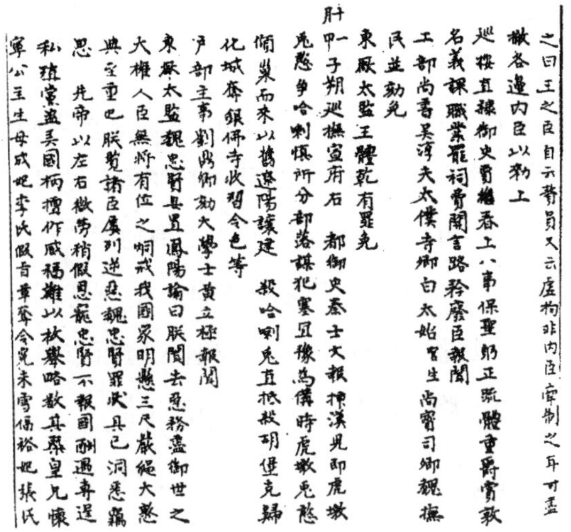
之曰王之臣自云替员又云虚构非内臣实制之耳可盍
撤各边内臣以勅工
巡按直隶御史贾继春上八事保圣躬正凯体重爵赏敦
名义课职业罢祠费阁言路矜废臣报闻
工部尚书吴淳夫太仆寺卿白太始光生尚宝司卿魏抚
民并勒免
东厂太监王体乾有罪免
十一月甲子朔巡抚宣府右　都御史秦士文报插汉儿即虎墩
兔憨争哈喇慎所分部落谋犯塞且掾为备时虎墩兔憨
循巢而来以旧辽阳议建　救哈喇兔直抵敖胡堡克归
化城夺银佛寺收习令色等
户部主事刘鼎卿劾大学士黄立极报闻
东厂太监魏忠贤县置凤阳谕曰朕闻去恶务尽御世之
大权人臣无将有位之炯戒我国家明悬三尺厳绳大憝
典至重也朕览诸臣屡列逆恶魏忠贤罪状且已洞悉窥
思　先帝以左右微劳稍假恩宠忠贤不报国酬遇寿迟
私植党盗弄国柄擅作威福难以枚举略数其概皇兄怀
宁公主生母成妃李氏假旨革夺令冤未雪侣裕妃张氏

图 43 《国榷》

在随后的几次喀喇沁人参与的战争中，林丹汗均得胜。喀喇沁所在的右翼集团兵败后走上了与后金结盟的道路。据《旧满洲档》之《天聪二年档》记载：天聪二年（1628 年）五月，喀喇沁部派出喇嘛 4 人带领 530 名随员到后金议和结盟。萨哈廉三贝勒出城相迎，并盛宴款待。经过磋商，结成“白马乌牛”之盟。喀喇沁的塔布囊色棱、苏布地和东土默特的鄂木布楚琥尔也投奔了后金，皇太极令他们仍然驻扎在其各自的原牧地。同年九月，喀喇沁、东土默特参加了对林丹汗的追剿战。

在喀喇沁部遭遇林丹汗的几次兼并战争中，军民大部分溃散，其中一部分逃入明国的边内躲藏，一部分成了林丹汗的俘虏。喀喇沁黄金家族首领和所拥有的人口，因在察哈尔的兼并战争中被杀被虏而所剩无几。然而特呼尔家族是幸运的，是少数幸存下来的喀喇沁人。

喀喇沁内的兀良哈人所属部民因没有参与艾不哈战役，在色棱和苏布地塔布囊率领下归附后金，所以保存了实力。归附后金后，那些依附于喀喇沁黄金家族的塔布囊色棱和苏布地家族，继续沿用原宗主“喀喇沁”的部名。入清后，喀喇沁部分为三个扎萨克旗，即喀喇沁右、中、左旗。其领主都是兀良哈人的后代。真正的喀喇沁部黄金家族台吉和部民，后有 9371 名青壮被后金编入了蒙古八旗，成为职业军人，彻底脱离了原来的喀喇沁部。黄金家族台吉成为高级军官，而未列土分茅。

前据《天聪九年档》述及：“镶蓝旗：诸木齐、希喇图、抐勒图、桑奈、章素、绰克图、诸密、诸木赛阿衮等人之丁及内喀喇沁之丁，总计九百一十三丁，并入旧蒙古，命扈西布为固山额真，其下设梅勒章京二、甲喇章京二。”

据《蒙古喀喇沁特呼尔（何）氏家谱》载：喀喇沁部的蒙古世医特呼尔家族，在族长特呼尔・巴洪图的带领下，被编入扈西布担任固山额真的蒙古镶蓝旗。在关外东北过着隐姓埋名、寂寂无闻的生活。

二、随军进入山海关

1644 年 1 月李自成在西安称帝，建国号“大顺”，立刻挥师东征北京。3 月 19 日，崇祯前往景山自缢，史称“甲申之变”。在李自成、张献忠等农民运动风起云涌的时刻，远在关外的清政权就非常关注关内的局势。

在皇太极在位的时候，一批批降服的汉族官员就曾汇报过有关农民军的情况。特别是以镇压农民军著称的洪承畴归降后，向皇太极等清朝领导集团介绍农民军的情况就更多、更详尽了。

而皇太极去世后，摄政的多尔衮对农民军的了解则较为肤浅。1644年（顺治元年）正月，多尔衮给陕西农民军就联系过。当李自成攻破北京的消息传到东北后，多尔衮立刻召正在盖州汤泉驿养病的范文程商议对策。

同年四月初，随着李自成所领导的农民军进入北京后的表现及局势变化。范文程表示对农民军要征讨。多尔衮采纳了范文程的主张，决定将此前与农民军并取中原的策略，变成了独取的决策。四月初九日，摄政王多尔衮统豫郡王多铎，武英郡王阿济格，三顺王孔有德、耿仲明、尚可喜，等等，统帅满洲、蒙古兵三分之二,三顺王的汉军等军队，兵指山海关。山海关一战，清军战胜了农民军，让多尔衮尝到了胜利的喜悦而自信起来。由于吴三桂欺骗百姓说是为崇祯皇帝报仇、借师助剿、邀请清军南下，清军在通往北京城的路上几乎没有遇到抵抗力量，顺利地进入北京城。

《蒙古喀喇沁特呼尔（何）氏家谱》曰："二世祖特呼尔·巴洪图、三世祖特呼尔·鲁格父子，作为蒙古八旗军医官就此跟随豫郡王多铎的军队，从东北进入关内南征北战、东征西讨。"随着战争的需要，他和他的子孙转战北京、西安、荆州迁徙驻防，最后定居成都。

三、家住镶蓝旗北京驻地宣武门

清军入关后，满蒙汉八旗军队绝大多数从龙入关，从李自成的农民军手中夺取了北京城，遂定都北京，开始了清王朝的统治。八旗军从龙入关，一方面以武力镇压农民军和南明军队的反抗斗争，一方面担负起拱卫帝京、保护皇帝的安全，提高到了空前的地位。

为了化解满（蒙）汉的矛盾，并保持满（蒙）汉各自民族的固有习俗，防止旗人"沾染汉俗"，多尔衮下令在北京以及驻防城市营造"满城"。

北京满城结构规划科学合理，布局井然有序。旗色与所镇守的方位暗含有五行制抗的传统汉文化（图44~图46）。

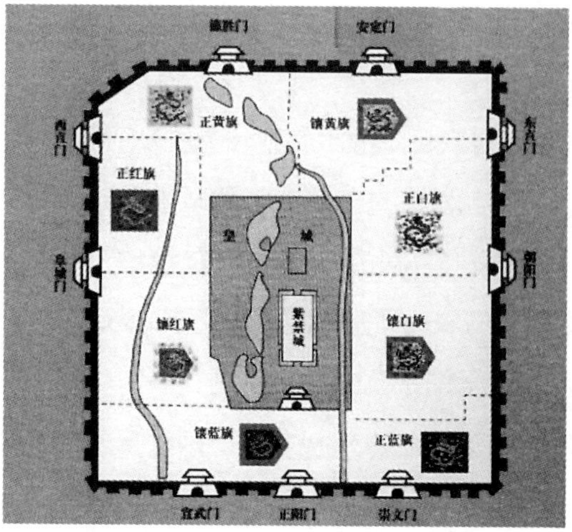

图 44　北京禁旅八旗布局图

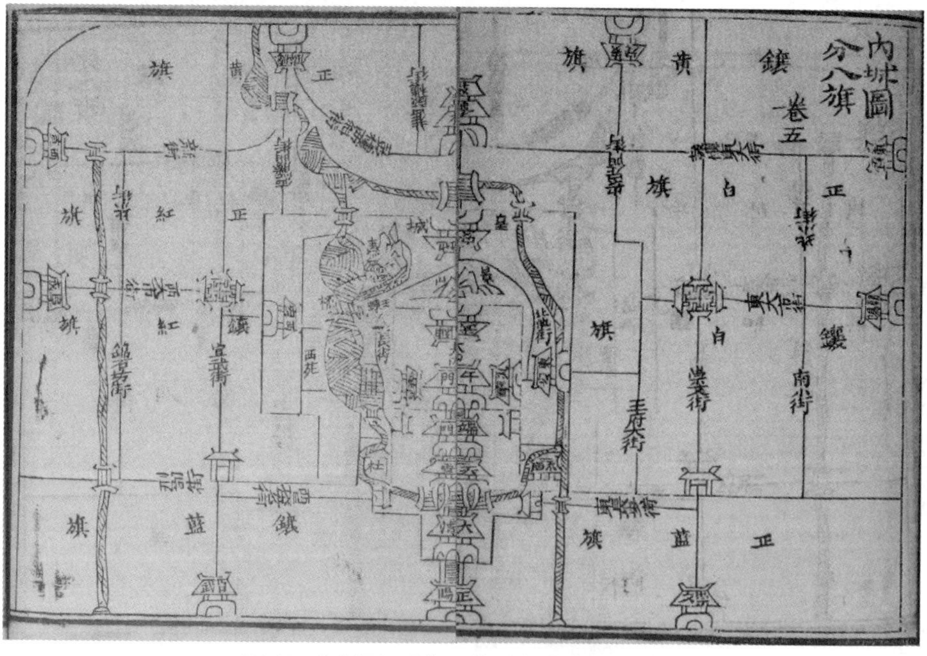

图 45 《宸垣识略》所载驻京镶蓝旗位置图

据《八旗通志初集·旗分志二》记载："自顺治元年（1644 年），世祖章皇帝定鼎燕京，分列八旗，拱卫皇居。镶黄居安定门内，正黄居德胜门内，并在北方。正白居东直门内，镶白居朝阳门内，并在东方。正红居西直门内，镶红居阜成门内，并在西方。正蓝居崇文门内，镶蓝居宣武门内，并在南方。

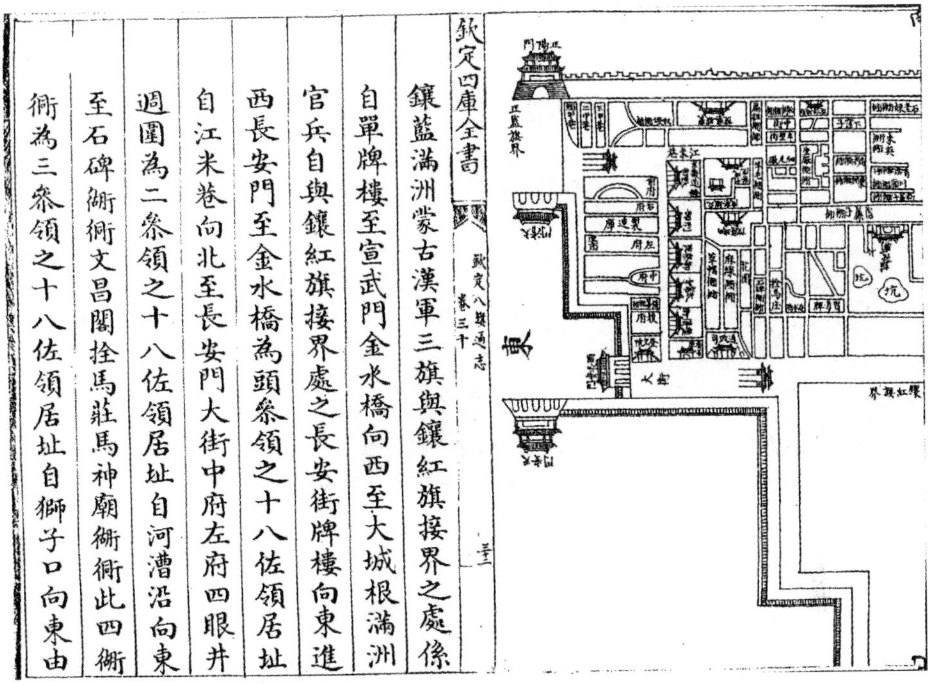
欽定四庫全書
鑲藍滿洲蒙古漢軍三旗與鑲紅旗接界之處係
自單牌樓至宣武門金水橋向西至大城根滿洲
官兵自與鑲紅旗接界處之長安街牌樓向東進
西長安門至金水橋為頭叅領之十八佐領居址
自江米巷向北至長安門大街中府左府四眼井
迴圍為二叅領之十八佐領居址自河漕沿向東
至石碑衚衕文昌閣拴馬莊馬神廟衚衕此四衚
衕為三叅領之十八佐領居址自獅子口向東由
欽定八旗通志　卷三十

图 46 《钦定八旗通志》所载镶蓝旗驻防图

盖八旗方位相胜之义。以之行师，则整齐纪律；以之建国，则巩固屏藩。诚亘古以来所未有者也。”

上面的布局是根据我国古代的五行术，讲究阴阳生克变化来制定的。五行中黄色为土，与北方水相拮抗；白色为金，与东方木相冲杀；红色为火，与西方金相制约；蓝（黑）色为水，与南方火向制抗。

八旗中，每旗均合满洲、蒙古、汉军共处之，但满洲、蒙古、汉军仍各设一都统，一旗中实为三旗，共 24 旗，由 24 个都统分别管辖。

旗下最基层的单位是佐领，“佐领”既是一个单位名称，又是该单位首领的职官名称。《听雨丛谈 · 卷一 · 佐领条》曰佐领：“秩四品，为管理旗籍人丁亲切之官，凡户婚、田产、谱系、俸禄之考稽，咸有所责，如汉人之于牧令焉。”

从东北从龙入关的特呼尔家族的特呼尔 · 巴洪图、特呼尔 · 鲁格父子，属于蒙古镶蓝旗，被安排居住在北京宣武门内镶蓝旗的居住点（图 47）。

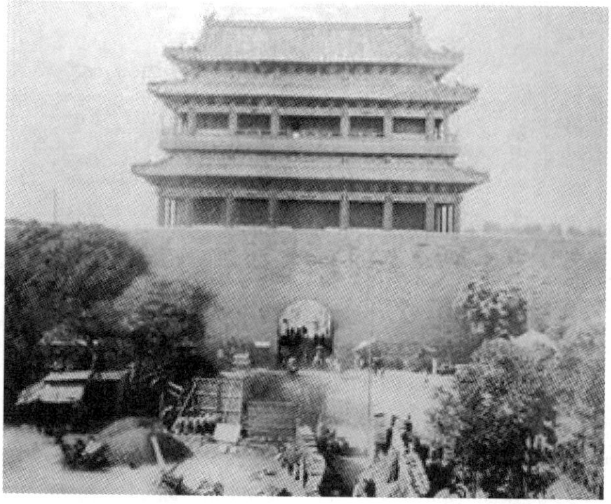

图 47　北京宣武门（清）

据《蒙古喀喇沁特呼尔（何）氏家谱》载，年老的特呼尔·巴洪图不能与军队一起出征，就在北京镶蓝旗驻防地宣武门内收治在战场上受伤的骨伤军人。由于医术高超，他给特呼尔家族在北京旗人中赢得了声誉。治病的同时，他还将医术传授给一些普通的医士。从此，特呼尔蒙古正骨医术首次在北京传播开了。

到了北京，刚安顿下来不久。一声军令下来，年轻的军医官特呼尔·鲁格又追随定国大将军、豫亲王多铎，南征中原。定怀庆、进孟津、夺陕州、克灵宝、破潼关、得西安、战河南（洛阳）、趋淮扬；趋归德，诸州县悉降。进泗州，渡淮河、趋扬州，杀史可法；入南京、杀黄得功、获福王。讨杭州、潞王降、江南底定。

朝廷召多铎还京师，经过数次大战的军医官特呼尔·鲁格皮毛未伤地回到京师与老父亲团聚，继续学习传承祖传的医术。

第二节　顺治、康熙年间特呼尔氏随军移驻西安、荆州

一、移驻西安

西安，古称“长安”“镐京”。地处关中平原中部，北濒渭河，南依秦岭，

八水润长安。长安自古帝王州，西安拥有着 5000 多年文明史、3100 多年建城史、1100 多年的建都史。

明末农民军领袖李自成就是陕西人，西安是当时陕西最大、最繁华的都市。1643 年 10 月，李自成攻破潼关，杀死督师孙传庭，占领陕西全省。1644 年 1 月李自成在西安称帝，以李继迁为太祖，建国号“大顺”。

西安作为李自成的根据地和一个象征。顺治二年，多尔衮非常重视这座城市的安全。他深知西安“安”，则西北安。多尔衮在北京的八旗健儿中，挑选了追随多铎能征善战的蒙古八旗和满洲八旗兵驻防西安（图 48）。

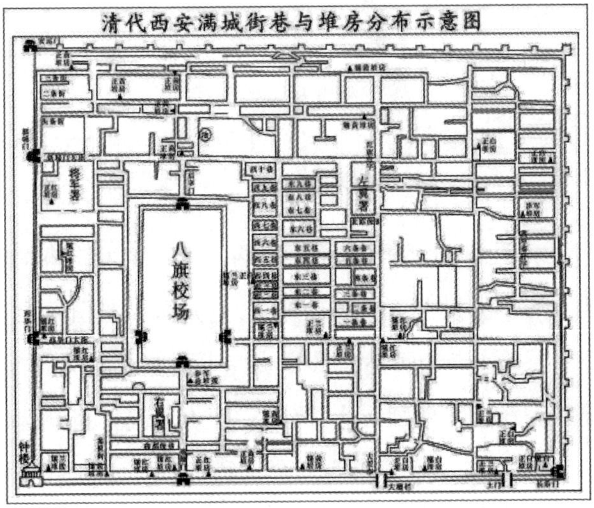

图 48　西安满城图

据《蒙古喀喇沁特呼尔（何）氏家谱》：三世祖军医官特呼尔·鲁格被选中，成为驻防西安的一员蒙古镶蓝旗军医官。特呼尔·鲁格在此成家立业，定居 38 年。他在这里繁衍生子，开枝散叶。他的儿子特呼尔·德坤布、孙子特呼尔·剌马拉先后在西安这座城市出生。

二、再移驻荆州

康熙十二年（1673 年），吴三桂有在云南谋反的征兆。八旗都统巴尔布率领三千骑兵星夜兼程驰往荆州，以遏制吴三桂叛军。康熙二十二年，平定三藩后，清朝廷认为荆州势据长江要冲，巴蜀滇黔往来之要津，决定在此设立驻防之制，设协、佐、防、校等官而以将军、都统为之帅。开始修建荆州满城（图 49）。

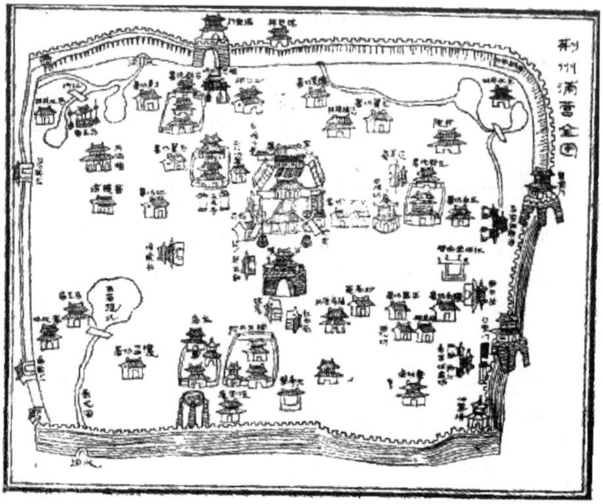

图 49 《荆州驻防志》所载的荆州满城图

据《八旗通志初集》记载："湖北荆州府驻，康熙二十二年设，将军、副都统及八旗官兵各给衙署营房，另设办事公署一所。"荆州满城是清政府在全国设立的八旗驻防体系的重要支点，上可达巴蜀云贵，下可取两湖江南。

又据《八旗通志初集》记载："（康熙二十二年三月），部复：将江宁、西安所属兵丁各一千名，佐领各三员，骁骑校各三员，移驻荆州。现从京城拨往荆州八旗的满洲、蒙古每佐领下甲兵各六名，两翼各兵一千名，每旗佐领各三员，拨往江宁、西安。奉旨依议。"

据《蒙古喀喇沁特呼尔（何）氏家谱》：康熙二十二年，依照康熙皇帝的旨意，在西安驻防的三世祖特呼尔·鲁格，以及四世祖特呼尔·德坤布、五世祖特呼尔·刺马拉祖孙三代，随驻防大军迁移到了长江边上的古城——荆州。

荆州满城也是满蒙八旗驻军及家属生活的地方。依据荆州满城的街区设置，军医官特呼尔·鲁格、特呼尔·德坤布、特呼尔·刺马拉祖孙三代居住在荆州满城西南角的南界门大街，一直生活到康熙末年。特呼尔·鲁格在荆州生活了三十多年，将祖传的蒙古正骨术在此发扬光大，为当地驻军接骨疗伤，将蒙古骨伤科医术传到了荆州地区。他病逝后，骨灰被送回北京安葬。因为按清政府的规定：驻防不过是出差之地，京师才是其乡土。其后，驻防移驻到成都后，直到道光皇帝下旨后，清朝廷才允许就地安葬（图 50）。

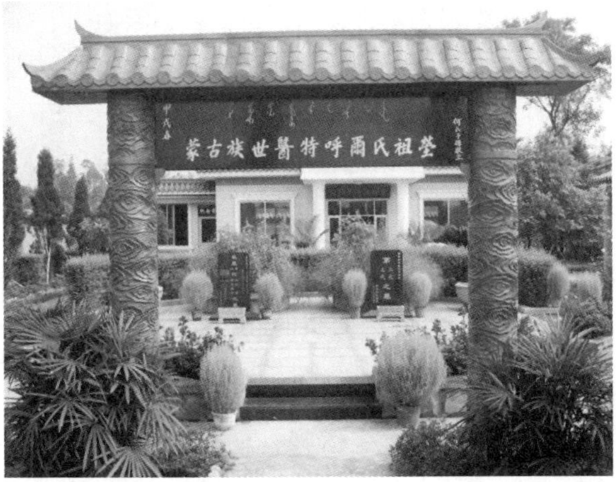

图 50　位于四川省成都市郫都区安德镇安隆村全家河坝的“蒙古族世医特呼尔氏祖茔”

第三节　康熙末年特呼尔氏随军驻防成都

一、开赴天府之国——成都

成都设立驻防八旗的原因是：康熙五十五年（1716 年），卫拉特蒙古的准噶尔部入据西藏有很大的关联。

卫拉特蒙古，又称西蒙古。分为和硕特、准噶尔、土尔扈特、杜尔伯特四大部。早在明末清初，卫拉特蒙古借明朝衰落、漠南蒙古与后金打得不可开交的时候，在祖国的西部地区开展了一系列的军事行动和苦心经营，既抵抗了沙俄的鲸吞蚕食，也整合了西部广袤的土地，使其存在于今天中国版图之中。

康熙末年，准噶尔部蒙古势力大增，雄踞祖国西部。康熙五十六年策零敦多布率军六千人，偷袭拉萨。杀拉藏汗，摧毁和硕特部在西藏的统治。

据《圣武记》卷五载，（消息传到清廷）康熙皇帝说：“以西藏屏藩青海、滇、蜀，苟准夷占据，将边无宁日。”（图 51，图 52）

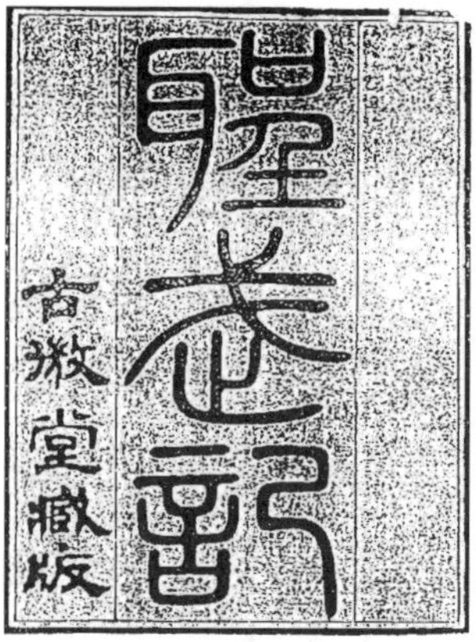
聖武記
古微堂藏版

图 51　魏源著《圣武记》(一)

聖武記卷五
國朝撫綏西藏記上　邵陽魏源譔
西藏古吐蕃元明爲烏斯藏其人則謂之唐古特亦曰
土伯特其地分三部曰康卽四川打箭爐外巴塘察木
多之地爲前藏亦曰喀木曰衛卽布達拉及大招寺本吐蕃
建牙之所今達賴居之爲中藏布達拉華言普陀宗乘也曰藏卽扎
什倫布本拉藏所治今班禪居之爲後藏扎什倫布華言吉祥山也以山得名
又並極西之阿里則稱四部云北界河源河源上出回部重出于西寧皆與藏地北界相連
南界大金沙江雅魯藏布江橫亘于三藏之南卽大金沙江上游也下游由緬甸入南海視岷江上游之小金沙江廣闊數倍或云卽黑水而三藏卽三危其以怒江爲三藏南界者非也
聖武記　卷五　一
西距雪嶺雪嶺爲岡底斯山在阿里卽葱嶺之南幹東西六千餘
里南北五千餘里距京師萬有四千餘里由川陝滇入
藏有三路皆先至前藏而後西至中藏又西至後藏又
最西至阿里云在五天竺之東非古佛國也而距天竺
較近阿里南二千餘里入額納特珂克境卽中印度故經教至多持陀羅尼尤
驗多僧無城郭僧居土臺者皆持戒律不持戒者居土
臺外自唐太宗以文成公主下嫁吐番贊普好佛立寺
廟西藏始通於中國元世祖封西番高僧八思巴爲帝
師大寶法王以領其地後嗣世襲其號而西藏始爲釋

图 52　魏源著《圣武记》(二)

这是因为准噶尔蒙古与分布于青海、云南、四川的和硕特蒙古，虽有矛盾，但是同宗。准噶尔蒙古占领西藏，如掌控了黄教的势力，再与此前的和硕特蒙古连成一片，地域将囊括今内蒙古西部、新疆、青海、西藏、甘肃、宁夏、四川西部、云南北部的广大地区，这必将改变我国西部地区的整个形势，康熙皇帝绝不允许这种不利局面出现。

康熙五十七年（1718 年），清廷派军队自青海入藏平叛，遭准噶尔军围攻，全军覆没于藏北那曲。

据《清实录·圣祖实录》载，康熙五十九年（1720 年），清廷吸取了上次的教训，在全国征调满蒙八旗的骑兵分青海、四川两路进入西藏，打击以骑兵见长的准噶尔蒙古军队，在原拉藏汗政权的部分官员同时也在阿里、后藏、工布等地发动起义，配合了清军的平乱。同年八月，准噶尔军队被彻底击溃。（图 53）

从四川巴塘、理塘、打箭炉（康定）一线入藏作战的八旗骁骑共有三千名。他们是从湖广荆州驻防的满蒙骑兵中抽调来的。这支骑兵分：领催、前锋、马甲、炮手、弓匠、铁匠、箭匠、委甲、布甲、医官。每人拴马三匹，一匹乘骑，二马载军装、食具。

他们的祖先从黑山白水的东北进入中原大地，不管是与农民军，还是与南明的军队以及地方杂牌军的战斗中，都势不可挡、所向披靡。

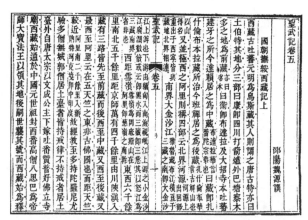

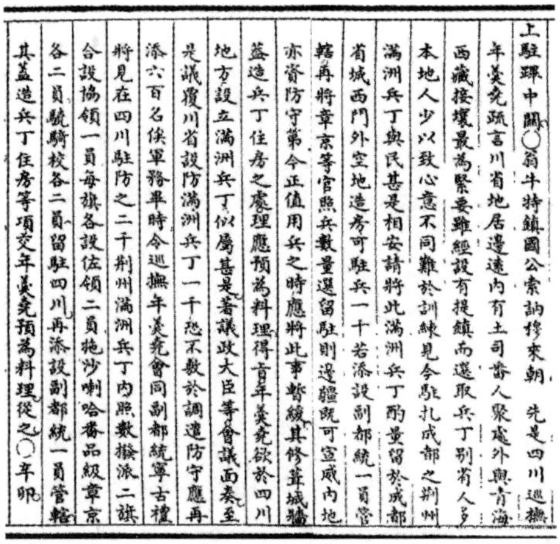

上駐蹕中關〇翁牛特鎮國公索諾穆來朝　先是四川巡撫年羹堯疏言川省地居邊遠內有土司番人聚處外與青海西藏接壤最為緊要雖經設有提鎮而選取兵丁別省人多本地人少以致心意不同難於訓練見今駐扎成都之荊州滿洲兵丁與民甚是相安請將此滿洲兵丁酌量留於成都省城西門外空地造房可駐兵一千若添設副都統一員管轄再將章京等官照兵數量選留駐則邊疆既可寧戢內地亦資防守第今正值用兵之時應將此事暫緩其修葺城牆蓋造兵丁住房之處理應預為料理得旨年羹堯欲於四川地方設立滿洲兵丁似屬甚是著議政大臣等會議面奏至是議覆川省設防滿洲兵丁一千恐不敷於調遣防守應再添六百名俟軍務畢時令巡撫年羹堯會同副都統寧古禮將見在四川駐防之二千荊州滿洲兵丁內照數撥派二旗合設協領一員每旗各設佐領二員拖沙喇哈番品級章京各二員驍騎校各二員留駐四川再添設副都統一員管轄其蓋造兵丁住房等項交年羹堯預為料理從之〇辛卯

图 53 《清实录 · 圣祖实录》

在血与火的战斗中锻炼出来的意志，生与死考验出的精神，丰富的战斗战争经验，使他们在雪域高原的战斗中勇猛前进，奋勇杀敌，取得了最终的胜利。

据《蒙古喀喇沁特呼尔（何）氏家谱》：五世祖剌马拉，是这次战争中的军医官，因为身怀祖传医术，在战场上救人无数。因救人有功受到了朝廷的表彰。

二、定居成都满城永平胡同

康熙五十七年（1718 年），四川巡抚年羹尧上书朝廷，在四川设立驻防旗兵。

据《清实录 · 圣祖实录》载，康熙六十年（1721 年），藏乱平定后，康熙皇帝下令在荆州驻防旗兵中选拔一千六百名，永驻成都成为首批驻防八旗兵。

据《蒙古喀喇沁特呼尔（何）氏家谱》载，五世祖剌马拉身怀祖传医学绝技，受到官兵的喜爱，被选中成为成都驻防军营中的医官！

成都驻防旗兵是三甲为一旗，一甲二甲是满洲兵，三甲是蒙古兵，成都总共八旗共二十四甲。居住在朝廷新建的满城内。

康熙六十年（1721 年），四川巡抚年羹尧依照明代蜀王原少城地基修建。明末成都原少城因受张献忠的破坏，城墙只剩下自西御街西口起北到羊市街西口一段，高二丈厚八尺八寸，顶上有檐，宽三尺。比年羹尧修的高一丈三尺要雄伟得多！年羹尧修筑连接的这一段，周长四里五分（图 54）。

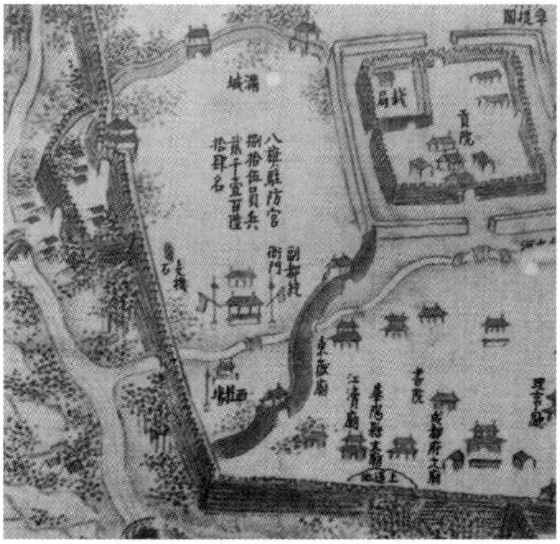

图 54 《四川全图之成都府附郭》图中的满城全图（图片由四川省图书馆提供）

据《同治成都县志》记载：满城的城墙，北面从八宝街东头起到大城西门（清远门）城墙上（北栅子）；东面从八宝街东头向南到羊市街西口接明朝藩王遗下的基址，直到西御街西口一段，再从此经半边桥（灵寿桥）西过君平街与小南街相接地方到西校场和南校场之间再到南大城城墙上（南栅子），这是满城从北到东到南的城墙，西面就是西门到西南校场之间的大城一段。

满城的城门共有四道，南边的叫“安阜门”（小南门），在今天小南街与君平街之间；北边的叫“延康门”（小北门），在今天长顺下街与宁夏街之间；东面有两道门：一是受福门（羊市小东门），在今天羊市街与东门街之间，一是“迎祥门”（御街小东门），在今天祠堂街与西御街之间。四道门中“迎祥门”最为壮丽，城楼上有两块匾，书为“少城旧治”“既丽且崇”。

满城的街道很像蜈蚣形状。由南向北，将军衙门是头，长顺街是身，各街巷是其脚。这些街巷，仿照北京方言叫“胡同”，分成左右两翼。从北向南，在长顺街东面的是左翼，在长顺街西面的是右翼。

根据全国一致的满城规划设计，镶蓝旗应该居住在右翼下端的区域，即永平胡同（今柿子巷）、通顺胡同（今横小南街）、钟灵胡同（今方池街）、永乐胡同（今方池横街）、永盛胡同（今蜀华街东头）、永发胡同（今蜀华街西头）、永明胡同（今包家巷）。（图 55）

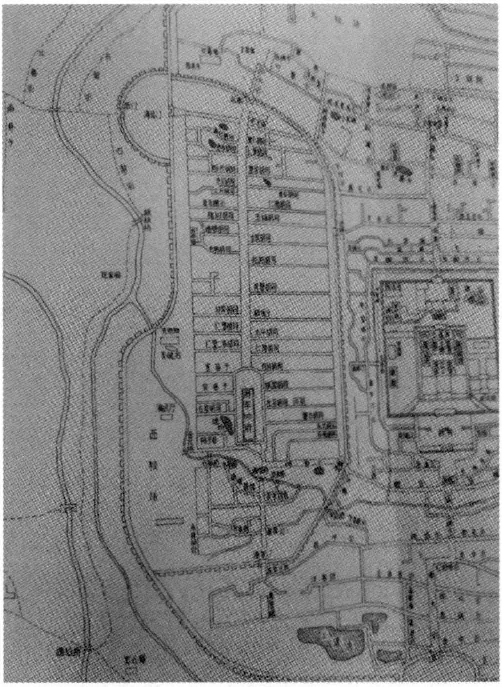

图 55　成都满城全图（清光绪五年）

特呼尔家族属于蒙古镶蓝旗，被分配居住在永平胡同。历经风雨近 300 年，今天的何氏老宅的门头、院子依然还在，见证了何氏家族的医武岁月。从成都满城建好那一天起，特呼尔家族的世世代代就在这里繁衍生息了近 300 年！在这里留下了难以忘怀的家族记忆！

何氏骨科五世祖特呼尔·刺马拉的后代子孙，特呼尔·巴特尔、特呼尔·多尔济特、特呼尔·阿尔沁、特呼尔·铁木力吉、何兴仁、何仁甫、何天祥、何天佐、何天祺，他们分别跨越了清朝、民国、共和国的不同时代，都曾在这里嬉戏、长大，成为军医官和医生。

何氏家族一代代人，不断地探索钻研、精益求精，共同打造了“何氏骨科”这个在全国叫得响的金字招牌，使祖传的蒙古骨伤科技艺发扬光大、美名远扬，业已成为四川省非物质文化遗产。

第三章

四川何氏骨科流派形成及演进过程

四川何氏

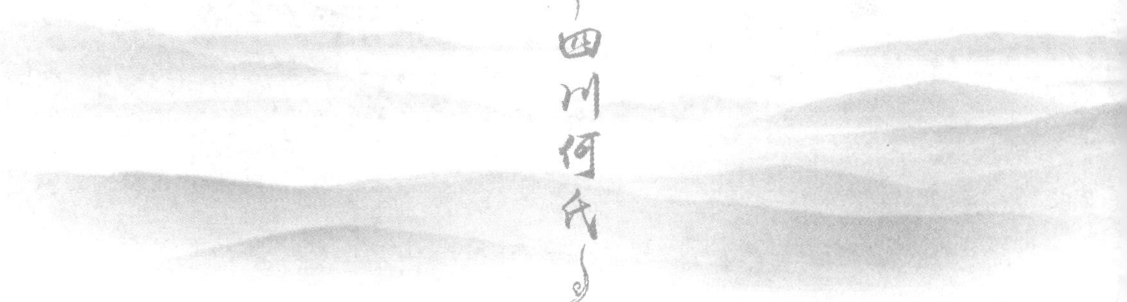

四川何氏骨科流派的历史上可追溯到跨越明清两代的特呼尔·墨尔根，经过他的初创，数代何氏家族成员在大量的骨伤科医疗实践中，不断探索、总结、提炼，终于形成了今日的四川何氏骨科流派。

第一节　特呼尔氏骨科的开山鼻祖——特呼尔·墨尔根

据《八旗都统衙门档案》《蒙古喀喇沁特呼尔（何）氏家谱》记载：特呼尔·墨尔根是何氏家族横跨明清两代开创何氏（特呼尔）骨科的开山鼻祖。特呼尔·墨尔根大约出生在明嘉靖末年，与清太祖努尔哈赤同时代，为当时满蒙地区最著名的医生。曾经为后金努尔哈赤本人以及王室成员医治过创伤。（图 56）

墨尔根在大量的医疗实践中，总结出了“望、闻、摸、比”的治疗方法。他初创了本派的基本学术思想，提出了“骨伤从气从血”的辨证施治的思想。

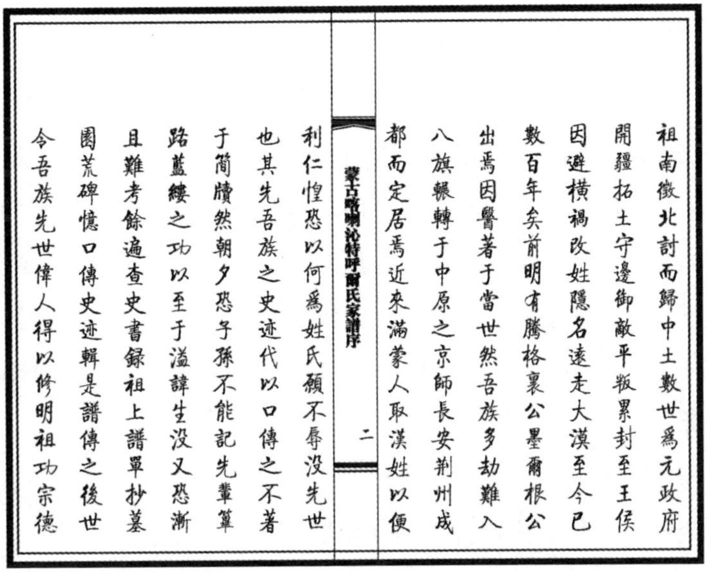
祖南徵北討而歸中土數世爲元政府
開疆拓土守邊御敵平叛累封至王侯
因避横禍改姓隱名遠走大漠至今已
數百年矣前明有騰格裏公墨爾根公
出焉因醫著于當世然吾族多劫難入
八旗輾轉于中原之京師長安荆州成
都而定居焉近來滿蒙人取漢姓以便

蒙古喀喇沁特呼爾氏家譜序　二

利仁惶恐以何爲姓氏顏不辱沒先世
也其先吾族之史迹代以口傳之不著
于簡牘然朝夕恐子孫不能記先輩篳
路藍縷之功以至于溢諱生没又恐漸
且難考餘遍查史書録祖上譜單抄墓
園荒碑憶口傳史迹輯是譜傳之後世
令吾族先世偉人得以修明祖功宗德

图 56 《蒙古喀喇沁特呼尔（何）氏家谱》书影

第二节　蒙古族何氏骨伤科集大成者——何兴仁

一、改特呼尔氏为何氏

何兴仁，字二兴，蒙古族，姓特呼尔，四川成都人。生于四川成都满城军营的永平胡同（今柿子巷），清咸丰、同治、光绪时人，为蒙古族世医特呼尔氏（何氏）骨科流派的第三代传人，曾在清军成都驻防的西校场担任军医官。

清咸丰后，在我国内地已生活了二百多年的蒙古族和满族等少数民族，受到汉民族的影响，为融入祖国的大家庭，以及在生活、工作中的方便，将自己冗长的原少数民族姓氏简化为与原姓氏第一个音韵相近的汉字，或将原姓氏的文字意义对译为汉字。具有举人身份的特呼尔兴仁，大胆地将自己的姓氏改为音韵相近的汉姓“何”字，自己取名何兴仁。他还修订了《蒙古喀喇沁特呼尔（何）氏家谱》。

二、何氏骨伤科集大成者

据何氏家族口头传说：何兴仁从小向父亲特呼尔·特木力吉学习特呼尔家族的骨伤科治疗技艺和武术。长大后，喜爱读书，且考取了举人。他在利用担任西教场军医官的有利时机和条件，系统研读了家族先人留下的大量医案、心得体会、治则经验，学识、经验、眼界都大大提高。他白天给兵士看病疗伤，以及向其他蒙古族、满族、回族的同行、武术家切磋、学习；晚上学习历代医学典籍，如《医宗金鉴》（图 57）等医学经典，对历代骨伤医学都有很好的研究。

为发扬家族的医学技艺，何兴仁晚年总结了家族先人的治病经验，又在《医宗金鉴·正骨心法要旨》的基础上提出“心在于前，手巧于后”，以心法统手法、技法的学术观点。施治时，在心明（明了病情，医案在前）前提

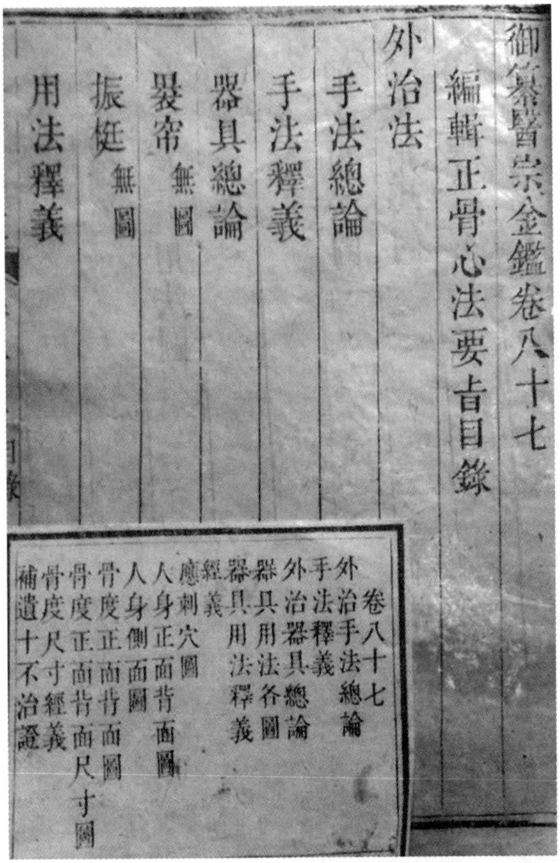

御纂醫宗金鑑卷八十七

編輯正骨心法要旨目錄

外治法

手法總論

手法釋義

器具總論

裹簾 無圖

振梃 無圖

用法釋義

卷八十七

外治手法總論

手法釋義

外治器具總論

器具用法各圖

器具用法釋義

經義

應刺穴圖

人身正面背面圖

人身側面圖

骨度正面背面圖

骨度正面背面尺寸圖

骨度尺寸經義

補遺十不治證

图 57 《医宗金鉴》（清刻本）书影

下，手巧才能自如，“摸、接、端、提、按、摩、推、拿”八法才能有的放矢。晚年他撰写出了何氏家族数百年骨科实践经验的总结之作《特呼尔正骨术》等医学著作。

第三节　四川何氏骨科流派开派人物——何仁甫

何仁甫（1895 年 7 月 ~ 1969 年 4 月），字同良，号白玉山人，蒙古族，祖姓特呼尔，四川成都人，四川名医。1895 年 7 月，生于四川成都满城军营的永平胡同（今成都市柿子巷），故于 1969 年 4 月，为蒙古族世医特呼尔氏（何氏）骨科第四代传人。（图 58）

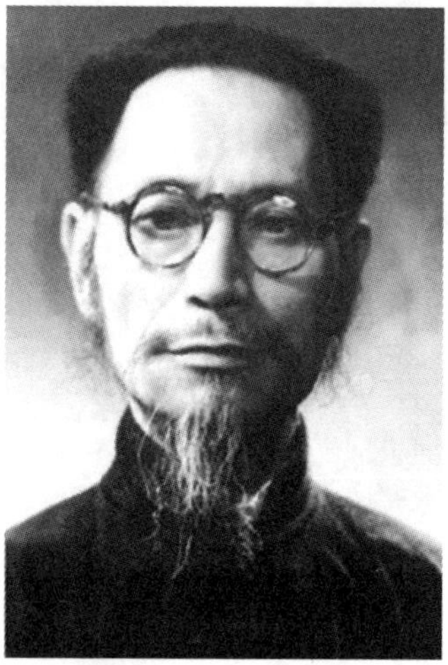

图 58　四川何氏骨科流派开派人物——何仁甫

20世纪上半叶，何仁甫已成为四川中医骨科著名学派——何氏骨科的代表人物，是创立四川何氏骨科流派的一代宗师、四川何氏骨科的奠基人。

一、家学深厚，勇于创新

何仁甫出生的年代，正是大清王朝江河日下、内外交困的特殊时代。两次鸦片战争、太平天国运动、甲午中日战争，国力消耗、战争赔款使国家财政入不敷出，举步维艰的旗民生活更是雪上加霜，朝廷那点维持一家简单生计的俸禄也不能按时领取。当孙中山先生领导的辛亥革命推翻了满清王朝后，作为从龙入关的八旗子孙，何仁甫一家与成千上万旗民家庭一样，再也领不到朝廷的微薄俸禄。幸运的是何氏一家靠着祖宗的骨伤科传统医术治病救人的微薄收入，勉强维持着一家老小简单的生活开支。

在这种苦难的背景下，少年聪慧的何仁甫继承了祖辈自强不息的精神，自幼跟随父亲何兴仁学习祖传医术和习练武术。

何仁甫幼年启蒙于永盛胡同（今成都市蜀华街）前清秀才瑞炳麟开办的私塾；民国初年就读于成都储才中学；中学毕业后入成都春熙路基督教青年会学习英文，英文达到合格要求后，被该会推荐到华西协和医院（今四川大学华西医院）学习西医学（图 59）。

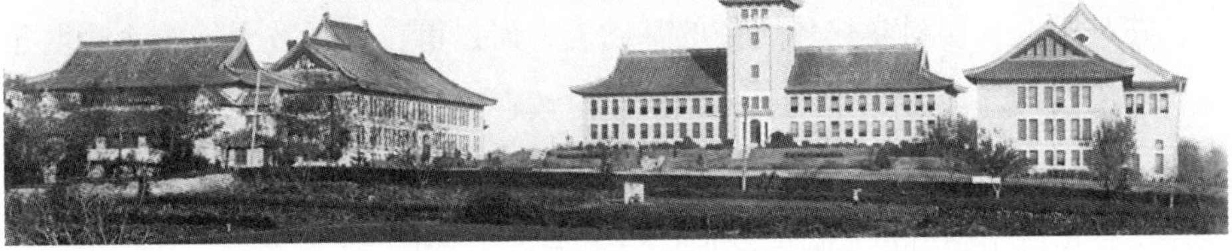

图 59　民国时期的华西协和医院

何仁甫在青少年时期，不仅随父亲何兴仁学习祖传技艺，而且研读《特呼尔正骨术》等家传医术医理的医书，深刻领会祖传技艺的理论依据和手法细节。他还阅读了祖国医学的经典，如南宋宋慈的《洗冤录》，明代陈实功的《外科正宗》，清代徐大椿批注的《徐批外科正宗》，吴谦著的《医宗金鉴》等，使他在更高的层次理解把握了家族蒙古骨科独特的医理、心法、技法的特点和优点（图 60，图 61）。

何仁甫与历代先祖不同的是还学习掌握了西方医学的多门重要基础学科，眼界大开起来。他特别专注于学习人体解剖学和西医骨科的课程，并与祖传医术融会贯通。在学习人体解剖学中，他清晰地了解到正常人体形态和构造的关系，人体各系统和器官的形态和结构特征，各器官、结构间的毗邻和附属关系，为深入学习医学其他基础课程和临床医学课

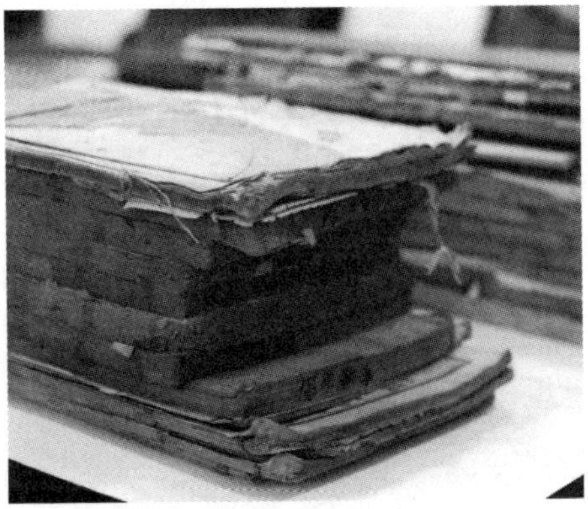

图 60　何仁甫留下的部分医书

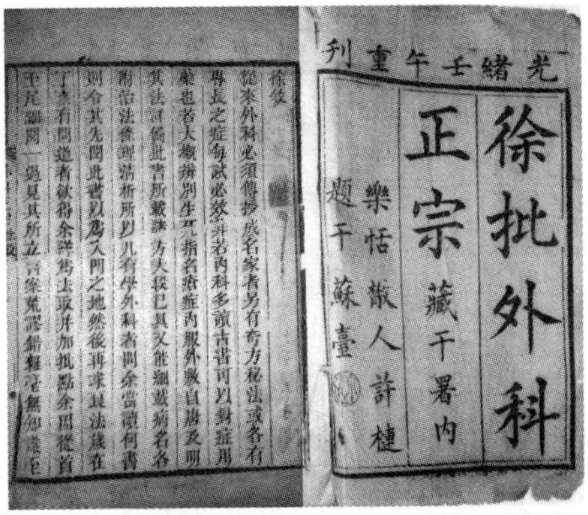

图 61　《徐批外科正宗》

程奠定基础，也为理解、探讨祖传骨伤科医学的治病原则打下了坚实的基础。

在与中西骨伤科学比较研究的基础上，何仁甫在历经数十年的治学生涯和医疗实践中，大胆探索，勇于创新，使数百年的祖传骨科医术产生了质的变化，为在我国骨伤科领域开宗立派奠定了科学的基础，也为四川何氏骨科在中国骨伤科领域争得了一席之地。

二、采百家之长为我所用

青年时代的何仁甫，通过家学已掌握了家族祖传医术和武术，又经大学学习，精通西医的理论和医术，但他并不以此为满足，遍访名师，如拜满族骨科名医喜二爷、开长斋，蒙古族骨科名医春三爷，汉族外科圣手徐寿仙（擅长治疗骨结核、骨髓炎）为师。

喜二爷，本名文福。清末民初成都著名骨伤科的一代宗师，因其医术精湛、医德高尚，自制的“红黑二丸”跌打损伤药丸名扬天下，人们都敬称他叫“二爷”。他为医术后继有人，而不遗余力地物色、培养骨伤科人才。

开长斋，清末成都著名武术家和骨伤科专家，喜二爷的得意弟子。他精于骨伤科，疗效十分显著，特别是他得到喜二爷的“红黑二丸”的独特秘方后，医疗技术突飞猛进，治愈的患者无数且无后遗症。

春三爷，本名雷景春，清末成都峨眉派武术泰斗，正红旗蒙古族人。清末杜门武术家罗老汉的嫡传弟子，尽得家门武术真传和跌打损伤的秘诀。他的武功为八旗驻防成都二百年来的最高水平。

何仁甫尊师重德，勤学好问，为所拜诸师所喜爱，得到了他们的悉心教诲，这不仅提高了他的医武技能，并且形成了他的独特医疗治则和理论。他遍采医武名家治疗骨伤特长为我所用的思想，形成了今日四川何氏骨科秉承家学传统、吸纳百家、开拓创新的开放式特色。

练武（图 62），增强体能和医术技能是他一生的医学修养。

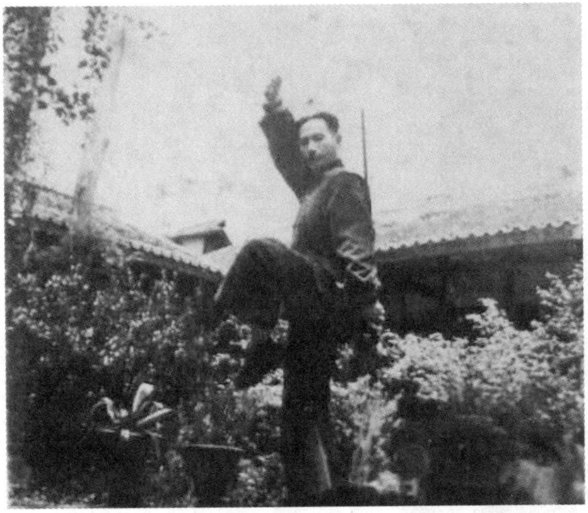

图 62　何仁甫晨练武术

三、开派成都

领不到俸禄的何仁甫是不幸的，也是他的大幸。因为清王朝的土崩瓦解，打开了何仁甫头上的精神枷锁。以前清政府为了隔绝旗人与外界的联系，修建满城把他们封闭在里面，除了为清政府充当兵役以外，不能从事任何工作，包括做生意、开诊所等。何仁甫的祖辈空有一身本事，除了在有限的时间里为旗人治病以外，几乎把一身绝学浪费在了无尽的岁月中。清政府的高压铁腕政策，是何氏骨科没有成长为一大门派的外在因素。

20 世纪三四十年代，可谓是“山河不幸，医家幸”的特殊时期，为何仁甫的医学事业开启了一道大门，为四川何氏骨科的开派提供了外在的条件。

何仁甫继承家学、勤求古训、中西结合、吸纳百家、开拓创新。他融蒙、满、汉、回、藏族骨伤科学及其武学为一炉，形成了自己骨科的特色。

在 20 世纪上半叶，何仁甫在成都悬壶济世，独立行医，因其疗效好、治疗时间短、花钱少、没有后遗症等特色和优点，在成都迅速声名鹊起，逐渐在社会各界及百姓心中树立起“何氏骨科”的形象，何仁甫也被誉为蜀中名医、一代宗师，终使何氏骨科成长为成都著名中医骨科流派。（图 63）

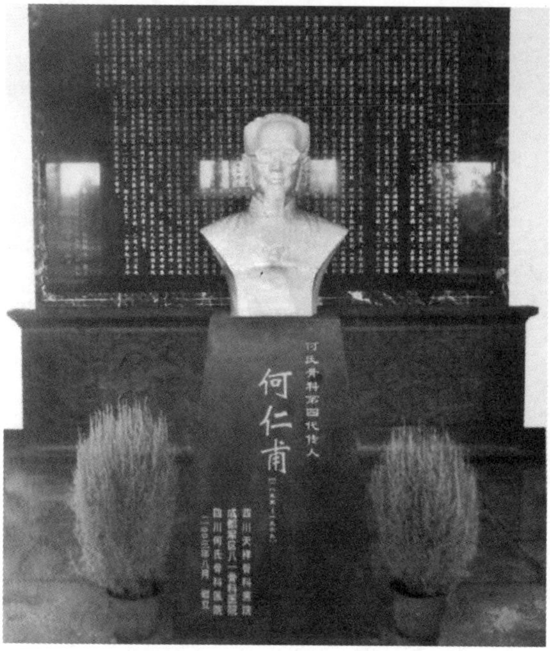

图 63　何氏骨科史料馆中的何仁甫汉白玉雕像

何仁甫作为四川何氏骨科的奠基人，1983 年其业绩被载入《成都满蒙族史略》；1987 年《成都中医学院报》刊载何仁甫小传（图 64）；1992 年被收录进《四川省近现代人名录》（四川省地方志编纂委员会省志人物志编辑组主编，四川辞书出版社出版）（图 65）；1993 年被载入《成都满蒙族志》（成都市满蒙人民学习委员会、成都市满族蒙古族志编纂组编印）等多部志书和名

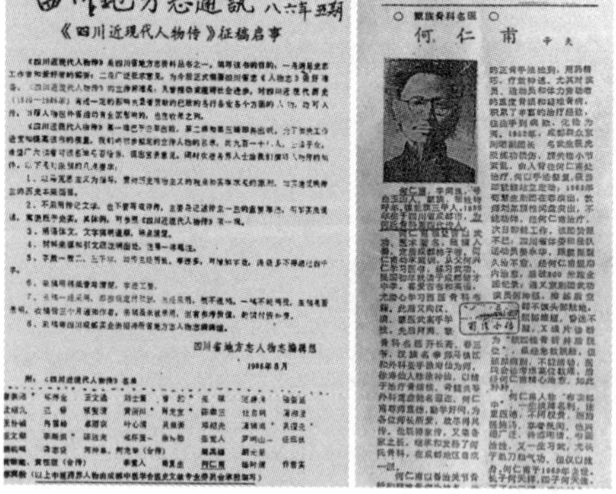
四川地方志通訊 八六年五期
《四川近现代人物传》征稿启事
四川省地方志人物志编辑组
1986年8月

成都中医学院报 一九八七年九月五日
何仁甫

图 64 《成都中医学院报》刊载何仁甫小传

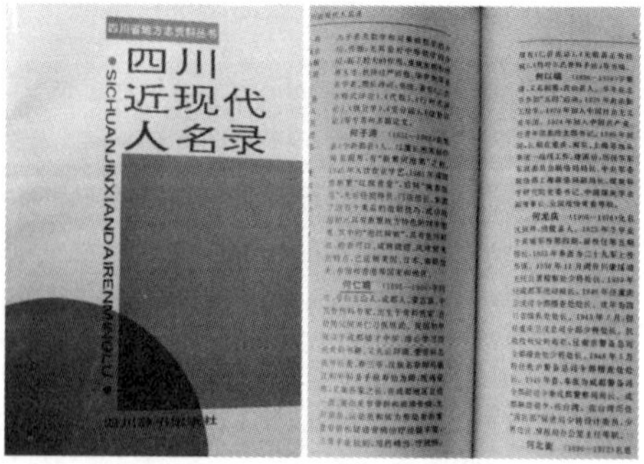

图 65 《四川省近现代人名录》

人录；2001 年何仁甫的传记收入《成都市志》（图 66）；2003 年 9 月何仁甫的资料收入《少城文史资料》第十六辑（图 67）；2017 年，何仁甫等行医的街道——柿子巷，被成都市文化局设置为文化地标（图 68）。

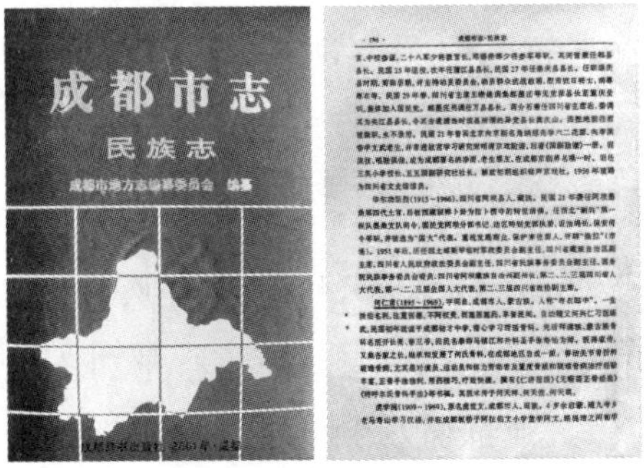

图 66 《成都市志》收录何仁甫小传

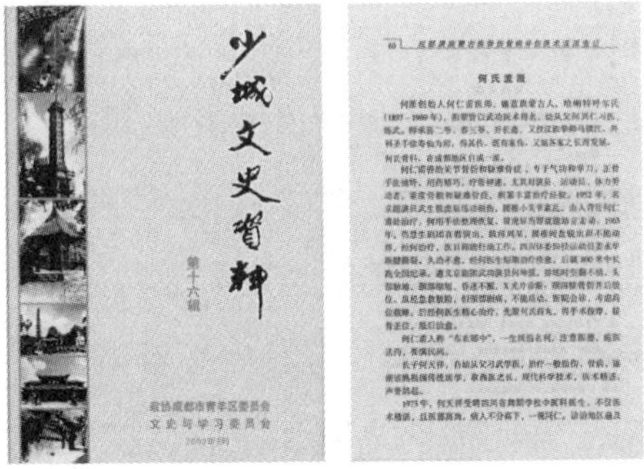

图 67 《少城文史资料》第十六期

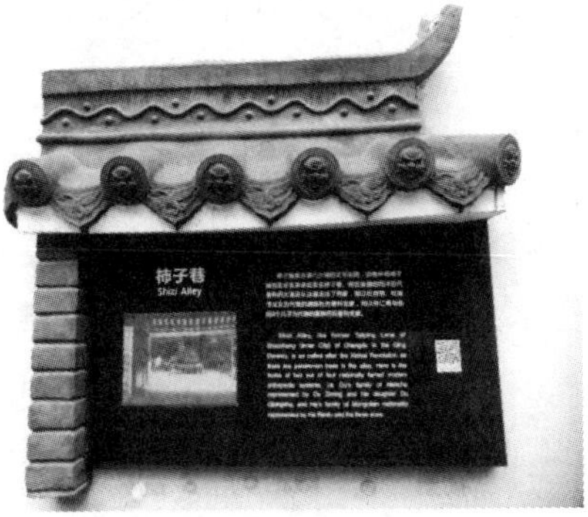

图 68　成都市文化局在柿子巷设置的文化地标（“太平胡同”应为“永平胡同”）

四、学术思想体系

在行医治病中，何仁甫注意总结归纳蒙医骨科医学实践经验，先后撰写了《特呼尔正骨手法》《无暇斋正骨经验》《仁济医话》等医学著作，成为四川何氏骨科及传承人研习何氏骨科的“金科玉律”，也标志着何仁甫学术体系开始形成。这些珍贵的论著重点阐述了何氏骨科独特的理、法、方、药医学体系，构建了何仁甫骨伤科重要学术思想体系，其体系主要由辨证诊断、正骨手法和遣方用药等方面构成。

（一）辨证施治

在何仁甫的学术体系中，认为骨与肾气有着密切的联系，在治疗中，坚持“肾骨同治”原则。他认为“损伤之症，要重视活血，更应注重行气”。

何仁甫最早提出诊病应“中西合参”理论。尤为强调“汲取西医仪器检测之长处”，但同时必须结合临床症状细审，“不可依赖仪器”。对于病因病机的认识，他指出医者必须有“熟悉人体之骨骼形态、关节结构，筋肉之分布及附着于骨之起止点”的功底，即医生必须对人体解剖学有非常强的理论知识和实践功底。他特别指出，诊病尤当“精细”“诚从手本血肉之体”，骨科患者“有其内必形诸外，一举一动，一步一趋，医者观微知变”，除了详问损伤之因、仔细观察行动之外，必须再加双手十指触摸详审，只有精细诊断、辨证精确，才能治疗得当，否则“差之毫厘，失之千里，贻害病家”。由于他一贯的严格要求，所以他及其传人正骨常常能手到复位，药到病除。

1952年春，成都市群众京剧团副团长、著名武生筱虎辰，因练功太猛，损伤了腰部，当即就不能动弹，经医院诊断：腰椎小关节紊乱。经何仁甫细细诊断，嘱咐病人放松腰部肌筋，趁势推拿，巧施手法，病人疼痛大减，当即可以站立和慢步走动，正是手到病除。

何仁甫在骨科疾病的分类学方面，首先提出骨科疾病分为“骨伤”“骨病”两大类的思想，又进一步将骨伤分为“软伤”“硬伤”两个子类；对于骨病，他强调骨病与中医外科之痈、疽、疮、疡应严加区分的理论和治疗方法，切忌混为一谈。

（二）正骨手法为临症之首务

何仁甫继承了蒙医的治疗理念，重视正骨手法，正如吴谦《医宗金鉴·正骨手法总论》曰：“诚以手本血肉之体，其宛转运用之妙，可以一己之舒卷，高下疾徐，轻重开合，能达病者之血气凝滞，皮肉肿痛，筋骨挛折磨，与情志之苦欲也。是则手法者，诚正骨之首务哉。”

何氏骨科以“摸、接、端、提、按、摩、推、拿”八法为纲，施术者“须心明手巧，既知其病情，复善用夫手法”，施术前“必素知其体相，识其部位，手法也不可乱施，此所以尤当审慎也。”注重心法与技法的结合。更重视心法的运用，务必做到心明手巧，以心法统手法。

何仁甫的一个重要学术特点就是：技巧与功力并重，手法分为技巧型和功力型。何仁甫恪守家族传统，即蒙古族骨科医生“应当医武不分家”。他认为：医者练就扎实身功，施法时气沉丹田，力透肱腕，劲达指端，视之不见，触之如电，对扭、拧、内跌、损伤、小关节紊乱等症，巧施手法，患者常常能大减痛苦。由于他习武强身，武功高强，在医治病患时常常一个人就可操作，动作协调，婉转自如，收效迅捷。他认为“夏练三伏，冬练三九”不怕苦，文艺界“台上几分钟，台下十年功”是常规，深研武术的一招一式、一拳一腿，与观察骨伤骨病的发生、发展和预后一样，都需要功在平常练得。

何仁甫认为：骨科医生只有具备了健壮的体魄，才能避免实施正骨手法时力不从心或虎头蛇尾，因此过硬的武功是骨科医生不可或缺的基本功之一，武功扎实，用力得当，一人即可实施正骨手法治疗。除练习武术，他还喜爱其他体育项目，如足球、网球，从中练习自己的眼力、脚力、手力，以便更有效地行医。他常常指导儿子们练习武术。（图 69~ 图 76）

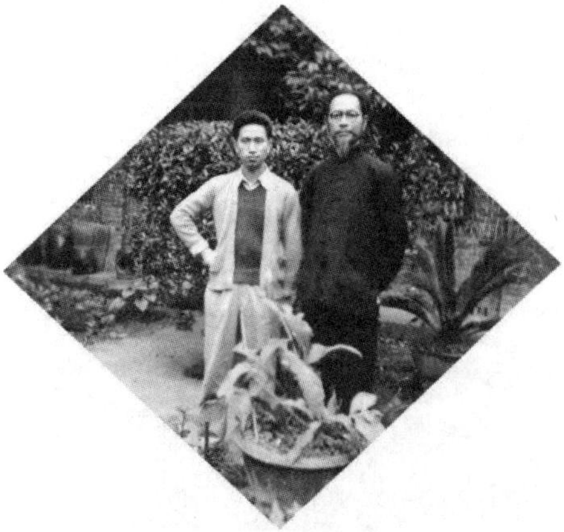

图 69　何仁甫指导何天佐习武之一

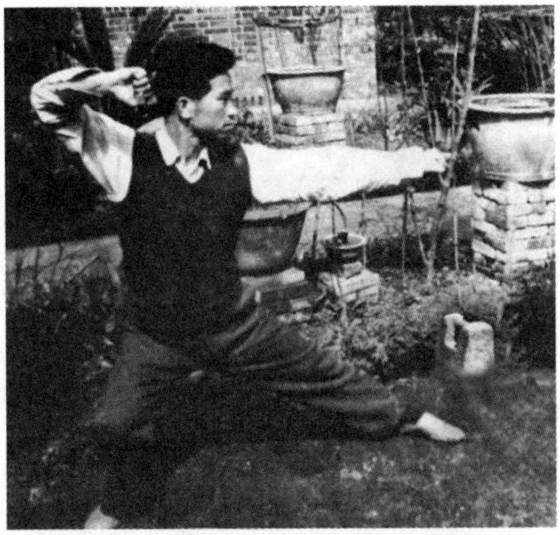

图 70　何仁甫指导何天佐习武之二

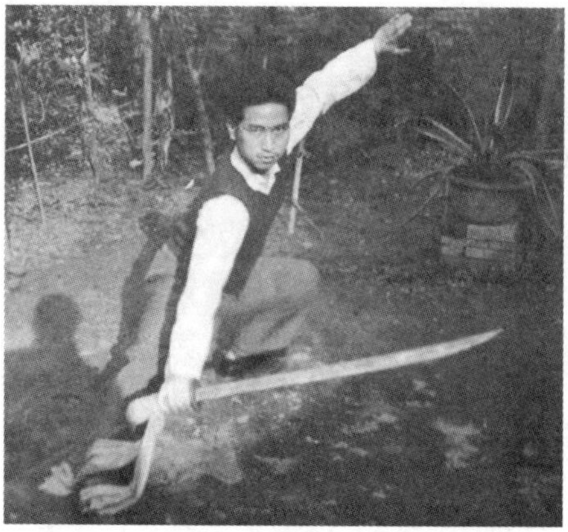

图 71　何仁甫指导何天佐习武之三

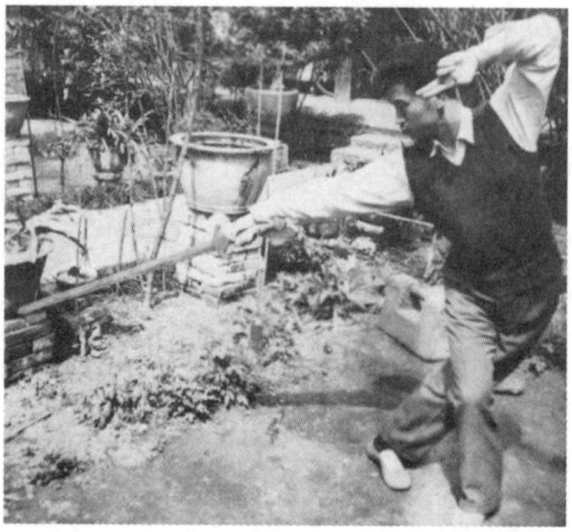

图 72　何仁甫指导何天佐习武之四

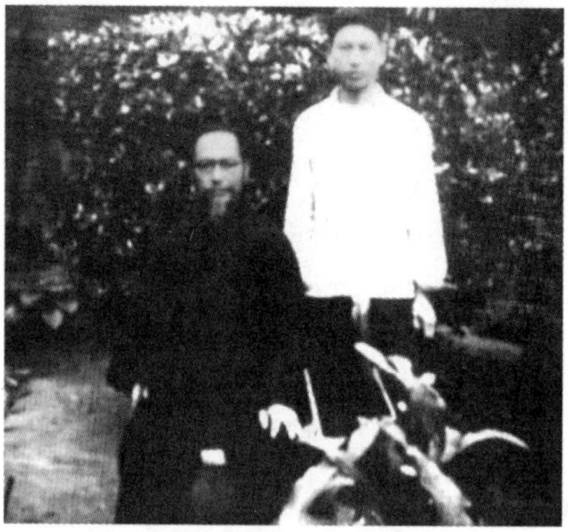

图 73　何仁甫指导何天祺习武之一

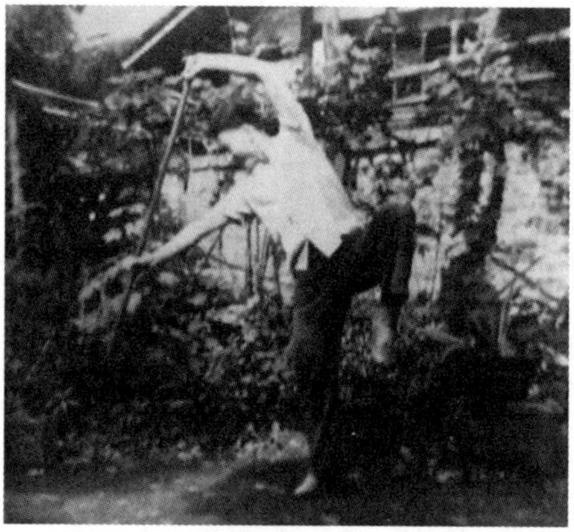

图 74　何仁甫指导何天祺习武之二

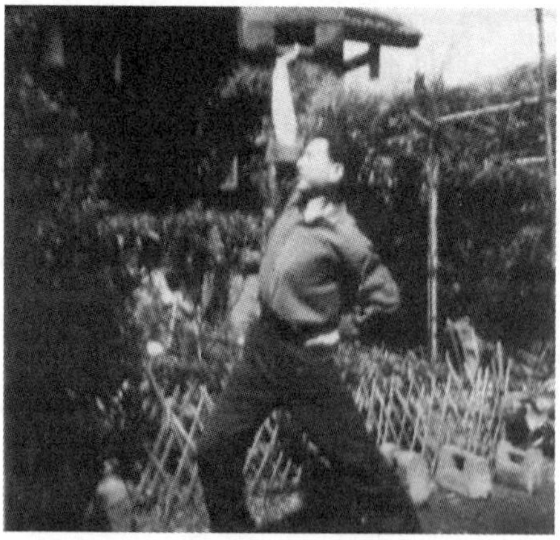

图 75　何仁甫指导何天祺习武之三

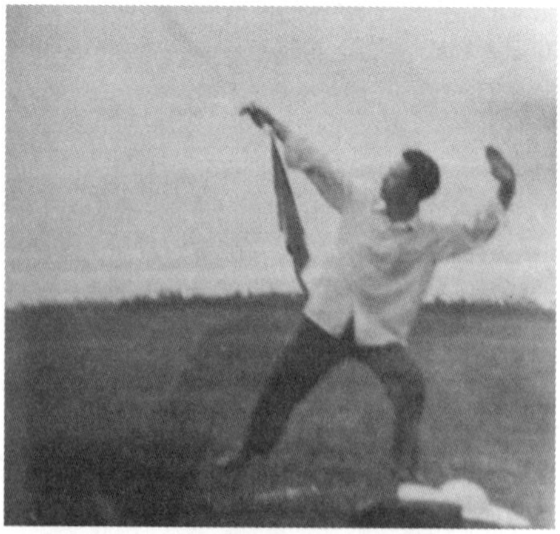

图 76　何仁甫指导何天祺习武之四

实施正骨手法，他强调“手法如书法，手到、心到、气到，才能心手合一，运用自如”，同时注意尽可能减轻患者痛苦，“切忌伤而再伤”，应做到“气沉丹田，力透肱腕，劲达指端，视之不见，触之如电”。

1963年，著名京剧表演艺术家，著名京剧旦角荀慧生所在剧团来成都演出，鼓师刘某突发腰椎间盘突出症，不能动弹，全团十分焦急。经何仁甫巧施手法，对症下药。次日，刘某就能坚持工作，全团人员十分感激。

1963年春，遵义市京剧团武生演员何坤强在连续后空翻的时候，不慎头部着地，致使昏迷不醒。经贵阳医学院急救，X线检查：颈4椎骨折体后脱位。患者清醒后颈部剧痛，双手发麻，经会诊顾虑颈髓损伤，家属要求到成都找何仁甫就诊医治。后经何仁甫巧施手法整复，治疗3个月后重返舞台。

（三）遣方用药

何仁甫创立的何氏骨科除了重视手法外，同样重视药物的治疗作用，按用法分为口服药、外敷药，认为内服药的作用为通络止痛、养筋消肿、祛瘀接骨，应用时辨证施治，灵活应用。

何仁甫认为遣方用药全在一个“活”字上。他经常告诫诸传人：“同属砖瓦木料，何以能造万千风格之庙宇殿堂，匠心独运是其故也”，而“活”字当依具体伤病而论。如治损伤，“当辨筋伤骨伤、气伤血伤。孰轻孰重，药有轻重之别；甚或异病同治，同病异治”“固定之方，不能应万变之疾”。他擅长以外用药物为主治疗骨伤骨病，他认为“局部用药，直达病所，效速而无伤阴败胃之弊”。

在治疗老幼和孕妇方面，何仁甫有独到的见解和治病原则。“外治法，用药峻猛，直达病所，以收速效，以防伤阴败胃之弊”。1962年，四川省体育局田径队中长跑运动健将姜永华（女），在运动中跟腱撕裂伤，四川省女排队员于立克肩部陈伤，何仁甫均以重剂外敷药治愈。在1963年的全国比赛中，姜永华一举打破800m的全国纪录；而于立克作为主力队员，为四川女排屡立奇功。

何仁甫提出的“辨病论治，筋骨并重，气血同治，同病异治，异病同治，局部用药，直达病所”的理论，已作为何氏骨科流派的重要指导思想和治疗指针。

在用药方面，何仁甫严格遵循祖传方药，对祖传特殊药物坚持自己栽种、采集、炮制，如接骨要药“仙桃草”，他事先观察其生长情况，直至“小满”节前夕，先以白酒喷于草上的小桃子，使桃内小虫不致逃遁，旋即剪下小桃子并捣烂入药，效专力宏（图 77）。

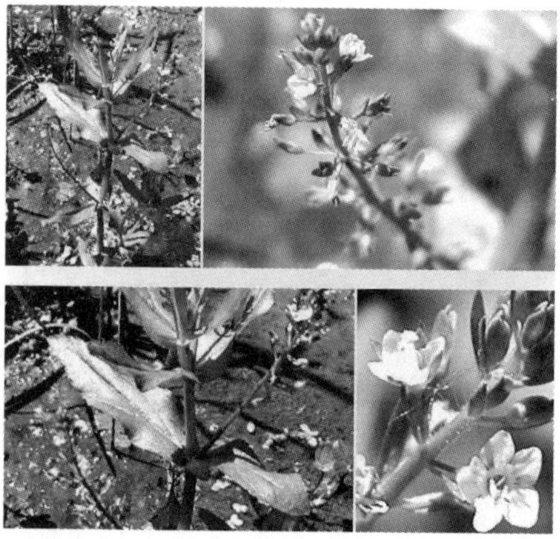

图 77　接骨要药“仙桃草”（图片来自于网络）

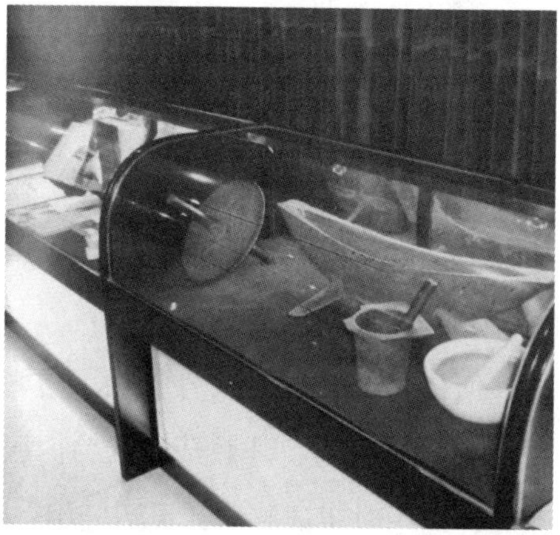

图 78　何氏骨科史料馆陈列的何氏家传制药工具

何氏骨科丹药，按祖传验方选药和传统工具炼制（图 78）。何仁甫认为“药物乃疗伤之工具，医不精药则不足为医”。在配伍炮制方面，他也因病因伤的不同而有所改变，如健腰固肾，他擅用蒙古特产肉苁蓉和盐炒杜仲；接骨则用沙炒杜仲。何氏骨科方药独特的临床疗效，集中体现在骨科疑难重症的治疗方面。

五、培养传人，不遗余力

1949 年中华人民共和国成立初期，成都市卫生工作者协会成立，邀请何仁甫为首批会员。

在“文化大革命”的浩劫中，四川何氏骨科家族受到极大冲击和迫害，何家历代所传的家谱和大量的典籍、手稿散失一空。面对困境，何仁甫从没终止对骨科的研究，也没有丧失对患者亲人般的关怀，更没改变何仁甫传道何氏骨科、发展中华医学的初心。

何仁甫晚年期间，悉心培养传人，按照“父子相传，不传外人”的习俗和何氏家规，何仁甫将何氏骨科医术及其平生所学，传给了自己 3 个有志继承何氏祖传医术的儿子、第五代传人——长子何天祥、四子何天佐、五子何天祺。

何仁甫在传授的过程中，不仅注重言教，更注重身教。经常对儿子们说，医者必须熟悉人体的骨骼形状、关节结构、筋骨的分布与附于骨的起止点等各部位解剖情况，正骨时才能得心应手。

在 20 世纪极“左”思潮泛滥的岁月，尸解被作为一个禁区。于是他就带着儿子们来到荒郊野岭的坟场野冢，反复教孩子们观察、辨析各种尸骨，细细揣摩，明白各部位的解剖学生理机制，从而掌握符合生理自然的科学的正骨手法。这为日后何天祥撰写《中国艺术形体损伤诊疗学》，何天佐创作《何氏骨科学》等专著打下了良好的实验解剖学的基础。

何仁甫终身热爱蒙医骨伤科医学，在临逝世前夕，他还在校阅《何氏骨科集萃》书稿，整理祖传秘方（图 79）；临终前几小时还在给病人治疗。他多次叮嘱传人们：“一定要重医德、勤学习，发展家学，保持中医特色，多为国家培养后学，弘扬祖国医学、民族医学于海内外。”

今天，何氏骨科的第五代传人均为享受国务院特殊津贴的国家级有突出贡献专家。

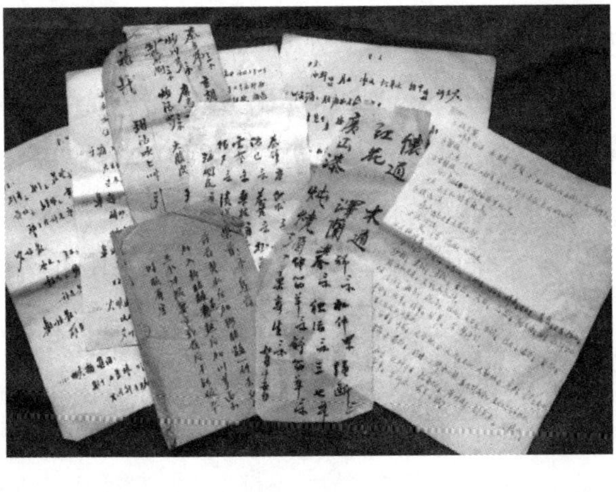

图 79　何仁甫手稿

六、品德高尚，无尽怀念

何仁甫为医一生，淡泊名利。他经常教育传人：“病人痛苦所系，遗留残疾与否至关重要，孙思邈曾说，人命值千金，无德不可以为医。”他一生不为金钱所动，不为权贵所动。

1949 年中华人民共和国成立前，不少药商、权贵竞相以重金想索取何仁甫的祖传秘方牟利，均被他一一拒绝。

民国 25 年（1936），国民党第 29 军慕名礼聘何仁甫任国术教官兼军医顾问。他深感为医者当以济世活人为人生要旨，故两年后即毅然辞去官职，回家行医和潜心研究、总结何氏骨科。何仁甫在家行医虽从不挂牌，亦无任何诊所标志，但求治的患者络绎不绝。

何仁甫坚持“济世活人”的志向，他一生节衣缩食，自制方药，普济大众。对于经济困难的病人，他不仅免收药费，而且慷慨资助。他救济的患者难以计数，无数患者视他为救命恩人，尊称他“布衣郎中”“活菩萨”。

1952 年，家住成都市半边桥的钟女士，得了右膝、踝关节骨结核，且右足背穿孔 7 处，流污秽臭脓，经多方医治无效，造成她身心上极大的痛苦，生活经济上极大的压力，准备服用老鼠药自杀。当何仁甫知道有关情况后，对她做了细致的检查和设计周密的治疗方案，根据病情特制方药，免费治疗，最终痊愈。

1956 年，家住成都市东大街的女孩汪某，得了右化脓髋及右股骨骨髓炎，此时汪某骨瘦如柴，呻吟不已。医治了几年把家里的积蓄全部都用光了，无力再继续治疗，家人准备放弃治疗的情况下，何仁甫再一次伸出温暖的双手，嘘寒问暖，自制方药，免费治疗直至痊愈。这样的例子数不胜数。

1969 年何仁甫病故，安葬于成都市三圣乡凉风顶（图 80，图 81）。自他逝世后，每逢清明节，一直都有他救治过的患者或患者家人自发到他的墓前祭祀、怀念。2003 年他的墓随何氏家族祖茔搬迁至成都市郫县安德镇安隆村全家河坝的“何氏骨科史料馆”内（图 82，图 83）。

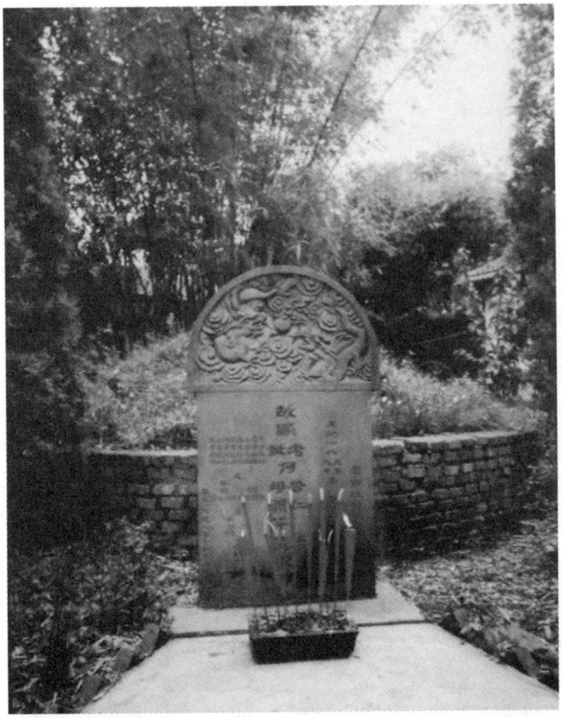

图 80　位于成都市锦江区三圣乡凉风顶的何仁甫墓园

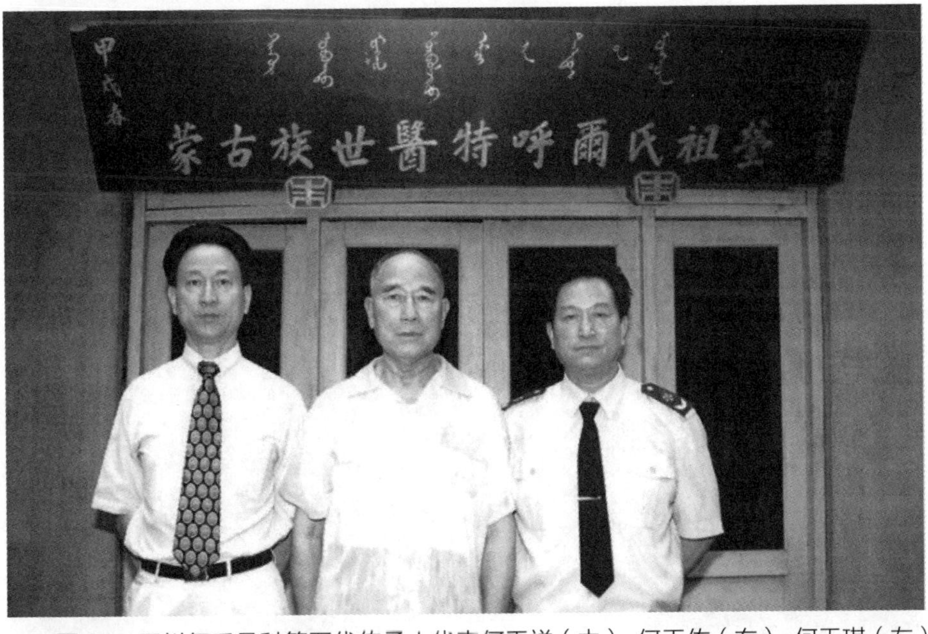

图 81　四川何氏骨科第五代传承人代表何天祥（中）、何天佐（右）、何天琪（左）三兄弟在成都市三圣乡老祖茔前合影

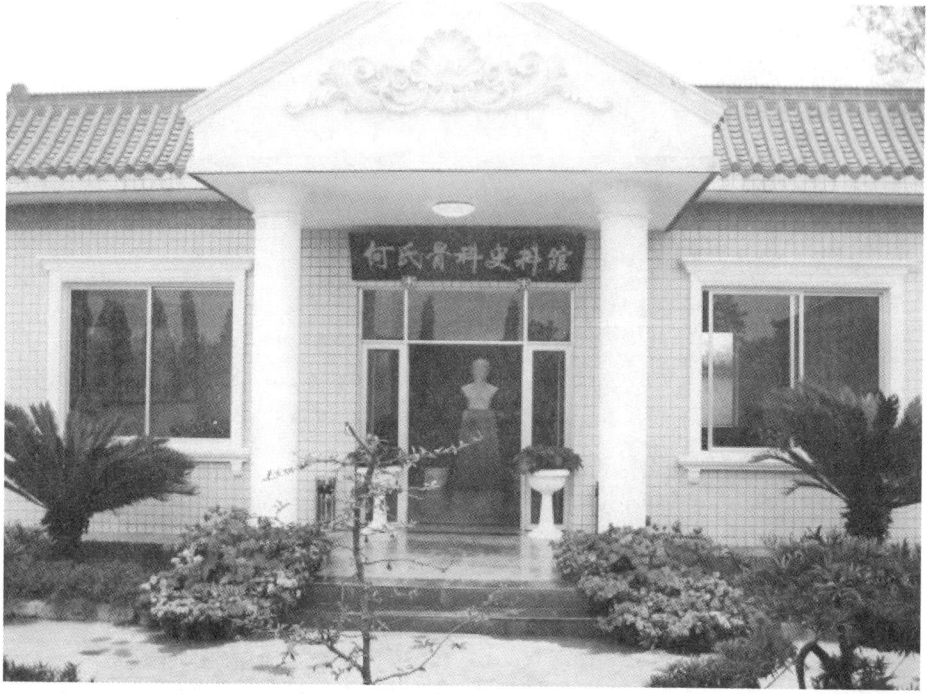

图 82　位于四川省郫都区安德镇的何氏骨科史料馆

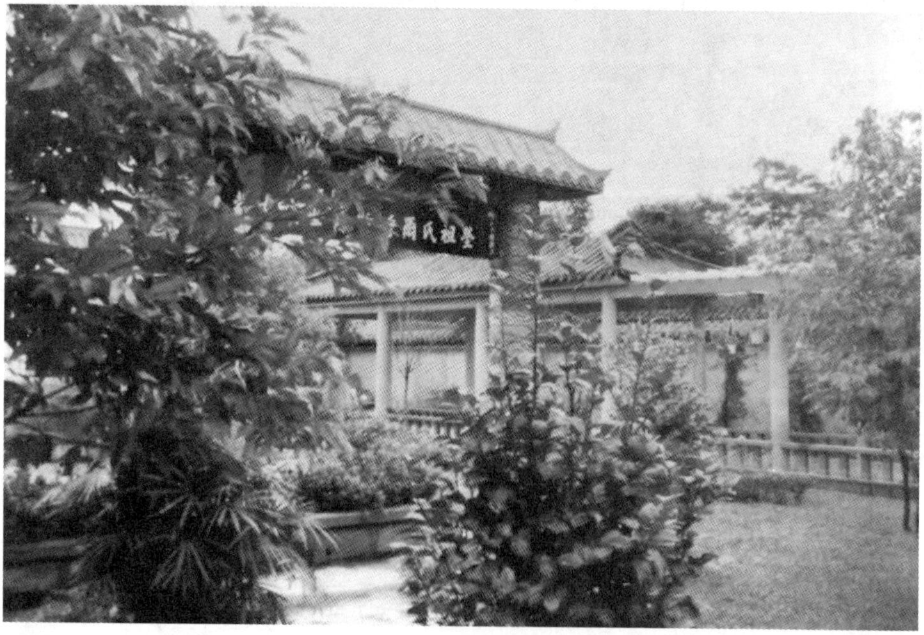

图 83　位于四川省成都市郫都区安德镇的特呼尔（何）氏祖茔

第四章

四川何氏骨科流派代表性传承人研究

四川何氏

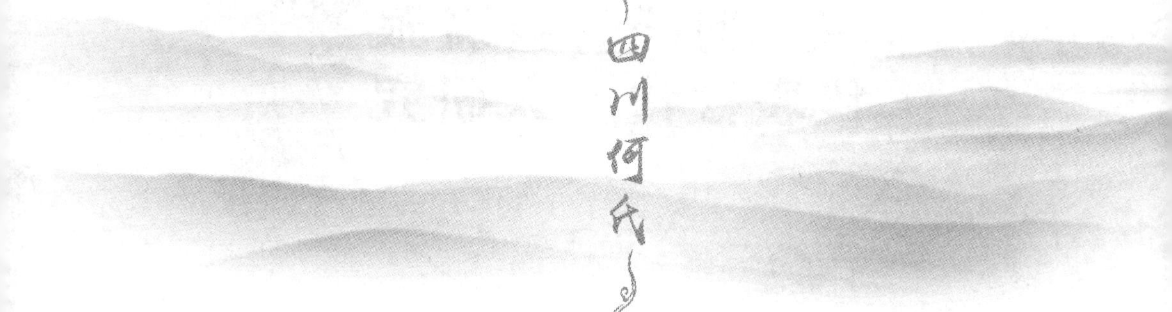

中国科举制度始于隋，终于1905年，历时约1300年。在漫长的科举时代中，“一门三杰”即一门三兄弟同科并捷文场者寥若晨星，被视为“殊”，传为美谈，为人们高山是仰，成为一种特殊的历史现象。其中，明代“公安三袁”的袁宗道、袁宏道、袁中道，晚清“江安三傅”的傅增于、傅增渭、傅增湘“一门三进士”等便是典型。他们登大雅之堂，饮誉文坛，为后世尊崇不已。至于民国时期的“一门三杰”，屈指可数有“绍兴三周”的周树人（鲁迅）、周作人、周立人，“江阴三刘”的刘半农、刘天华、刘北茂，“蜀中三张”的张善子、张大千、张君绶，“岭南三高”的高剑父、高奇峰、高剑僧等。他们翘楚艺界文坛，名传世界。而在当代的“西部人物”中，“蜀中三何”的何天祥、何天佐、何天祺无疑属于“一门三杰”，是一道亮丽的人物风景线。他们整合了“何氏骨科”品牌效应，三星璀璨，光耀杏林，在业界中具有相当影响，构成了值得关注和讨论的中医文化现象。

问渠那得清如许，为有源头活水来。“一门三杰”的何氏三兄弟何天祥、何天佐、何天祺，发祥于其父——四川何氏开派人物何仁甫这一优质的“江源”。在流经的岁月长河中，他们“一源多流”，逐步形成了传承何氏骨科的三支“水系”，浩浩汤汤奔流向中医骨科学的“大海”。（图84）

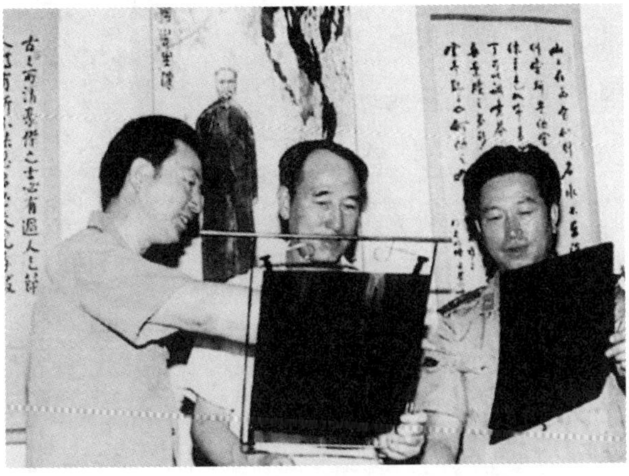

图84　四川何氏骨科第五代传人何天祺（左）何天祥（中）何天佐（右）分析研究病案

在传承何氏骨科基础上的创新发展方面，“一门三杰”的何氏三兄弟不仅有承上启下的居间地位，而且有惊人相似的一致性。他们分别全面、系统地秉承其父——第四代何氏骨科代表人物何仁甫的医德、医理、医技、方药，倡导“何氏骨科，造福人类”的宗旨，维护其医学统绪，提炼其医学精髓，推廓其医学源流大系，成为第五代四川何氏骨科代表人物，并启第六代四川何氏骨科人物；分别拥其衣珠，获其法乳，既立足何氏骨科，又博采历代骨科名家流派之长，结合现代医学、生物力学等相关学科而形成自己的学术思想、技术特色；分别有创新医理、医技的绝活，丰富了当今中国中医骨伤科的治疗技术和理论知识；分别有“一花引来百花开”的学术传播影响，推动了何氏骨科流派的广泛应用，堪称唱响川派中医的一个强音符。

第一节　何天祥

何天祥（1923—　）男，蒙古族，四川省舞蹈学校（今四川省艺术职业学院）研究员，何仁甫长子，蒙古族世医特呼尔氏（何氏）骨科第五代传承人，四川何氏骨科代表性传承人，从事中医骨科临床医疗、教学、科研七十余年，治疗来自国内外的骨伤骨病患者约百万人次，有效率达 95% 以上（图 85）。

1990 年 4 月，何天祥被中华全国总工会授予“全国优秀医务工作者”称号和“五一劳动奖章”；10 月，被国家民委授予“全国民族团结进步先进个人”。1991 年 4 月，被国家人事部、卫生部、中医药管理局确定为“全国继承老中医药专家学术经验指导老师”；10 月，获四川省政府颁发“从事科技工作五十年以上”荣誉证书；11 月，获国务院颁发享受政府特殊津贴证书。1993 年 3 月，被推选为全国人大代表和被评选为全国民族模范。

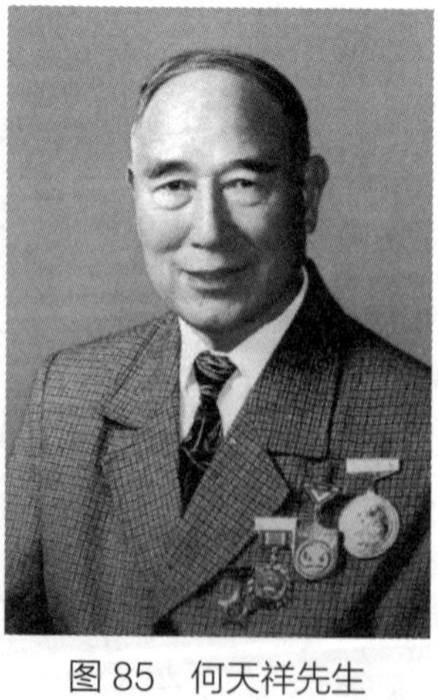

图 85　何天祥先生

2009年10月，被确定为四川省非物质文化遗产——“何天祥传统疗伤手法技艺”项目的代表性传承人。

曾任成都市满蒙人民学习委员会副主任等职务，系中国艺术医学协会名誉会长、中国舞蹈家协会教学委员会委员、国际艺术医学会会员、美国洛杉矶中国传统文化研究院客座教授、四川天祥骨科医院名誉院长。

何天祥从事中医骨伤科诊治七十余年，治疗患者数十万人，由于他骨伤诊断经验丰富，治疗手法独特，方药疗效好，所治疗的患者经得起“跳、转、翻、腾”等大运动量的考验，被海外患者称为“中国骨科圣手”。他的专著论文对从事艺术医学的医生、教师、学生，特别是从事骨伤、骨病、运动损伤的医生具有重要的参考和指导价值。

一、活态传承，创新发展

何氏祖姓特呼尔，蒙古族，素以武功和医术闻名蒙古草原，在长期诊治骨伤的过程中，积累了丰富经验，有广泛影响。

第四代何氏骨科代表人物何仁甫，幼承庭训，师从其父何兴仁习武学医，形成医武世家代代相传体系。以集蒙古何氏骨伤科大成者的何兴仁为首，在20世纪上叶，何氏骨科发展成为四川中医骨科著名学派之一。

何天祥师承其父何仁甫，成为第五代何氏骨科代表人物之一，构成了传承活态流变的显著特点：一是名称来源有悠久的历史沿革；二是传承三代达一百年以上；三是体现了“何氏”以人为核心的技艺、经验、精神的代代赓续，具有客观的衡量标准和定性标准。

从中医的分科角度而言，中医骨科（推拿）传承的活态流变与其他科别诸如内科、针灸科、儿科、妇科、五官科等有所不同，即格外强调“习武通医”“医武结合”的特点，被称为“有功夫的医术”。

按何氏子孙要继承祖传医术的家规，何天祥自然成为何氏骨科的第五代传人。当何天祥来到这个世界时，其父何仁甫28岁。他的降生，给近而立之年的何仁甫带来了一个硕大的希望。这个希望便是，要让何天祥薪火传承，把何氏骨科医术绝学的接力棒从自己手中传下去，而且代不乏人。此时的何仁甫精力充沛，血气方刚，意气风发，望子成龙心切，恨不得把浑身医武之术传于执着家学的儿子。何天祥 6 岁时，何仁甫便开始对他进行习武的启蒙教育，教他练习击、劈、冲、挂、踢、弹、踹、蹬等武术基本动作，甚至给他讲杏林典故，讲前贤的仁德之心与仁德之术，讲族人的剽悍豪爽，讲蒙古草原文化的璀璨——马头琴的琴声悠扬、安代舞的“民间本色”和“癫狂之舞”的特征、民歌“长调”和“短调”的特点。稍长，在父亲的指导下，何天祥练习打沙包、提坛子、举石锁、撞麻杠以及拳和气功等。现龄 94 岁的何天祥，至今依然临床不断，拳不离手，学而不倦，除坚持每天早上的练功，还关注国内外医学研究的前沿动态。

除练习武术，父亲更要求何天祥讲武德，告诉他习武的目的是为了强身健体，提升正骨手法得心应手的功力；而不是与人炫技和竞技，甚至出手伤人。稍长，在练武同时，何天祥一方面向父亲学习何氏手法与经穴等绝技，研习父亲的一系列关于何氏骨科的著述，立下做苍生大医的志向；一方面相继研读《黄帝内经》《本草纲目》《理伤续断秘方》《洗冤录》《世医得效方》《医宗金鉴》《蒙药本草从新》等中医古籍经典，从中汲取营养，构架和完善自我的学识体系。

为将何天祥培养成才，何仁甫用心良苦，倾注心血无数，生怕其经验没有全部授予。在医德的传承方面，何仁甫要求他必须具有“人命千斤，无德不可以为医”“病家痛苦所系，遗留残疾与否至关重要”“割股之心”等品质；在学习方法上，何仁甫要求他有精细的观察能力和敏锐的思维与视觉，甚至让他感悟《黄帝内经》的经典“上知天文，下知地理，中知人事”；在医道方面，高手传招，强调大格局和大境界，希望他不仅辨证施治，而且有《孙子兵法》“出其不意攻其不备”的理念，即在病人不经意和肌肉松弛之时，瞬间施法，整复骨折，达到“患如知矣骨已拢”的境地。

在少年时，何天祥便成为父亲行医的助手。读中学时，何天祥便能治疗一般损伤、骨病，为后来的行医积累了一定的临床经验。“纸上得来终觉浅”，为提高对骨病的认知，包括人体骨骼形状、关节结构、筋骨分布等，父亲常带他去坟场野冢，反复观察尸骨，明了损伤部位的解剖生理机制，这为何天祥后来独步艺术医学与撰写专著《中国艺术形体损伤诊疗学》打下了良好的实验解剖学基础。1956年，何天祥加入当时的医生组织——成都市卫生工作者协会（会员证号2489），并据成都市西城区卫生局146号批文继续在家执业行医，解人困厄，救人疾苦。在父亲带领下，何天祥为戏剧、杂技演员及学员治伤，积累了若干临床经验。1973年，何天祥作为骨伤科专家应聘到四川省舞蹈学校任骨科医生并任舞蹈损伤研究所所长，遂与舞蹈专业结下不解情缘。为防止舞蹈学员的损伤，他长期研究其骨伤及治疗方法，逐步形成理性思考“入舞蹈于医学之中，出医学于舞蹈之外”，为后来的艺术形体（舞蹈演员和学员）损伤诊治与建立新学科——艺术医学打下了坚实基础。

在漫长的行医过程中，何天祥虽历经坎坷和风风雨雨，但不忘初心，一直致力于何氏骨科的推动，特别是“文化大革命”之后，祖国中医药的发展迎来了春天。1983年4月，经何天祥呼吁，“何氏骨科”这个概念性名词的书面使用出现在了四川省第六届人民代表大会上。省人大代表邓自力、宋世永、张秀熟、马识途、陈心波联袂在《发展祖国医学传统，支持振兴中医骨科》建议（见四川省第六届人民代表大会代表建议和意见专用纸第576号）。同年秋，何天祥应邀参加“四川省振兴中医药首次座谈会”，与参会者共同献计献策。鉴于与成都宽窄巷子比邻的清代时的少城永（太）平胡同（因巷中有柿子树而在辛亥革命后改名为柿子巷）10号曾住有名医杜自明（满族）、12号曾住有名医罗裕生（回族）、19号曾住有名医何仁甫（蒙古族），何天祥提出了打造“成都骨科一条街”的建议，希望杜氏、罗氏、何氏这三家的中医骨科遗存得到妥善保护，让满、蒙、回三个民族的“名医精神”发扬光大（如当时有关部门采纳此建议，当与今天的宽窄巷子相映生辉，成为又一个令人瞩目的景点）。有幸的是，杜氏骨科、何氏骨科作为成都文化记忆和文化地标之一，即近年来，有关部门在柿子巷街口立碑勒石以记曰：“闻名全国的四川近代骨科四大流派从这里走出了两家，即以杜自明、杜琼书父女为代表的满族杜氏骨科世家，和以何仁甫与他的3个儿子为代表的蒙古族何氏骨科世家。”

在传承先辈的美德中，何天祥有句口头禅“我是食父母的恩德的”。在他的心目中，医武双馨的父亲十全十美，不仅是偶像，更是学习和推崇的榜样。为此，何天祥不仅在医院塑有“神手佛心”父亲何仁甫像，而且撰写有《蒙古族名医何仁甫及其传人》一文。该文发表在《成都文史资料（第三十辑）——成都少数民族》（四川人民出版社，1997 年）上［后辑录在《成都文史资料选编——教科文卫卷（下）》］，约 8000 字，分“集名家之长，提高医武技能”“学习医经，去芜取精”“注重实践，细查毫末”“苦练武功，巧施手法”“重视科学检查，更重临床辨证”“精细诊断，准确论治”“用药灵活果断”“重医德，育后人”“一身绝技，惠泽病人”“弘扬中医，鞠躬尽瘁”十部分，既是对何仁甫人生的总结，又是对何氏骨科流派传承的总结，同时亦巧合了对父亲“十全十美”的认同感。

除感恩父母，何天祥还感恩滋养他的伟大民族。从 1985 年起，何天祥受成都市满蒙人民学习委员会委托，举办了三期“何氏骨科”培训班，培养满蒙回汉各族学员。他还作为成都市民族宗教委员会委员暨成都市满蒙民族赴外考察团团长，率队到各地考察，集思广益，为成都的满族、蒙古族人谋福祉。1992 年 8 月，何天祥被推荐为成都市满蒙人民学习委员会副主任委员，为满族、蒙古族人民服务。鉴于何天祥为民族团结事业所做出的贡献，1993 年 3 月，被评为全国民族模范赴京参加盛会，受到时任中共中央总书记江泽民的接见。1995 年 4 月，他受到时任中共中央政治局常委、国务院总理李鹏等的接见并合影。

在骨伤医学领域中，何天祥在熟用父学，结合气功、武功，参考“达摩易筋经”等创编组合的“联成拳”基础上，注重保持肩肘腕指通力配合，使劲达手指的手法出神入化，创研了按力学原理整复骨折脱位的手法，即因人因伤量体施法，动静结合，用药侧重外治，固定因形制器，不长期机械固定。他还擅长治疗疑难重症，特别是老年性股骨颈骨折、骨髓炎、骨结核、骨坏死等病症，其成功病例举不胜举。

在对临床医疗的不断探索中，何天祥还从诊断、骨伤手法、骨伤用药、骨折夹固、骨伤功能锻炼、骨伤护理等方面深化了医理，创新了医术，形成了独具一格的学术思想及治疗方法，治愈了来自欧亚非美四大洲、我国港澳台地区及省内外的骨伤骨病患者约百万人次，有效率达95%以上；有演员、运动员近千人损伤经其治愈后，在国内外大赛中夺奖得金。为总结这些临床经验和介绍何氏骨科治疗特色，20世纪70年代，何天祥便在报刊上发表了一系列关于如何治疗骨关节及软组织损伤、颈椎病、腰椎间盘突出症、股骨头缺血性坏死、强直性脊柱炎、痛风性关节炎、骨髓炎、骨结核、化脓性关节炎、骨质增生症、骨质疏松症、风湿性关节炎、类风湿关节炎及舞蹈损伤等方面的论文和科普文章，在业界和社会上有相当大的影响。

在东方艺术医学（又称“艺术形体损伤医学”）领域中，何天祥开疆辟土，没有条件创造条件，走出了一条适合自己发展的道路，使所开创的东方艺术医学成为有别于运动医学的另一个分支而受到学界的关注。他把四川省歌舞团、省舞蹈学校作为自己舞蹈损伤研究的基地，积极发挥主观能动性，研究演员、学员受伤的原因，找到最佳的治疗路径。在向前不断迈步的过程中，他深入研究、整理何氏骨科特色医技，并结合现代科学技术，以推拿、用药、特殊体操三管齐下治疗舞蹈损伤患者，在医术精进的基础上有重大的突破。

在拓展东方艺术医学的具体实践中，何天祥结合长期为演员、运动员等防治损伤的经验与系统研究，感悟了艺术与医学间“灵”与“肉”的关系，提出了借用科学的形体训练来康复伤员的功能、体能与医治相结合所形成的新兴的艺术医学主张，创建了东方艺术医学新学科，展示了以何氏骨科优势与艺术教学同现代科技相结合的“东方艺术医学”的先进性。他渡人金针，念好“好”“快”“美”的“三字经”，诚如四川省文化厅厅长张仲炎在《艺术与医学相映生辉——何天祥研究员艺术医学生涯六十春秋》（四川科学技术出版社，2003年）序中所言：“何天祥研究员凭借家传、蒙医的治伤经验，置身四川省舞蹈学校的科研环境，长期深入舞蹈教学、医舞结合的有利条件（这个‘有利条件’是与学员的同吃同住），以及刻苦的治学精神等得天独厚的方方面面，孜孜探索舞蹈损伤的规律特点，创研了‘好’（治疗质量好，经得起大运动量考验）、‘快’（治疗速度快，避免因伤长期休息，造成形体发胖与‘回功’）、‘美’（治疗保持形体美）的新疗法，提出了‘通医懂舞、医舞结合、边医边舞、寓舞于医、以医促舞’及‘临场征兆性诊断’等新观念、新学说、新疗法，创立了中医艺术医学新学科。”

中国哲学强调整体关联与动态平衡，而何天祥在艺术与医学领域中的探索恰恰具有这样的哲学思辨性和哲学意义，从而形成了他所拥有的辨证治疗学术思想体系与临床应用体系。他的“医舞”系列施治，充满对立统一，堪称医界的不二法宝，在创立的中医艺术医学新学科中起主导作用。在服务具体的病员对象中（特别是艺术形体损伤的被诊治者），他把人体视为一个完整的、相互联系的生命整体，并认为整体包含部分，部分反映整体；部分在整体中的任何变化，将会直接影响整体，而整体的变化亦将影响部分的变化。正是这种感悟，他的一系列创新——“新观念”“新学说”“新疗法”“新学科”具有了哲学意义。

经过长时间的经验积累，特别是对形体损伤临床经验的积累，何天祥不断总结，并上升到一定高度的理性认识。1993 年，四川科学技术出版社出版了他的《中国艺术形体损伤诊治学》专著，填补了中医学在艺术领域里的空白。而他本人亦被誉为“艺术医学开创者和带头人”。正是由于何天祥等艺术医学者的大力倡导和促进，作为全国性专业学术团体——中国艺术医学会 1994 年在北京应运而生，他被推选为副会长，为我国艺术医学事业的发展和艺术表演人才的培养发挥了积极作用。

二、家族医术，走进“非遗”

2004 年 8 月，十届全国人大常委会第十一次会议表决通过了关于批准中国政府加入联合国教科文组织《保护非物质文化遗产公约》的决定，把非物质文化遗产的保护提升到一个崭新的高度。鉴于何氏先辈随军广泛接触满、汉族文化，使何氏骨科在历代相传中不断丰富和发展，及至第四代传人何仁甫，何氏骨科渐融蒙、满、汉族传统骨伤科学及其武学为一体，并汲取近代西医学的长处，医理医技自成体系，具有流派活态活力传承的特征；根据国家出台的一系列关于非物质文化遗产保护的法规，为更加科学有效地保护和传承先辈留下的“何氏骨科”宝贵财富，让何氏骨科这个珍贵的文化记忆之根深扎于民族民间，2009年何天祥申报了源自祖传何氏骨科的“何天祥传统疗伤手法技艺”项目，并成功入选四川省非物质文化遗产名录。他被四川省文化厅颁证命名为四川省非物质文化遗产项目“何天祥传统疗伤手法技艺”的代表性传承人，标志着世代家传的何氏骨科医术走进了《中华人民共和国非物质文化遗产法》保护序列。2011年，四川省非物质文化遗产保护协会颁发了四川省非物质文化遗产——“何天祥传统疗伤手法技艺传习基地”牌，标志着何氏手法技艺的传习有了明确的平台。

“何天祥传统疗伤手法技艺”项目的主要特征如下。

（一）文化特征

“何天祥传统疗伤手法技艺”（以下简称“手法”）有其独特的疗效与自成体系的新颖理论和系统的手治法，包括了传统文化内涵和中医、民族医的精髓，具有传承和发展的重要价值，已享誉海内外。

（二）技术特征

本“手法”是以自身力量与手劲作用于患者身体，诊断到治疗始终贯穿于手治法的整个操作过程中，其特征是正骨上骨介（脱臼复位），理筋，固定手法“不伤而又伤”“不惊动损处”。

1. 保持祖传两百多年的习武行医传统　以武术功力为手治法的物质基础，施法时“手摸心会”，意到气到力到，心手和一，手随心转，法从手出，如无功手法是有形无神（功力）的模仿操作，时间一长，次数一多，则力不从心。

2. 总结“手法”技巧　忌用蛮力，生扳硬压，“过力伤人”，而是巧施手劲，顺乎生理自然，肩肘腕指齐力配合，劲达指端，运用武术稳、准、巧、快的技击技巧，在明解剖识病理的基础上瞬时发力，动作协调连贯，基本一人操作，系统安全，理筋手法，辨筋施治。

3. 创新了运用武术谋略　在辨明损伤机制情况下，心手合一，逆创伤机制，“出其不意，攻其不备”，趁患者心理上不紧张、不注意时“法施骤然人不觉”，以减少整复骨折脱位的阻力；稳准巧快的整复，不再损伤病人局部软组织与气血经脉，使患者损伤小、痛苦少、愈合快，缩短了治疗时间、减少了治疗费用。并尽量避免手术治疗（破坏性治疗），以减少再伤局部肌筋、血管、神经等，甚至断肢“再植、再造”，使患者失去了天生的功能良好的“原件”，这是当今国内外对“术后功能重建的问题”的难点和热点，本“手法”具有破解这一世界性难题的一定的优势。

4. 融汇古今“手法”传统与现代医学、力学、影像学等相结合，提炼出了“手法”按力学原理操作。施法时加长力臂、加大弯矩，以骨折处为受力点，能轻巧地整复骨折，如治疗老年性股骨颈骨折，是术者一手握定患肢大粗隆部及臂外侧，另一手握膝关节缓缓上提，并以此为力点，骨折处为受力点，股骨为力臂，经轻巧用力使其复位。

5. 自制药酒　以自制的药酒为介质按摩推拿，能提高手法药力的透过速率与深透性；更改进金针刺穴为指针点揉经穴，以指代针，接触面宽，点穴准确，循经推拿，联合联动，内伤外损兼治，明显优于单一的手治法，又可避免感染与消除恐惧心理，患者乐意接受。

6. 施法的力度　力量大小，时间、次数、推拿方向、路线、幅度、速度、频率等能因人因伤量体施法，恰中病机，手法科学系统，细腻规范，自成独特体系。

7.“手法”的艺术　发力轻重疾徐，刚柔相济，顺乎生理自然，宛转运用，出神入化，使“患如知矣骨已拢”，“患者不知其苦”，使治疗犹如享受。

三、学术花开，科研果硕

对于何氏骨科流派的传承与发展，何天祥勤于思考，辨证“医武”及“医舞”，注重学科前沿和学科讨论方法，科学梳理，不断总结新观点、提炼新思想、提出新问题、提升新经验，并从中获取进步的力量。在《我从事骨伤医学的经历》（载《成都少数民族》，四川人民出版社，1997 年）一文中，他通过“家学熏陶，父母教诲”“刻苦继承，一肩双挑”“得天独厚，医艺大进”“为民造福，艰苦跋涉”“振兴中医，尽心尽力”“医舞结合，开创中医艺术医学”“发挥中医优势，促进中医走向世界”的记述，总结了心路历程，传递了矢志不渝弘扬何氏骨科学的自信心和决心。

如果说创新是一个民族的灵魂，那么创新也应当是何氏骨科流派更具有生命力的源泉。在传承何氏骨科流派的基础上，何天祥多维思考，创新发展，逐渐成为骨伤医学与艺术医学领域里的“双打”高手，在艺术医学领域中有重大突破。“纸上得来终觉浅，绝知此事要躬行”。数十年来，何天祥醉心舞蹈运动轨迹的研究，常常深入舞蹈训练场，与师生探讨艺术形体损伤诊治规律，交流艺术形体训练技巧与损伤关系，故在创立中医艺术医学新体系方面，他提出了“艺术损伤防治原则与方法”“现场救治与日常医疗”等既治伤又治体的完美疗法。在《骨伤科中药外治法一得》中，他提出了“辨证论治，以药投病”“验证活变，法舞一定”“运用汗法，祛病疗疾”“辨证分明，用药果断”“药无禁制，用如其分”“分头用药，分杀其势”“七点体会”，传达了他对骨伤科中药外治法的理念及经验之谈的信息。

对创新经验的不断总结与理性思考，重要的一环便是著书立说。对此，何天祥尤为看重并具有自觉性，甚至视之为一个学者存在的价值与生命的意义。在他出版的著作中，尤以四十八万字的专著《中国艺术形体损伤诊治学》具有代表性（四川科学技术出版社，1993 年）。该著体现了何氏骨科精粹，提出了艺术医学的国际化等命题，预示了艺术与医学的交融整合是 21 世纪的大趋势。该著“既是他五十余年从事骨伤科诊治经验的结晶，也是我国乃至世界上第一部从中医角度全面、系统论述艺术形体损伤诊治理论的专著”，堪称中医学在艺术沃野中绽放的一朵奇葩，“填补了中医艺术医学空白”。书中首次公开了何天祥数十年研制出来的疗效极好的“何氏系列骨伤方药”，首次提出了临场征兆性诊治的观点和方法。介绍其专著如下：

（一）内容

全书分上、下篇，章节体。上篇为艺术形体损伤诊治学的基础理论，共五章，分别为舞蹈应用解剖、损伤的病因及分类、损伤的诊断、舞蹈损伤治疗的原则和方法，以及舞蹈损伤的预防；下篇为常见各部位损伤的诊治，共五章，分别为上肢损伤、头颈部损伤、躯干损伤、下肢损伤和病例。

（二）要点

1. 倡导动态地学习舞蹈解剖学　结合舞蹈动作、规范要求，合理运用身体与预防损伤。

2. 医舞结合　医生必须深入现场（训练场或舞台），学习分解舞蹈动作的难易及负荷量的大小，对舞蹈错误动作的致伤提出预防措施。

3. 医生要深入教学，了解教学进度、强度以及学员的负荷能力（体质），根据损伤规律、特点与教练切磋，合理安排教学。

4. 医舞结合　首创临场征兆性诊断新说。

5. 寓舞于医康复功能　辨证施法，以医促舞，在治伤过程中始终保持中医特色，局部与整体并重，气血与筋骨同治。

6. 动静结合　边医边练，即上肢损伤练下肢，下肢损伤练上肢，腰部损伤练四肢，既不误练功，又能保持与增强受伤关节的柔韧与灵活性及肌肉的力量。

7. 舞蹈损伤的治疗原则　必须结合舞蹈损伤的规律、特点及专业需要，达到“好”“快”“美”的治疗目的。

8. 寓国际共同标准于医　利于向世界传播交流。

（三）特点

1. 高度重视征兆性诊治。

2. 注重演、学员体质及训练特点论治。

3. 手法与药物并施。

4. 辨证施法，灵活用药。

5. 寓舞于医，以医促舞。

6. 寓国际共同标准于医学，利于世界交流。

（四）影响

该书的影响，诚如四川省科委原主任张廷翰在书序中所言：“本书的问世，标志着中医学领域里又一新型学科——艺术形体损伤诊治学的诞生。何天祥医师作为东方艺术医学的创导者，他来自民间，却已经走向世界，已经得到国内外同行的高度赞许。细读本书你必然会同我一样得出如此结论——这不是偶然的。”1995年，该书获文化部科技进步奖及四川省最优图书奖。

迄今为止，何天祥不仅出版有《中国艺术形体损伤诊治学》，而且作为一种文化现象，还有研究其艺术医学生涯的著作《艺术与医学交相辉映》出版，证明了其论断“艺术与科学相结合，必将产生奇妙的效果”（表1）。

表1　何天祥出版的学术著作

序号	著作名称	出版社名称	出版年月	字数	第几作者	备注
1	中国艺术形体损伤诊治学	四川科学技术出版社	1993.6	48万	1	何浚治整理
2	何天祥正骨经验				1	讲义（3册）
3	何天祥伤筋论治				1	讲义
4	何氏骨科				1	讲义
5	艺术医学				1	讲义

为举办各种培训班而撰写《何天祥正骨经验（3册）》《何天祥伤筋论治》《何氏骨科》《艺术医学》等讲义，是何天祥传承与发展何氏骨科流派的另一种举措。他组织了一系列培训：1985年，为成都满蒙人民学习委员会三英学校举办何氏骨科培训班三期；1991年，受文化部、省文化厅委托，在四川省舞蹈学校举办“全国首届艺术形体损伤防治培训班”；1995年，受四川省少数民族地区卫生发展促进会的委托，举办“四川省民族地区中医骨伤科医生培训班”。他还注重因材施教，为各省市文艺单位及部队、武警举办培训班多期，培养了一大批热爱何氏骨科技艺的学员，其中有的已晋升正高级专业技术职称。

发表学术论文是体现何天祥学术思想与继承、弘扬何氏骨科流派的又一种形式。几十年来，何天祥惜时如金，花甲之年后仍笔耕不辍，著述不止。为减少不必要的干扰，他不惜“得罪”访客，甚至仿明代学者王阳明的“客寓私祝”而拟《客座陈情》“敬陈苦况，谨约时刻，有来访者，十分（钟）为则”贴于家中。正是这样只争朝夕致力于学术研究，他先后撰写论文百余篇，分别发表在国内外医学报刊上。代表性论文有“试论中医学与舞蹈的关系”“谈谈蒙古族正骨医药的发展”“骨伤科中药外治法一得”等（表2）。

表2　何天祥发表的代表性学术论文

序号	论文题目	发表刊物					第几作者
		刊物名称	年份	卷	期	页	
1	老年性股骨颈骨折的中医治疗	广西中医药	1979	2	2	16~17	1
2	浅谈骨髓炎的中药治疗	成都科技	1979		1	41~49	1
3	何天祥外治经验心得	四川中医	1983	1	5	38~39	1
4	Port de bras 练习的生理机制	北京中国艺术医学学术大会论文集	1990	14	4		1
5	Study of the Laws and Characteristics of Dance Injuries	Southern Medical Journal	1992.2			75	1
6	Study of the Nature and Characteristics of Dance Injuries	CURRENT RESEARCH IN ARTS MEDICINE	1993			217	1
7	VALUES OF ON-THE-SPOT PORTENTOUS DIAGNOSIS-PROF. TIAN-XIANG HE'S RESEARCH IN ARTS MEDICINE	The 5th Annual Meeting of the International Association for Dance Medicine & Science	1995.5			67	1
8	何天祥伤科学及艺术医学学术思想述要	四川中医	1996			1~3	1
9	痛风灵湿敷贴治疗痛风性关节炎临床疗效观察	全球远程医疗与国际东西方医学研究	1999			32	1

学术研究是科研的基础。经历一番寒彻骨，何天祥的学术之花，结出了科研之果；科研之果，绽放了学术之花。在“花”与“果”的互动中，何天祥收获了若干科研项目之“果”，并被广为关注与推广。主要科研项目成果如1980年7月，“急慢性骨髓炎的中医治疗”通过省科协组织专家鉴定。1986年，“祛痛强筋丹治疗软组织损伤研究”获四川省文化厅科技进步奖。1988年，研制的“祛痛强筋丹”，经成都军区总医院电镜观察证明，“此药疗效确切”，近期疗效好，远期疗效亦佳……已在文艺、军队、武警等医疗部门推广运用……应用前景广阔，不仅被列入四川省人民政府文化产业招商项目，而且获文化部科技进步奖。1991年，参加完成的课题“舞蹈损伤规律、特点及防治研究”获四川省科学技术进步奖。1993年，完成国家文化部重点科研项目“全国舞蹈损伤规律、特点及防治研究”并被采纳和实施与获国家科委科技进步奖。1996年，参与并主要负责的“髋关节外旋幅测定在舞蹈演员选材中的应用研究”列为国家文化部资助的应用基础项目并获文化部科技进步奖。1995年，作为科研成果的专著《中国艺术形体损伤诊治学》获文化部科技进步奖及四川省最优图书奖（表3）。

表3　何天祥学术科研成果获奖情况

序号	奖励类别	成果名称	获奖时间（年）	奖励等级	颁奖单位	备注
1	科技进步奖	中国艺术形体损伤诊治学	1995	三等	文化部	
2	最佳图书奖	中国艺术形体损伤诊治学	1995		四川省新闻出版局	
3	科技进步奖	祛痛强筋丹治疗软组织损伤研究	1986	二等	四川省文化厅	
4	科技进步奖	祛痛强筋丹治疗软组织损伤研究	1988	四等	文化部	
5	科技进步奖	舞蹈损伤规律、特点及防治研究	1991	二等	四川省人民政府	
6	科技进步奖	舞蹈损伤规律、特点及防治研究	1993	三等	国家科委	
7	科技进步奖	髋关节外旋幅测定在舞蹈演员选材中的应用研究	1996	三等	文化部	负责参与

四、走出国门，传播何氏

几十年来，何天祥以弘扬家学（何氏骨科学）与发展新兴的艺术医学为己任，传承与创新并举。他借助学术交流，走出国门，走上国际讲台，让何氏骨科学的旗帜凌风猎猎。

1992 年 2 月，在美国纽约召开的“首届国际艺术医学大会”是世界艺术医学史上的第一次盛会，具有规模大、规格高、影响广的特点。在 500 多名来自世界各国的专家中，何天祥给大会带去了“何氏”医舞结合的理论和示范性治疗。在登台宣读论文中，何天祥注意“西”（外国的艺术医学）为“我”用，与大会交流者学术接轨，故他通过选择芭蕾舞基训动作及大数据为主讲内容的角度，介绍了中国式的“艺术医学”——中医与艺术相结合的治疗模式。而在这个治疗过程中，“何氏骨科”的辨证理念、辨证施法、辨证用药有着特殊效果，体现了东方医学的科学性、先进性。在学术交流中，何天祥介绍的“首创医舞结合的多学科研究”“科学地研究舞蹈损伤的规律及特点”“研究出治伤又快又好又美的主张艺术效果的完美疗法”等内容，无论是立论，还是论据，乃至结论，均引起与会者共鸣，产生高度认同感，并认为何天祥学术思想与具体的治疗不仅对中国艺术医学是一大贡献，而且促进了世界艺术医学的发展。除学术交流，何天祥还在大会展台上做了示范性治疗。其对象是美国一女钢琴家，右腕肿痛，手指僵麻，屈伸不利，当地诊断为“腱鞘囊肿”。何天祥当即辨证施治，从其弹琴劳累伴有风寒外袭入手，饱蘸随身携带的温经通络、活血散寒药酒推按囊肿以促消散，同时按摩各指关节两侧及掌背侧，边按摩边屈伸，数分钟后立竿见影，患者症状大减。当天下午，何天祥便诊治三十余人，让患者为何氏骨科称奇，甚至大会主席贝吉利到展台祝贺并题词“您成功的经验为在纽约召开的 1992 年国际艺术医学大会增添了光彩”。

鉴于何天祥、何浚治父子的学术造诣和神奇的“何氏”疗效，大会接纳他们为“国际艺术医学协会”会员。何天祥在大会宣读的论文“舞蹈损伤的规律特点与防止研究”引起与会学者的广泛关注，被称为在国际上具有领先水平，载入美国《南方医学》杂志并入选《国际艺术医学最新进展》丛书。美国《侨报》和纽约中文电视台为之给予报道，让何氏骨科学的神奇与何天祥的名字广为传播。

1992 年 3 月，何天祥应美国加州中国传统文化研究院的邀请到洛杉矶举办讲座。对他的到来，除该院发出举办讲座通知，洛杉矶《国际日报》还做了“预热”——专题报道了身怀中国医治艺术形体损伤绝技的专家何天祥的即将到来。3 月 14 日，讲座在好莱坞明星电影演员俱乐部进行，来自美国、印度、伊朗的专家一百余人参加。让听众感受到了何氏骨科学的魅力，体验到了何氏骨科从整体出发、辨证施治的精髓。何天祥还多次拒绝了国外的高薪聘请，宁做“落叶归根”者，不做异国“落地生根”人，以表达他的“中国心”。

1995 年 6 月，何天祥应邀参加在以色列特拉维夫市召开的“世界第五届舞蹈医学年会”。在来自英国、法国、美国、瑞典、荷兰、以色列等国的五百多位专家中，何天祥于学术交流会上就“临场征兆性诊断在艺术医学上的价值”“舞蹈损伤的功能康复”等几个专题同与会者进行交流，引经据典，阐释了何氏骨科学在艺术医学领域中的积极作用。同时，何天祥还应邀在特拉米尔医院进行讲学与会诊。现场诊治时，在外国人的眼中，何天祥就像东方的魔术师，手法运用“轻重开合，高下疾徐，补泄久暂”，体现了何氏“立法于心，施术在手，辨筋施法”独具一格的疗伤技艺，前来观摩的特拉维夫市指压按摩学院的阿米尔医生感慨地说：“让患者一卧、一坐、一旋，一下子便缓解了患者疼痛，中国中医手法真神奇。”以色列《摩阿瑞吾报》为此对何天祥精湛的何氏骨科医术做了整版报道。正是何氏骨科医技的独特，美、德、以色列等国的医生和博士纷纷来四川拜师学技，体验东方中医医术的化腐朽为神奇。迄今，何天祥有一批“洋”学生，他们来自美国、德国、以色列等国家。他们分布在世界各地，对何氏骨科学在全世界的传播、交流起到积极作用（表 4）。此外，何天祥还应邀到我国的台湾、香港、澳门及内蒙古等地进行讲学、义诊，传播何氏骨科学，介绍新型的艺术医学，不乏影响。

表 4　何天祥对外交流情况

序号	交流项目名称	交流国家或地区	交流年月	主要交流内容
1	中医艺术医学	美国	1992.2	舞蹈损伤规律特点及防治研究
2	骨伤病	新加坡	1992.9	痛风性关节炎的辨证论治
3	舞蹈医学	以色列	1995.5	舞蹈文化与舞蹈损伤的治疗
4	音乐医学	英国	1997.3	音乐家损伤医疗与康复
5	音乐医学与健康	澳大利亚	1998.7	音乐对人类的适应能力研究

几十年一路走来，何天祥在传承和发展何氏骨科学中，不仅丰富了家学内涵，而且通过诸多方面的努力创造了艺术医学新型学科，被媒体广泛关注，有大量报道和评介，如 1979 年,《成都日报》发表“全心全意为骨伤病患者服务——记蒙古族骨科医生何天祥”专题文章；1988 年 7 月,《人民日报·海外版》发表“妙手神医赤子心”专题文章；1988 年 10 月,《四川日报》发表有“何天祥发展何氏骨科——治疗舞蹈运动损伤又快又好”专题文章；1993 年,《光明日报》发表“东方艺术医学大师”专题文章；1994 年 3 月,《健康报》发表有“艺术医学的开拓者”专题文章；1997 年,《中国文化报》发表有“何天祥——舞蹈界的护花使者”专题文章，2014 年《民族画报》发表有“何天祥：创建东方艺术医学”并将何天祥作为封面人物刊登，等等。除国内媒体，何天祥也成为国际媒体关注的焦点。

1992 年 2 月，国际首届艺术医学大会在美国纽约召开，来自中、美、法、德、日、瑞典、荷兰等二十多个国家的五百多名专家学者出席会议，何天祥应邀参加并在大会上做题为“舞蹈损伤的规律、特点及防治研究”的演讲，传达了何氏骨科学特色的信息，展示了以中医优势与艺术教学同现代科技相结合的“东方艺术医学”的先进性、科学性，美国纽约《侨报》《联合日报》、中文电视台，美国洛杉矶《国际日报》等为之报道。1995 年 5 月，何天祥出席“世界第五届舞蹈医学年会”，传播艺术医学。

五、搭建舞台，创办医院

四川天祥骨科医院由何天祥于1997年创建，并以其名字“天祥”命名，传达了对何氏骨科保护、传承、发展的信息。该院位于成都市金牛区黄忠横街1号，占地约5亩，建筑面积15000多平方米。1997年，四川省中医药管理局批准注册为省级中医骨伤专科医院；2009年，四川省人民政府公布为“四川省非物质文化遗产——何天祥传统疗伤手法技艺”；2011年，四川省非物质文化遗产保护中心公布为“四川省非物质文化遗产——何天祥传统疗伤手法技艺传习基地”；2013年，四川仁甫何氏骨科技术研究中心颁发“国家中医药管理局何氏骨科流派传承工作室示范门诊”建设单位牌；2014年，国家中医药管理局批准为二级甲等中医专科医院。

四川天祥骨科医院系四川省、成都市及所属各区（县）与资阳市、眉山市、阿坝州、南江、通江、平昌县等的医疗保险、工伤保险、少儿互助金保险、新农村合作医疗保险、铁路医疗保险、中国人寿保险公司和中国平安财产保险股份有限公司四川分公司的医疗定点机构。采用的何氏祖传骨药秘方自制的一系列制剂及专方专药和特色诊疗项目，均属医保报销范围（表5）。

表5　四川天祥骨科医院院内中药制剂

序号	药　名	剂　型	批准文号
1	丹归止痛酒	酒剂	川药制字Z20080705
2	温筋除痹药酒	酒剂	川药制字Z20080706
3	芪竭补肾丸	丸剂	川药制字Z20080709
4	羌独双乌除痹药贴	贴膏剂	川药制字Z20080711
5	寒湿筋痛胶囊	胶囊剂	川药制字Z20080712
6	丹七止痛胶囊	胶囊剂	川药制字Z20080713
7	羌归蠲痹胶囊	胶囊剂	川药制字Z20080714
8	舒筋续断药贴	贴膏剂	川药制字Z20080715
9	独芷止痛散等	散剂	川药制字Z20080718

注：制剂文号批准机构“四川省食品药品监督管理局”

四川天祥骨科医院以何氏骨科技术为主导，医院医疗技术力量雄厚，人员科室配套，诊疗设备先进，注重中西医结合诊疗特色，可对各类骨折、脱位、软组织损伤、骨髓炎、骨结核、股骨头缺血性坏死、关节炎、风湿性关节炎、类风湿关节炎、痛风、骨质增生症、颈椎病、椎间盘突出症、强直性脊柱炎、老年性骨质疏松症、骨关节退行性病变等进行治疗，特别是对于艺术形体损伤及运动损伤的治疗更具优势，在国内乃至世界都处于领先地位并享誉海内外。迄今为止，医院仍保留了“艺术形体损伤研究工作室”这一机构，开展研究、培训系列活动。

四川天祥骨科医院注重硬件设施建设，开放床位300余张，病房设施齐全，配有卫生间、电子呼叫、中心供氧、液晶彩电、空调及热水器等，病房宽敞明亮、温馨舒适；拥有CT、CR、DR、自动生化检测仪、B超、彩超、心电监护等医疗设备，迄今治疗了百万人次以上的海内外病患者，治愈者不计其数。

医院既是何天祥传承与弘扬何氏骨科学的大舞台，又是他创新发展艺术医学的大舞台。在这个大舞台上，何天祥既跳“古典舞”，又跳“芭蕾舞”，让传统医学与艺术医学相得益彰，上演了他人生的一幕又一幕雄浑的舞剧。他特别注重这个“舞台”的搭建，每一砖一瓦都有他的呕心沥血。这个“舞台”的日臻完美，与他浓郁的人本思想、人本主义、人本情怀有直接关系。他治院的方略是“以术兴院，以德济人”，他强调的服务宗旨是“以病人为中心”，他坚持的自信是“酒好不怕巷子深”“不靠广告靠疗效”。医院还建有中国共产党四川天祥骨科医院支部委员会，积极开展“两学一做”等系列活动，以进一步把医务工作者的医德与医院党员为患者服务的核心价值观结合起来，培养人才（表6）。

表6　何天祥弟子

姓名	性别	民族	出生年月	学历	现单位	职务、职称
何浚治	男	蒙古族	1959.5	大学	四川天祥骨科医院	院长、主任中医师

对医院发展的举措，他注重“联”，即成为四川省骨科医院医疗协作单位，成为内江医科学校、重庆三峡医药高等专科学校的实习基地及医院的合作单位（表7）。

表 7　四川天祥骨科医院合作单位

序号	单位名称	单位地址	合作性质
1	四川省骨科医院	四川省成都市	技术协作
2	成都中医药大学附属医院	四川省成都市	技术协作
3	四川省第二中医医院	四川省成都市	技术协作
4	四川省中医研究院	四川省成都市	技术协作
5	重庆三峡医药高等专科学校	重庆市万州区	实习基地
6	内江医科学校	四川省内江市	实习基地

正是因为上述努力的成果，四川天祥骨科医院得到社会好评，患者求医信件数以万计，为弘扬中华传统医学起到积极作用。

六、社会对何天祥的评价（选录）

（一）综合评价

1988 年 7 月 1 日《人民日报海外版》：妙手神医。

1993 年《光明日报》：东方艺术医学大师。

1994 年《健康报》：艺术医学的开拓者。

1997 年《中国文化报》：舞蹈界的护花使者。

2014 年 10 期《民族画报》：何天祥，创建东方艺术医学。

成都市满蒙学会题：民族之鹰。

克洛克（美国驻成都总领事馆领事）：你才是中国传统医学的光荣代表。

桑塔·阿诺依（加拿大西蒙大学教授）：你的工作会给现在和将来众多的舞蹈家带来巨大的好处。

童隆增（美国纽约华侨总商会领袖）：你们的成就就是从艺术医学领域将中医推向世界的成功渠道。

（二）医德评价

韩素音（英籍华人作家）：孜孜不倦，为人民服务。

（三）医术评价

马儒寅（四川省军区凉山军分区原政委）：妙手回春，天德吉祥。

蒋见復（美国加州中国传统文化研究院院长）：手法的确惊人，其他医生无法与之相比。

功夫演员的救星（匾）

舞蹈者的保护神（匾）

（四）学术评价

吴晓邦（中国舞蹈家协会主席）：《中国艺术形体损伤诊治学》这本书从舞蹈损伤的致伤原因、损伤情况、治疗手段到预防办法，乃至舞蹈运动的解剖学原理，方方面面，系统阐述，对专门从事这一工作的“艺术医生”们，无疑是一本值得参考学习的好书。同时，对舞蹈家们来说，它也是很有价值的……此外，人体运动领域的广泛，远远超出了舞蹈范围。对杂技、体育等诸多专业的医生和运动员来说，这本书提供的东西，显然也是十分有用的。（摘自吴晓邦序《中国艺术形体损伤诊治学》）

张廷翰（四川省科委原主任）：《中国艺术形体损伤诊治学》集中、西医和舞蹈损伤诊治之长，从中医药理论和治法的角度，融生理解剖、舞蹈技术、训练管理为一体，对舞蹈损伤的分类、病因、诊断、治疗及预防作了系统的阐述。本书是作者运用中医药理论与方法系统研究舞蹈损伤及防治的一项重要科研成果，是东方艺术医学园地里的一朵奇葩……本书的问世，标志着祖国医学领域里又一新兴的学科——艺术形体损伤诊治学的诞生。（摘自张廷翰序《中国艺术形体损伤诊治学》）

《中国艺术形体损伤诊治学》：本书不仅可供从事艺术医学的医生（如从事舞蹈、戏剧、杂技等专业医生）阅读，对从事骨伤、骨病、运动损伤（包括体育竞技、武术、军事竞技等所致的伤）的医生均有很大的参考价值。

（五）其他评价

迄今仍在临床为骨伤病患者诊疗和指导国家艺术医学重点科研课题，在创建我国中医艺术医学新学科，促进中医走向世界方面有着广泛影响。

何天祥的部分成果和荣誉资料，见图86。

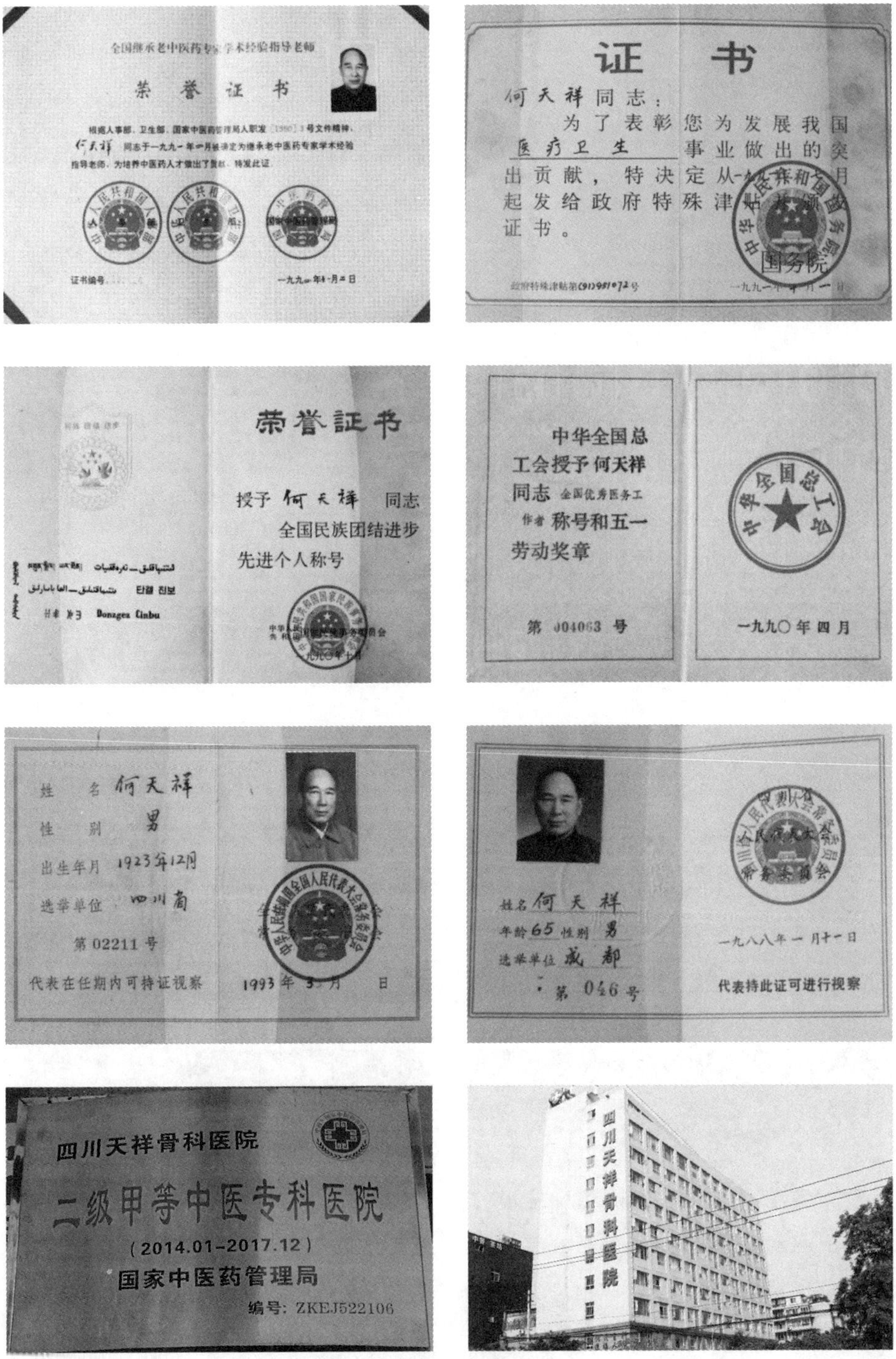

图 86　何天祥的部分成果和荣誉（一）

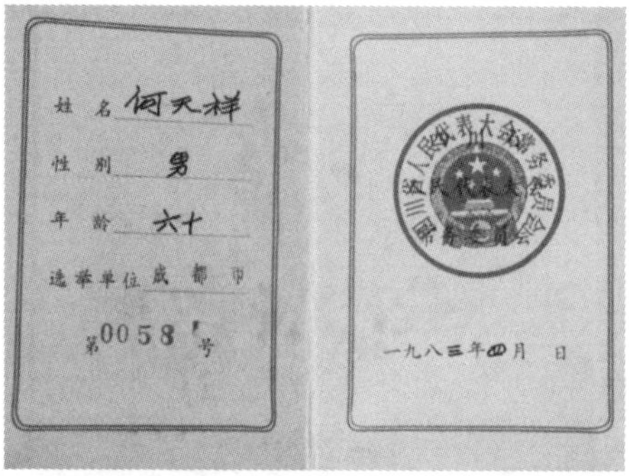

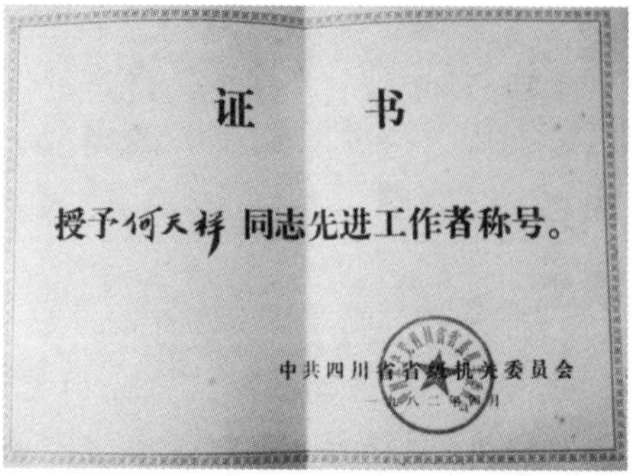

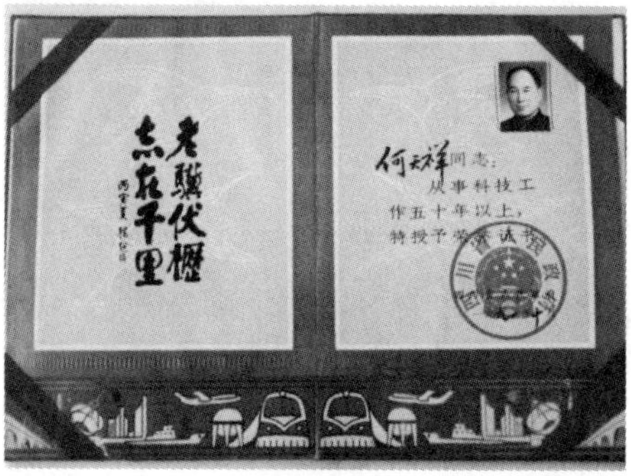

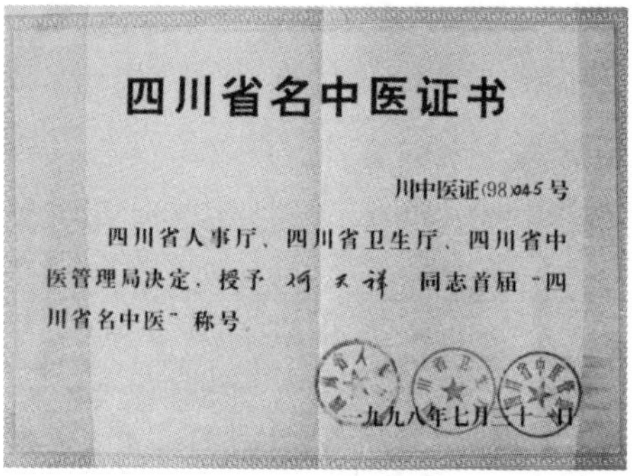

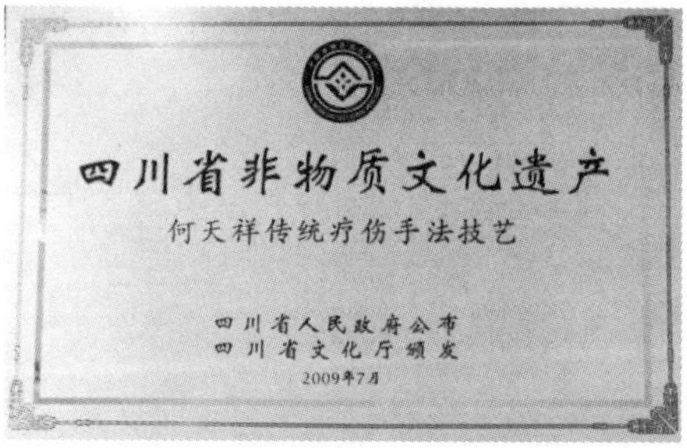

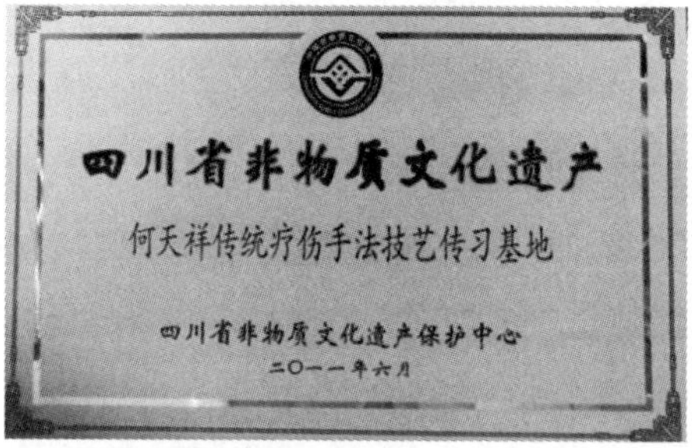

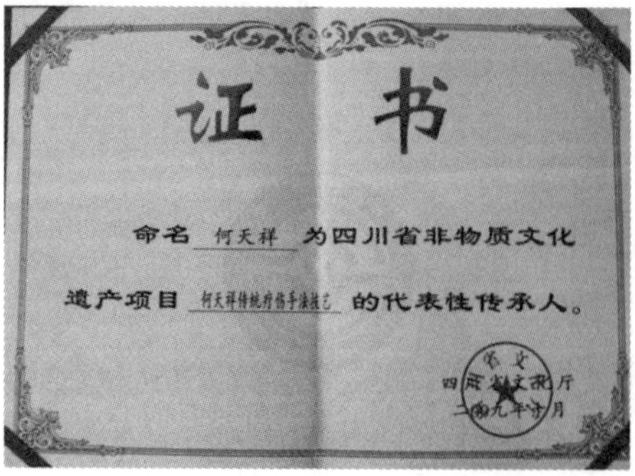

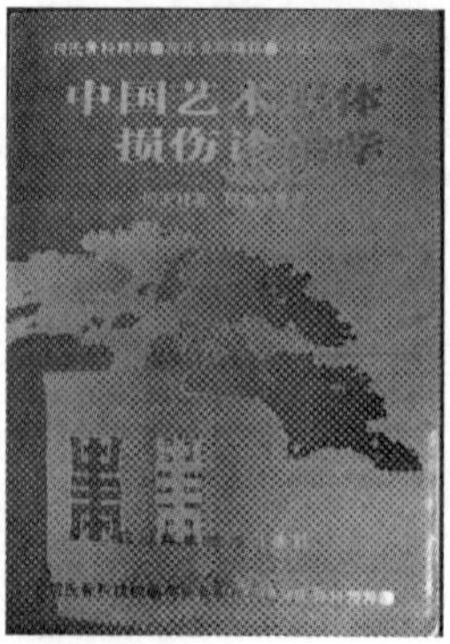

图86 何天祥的部分成果和荣誉（二）

第二节　何天佐

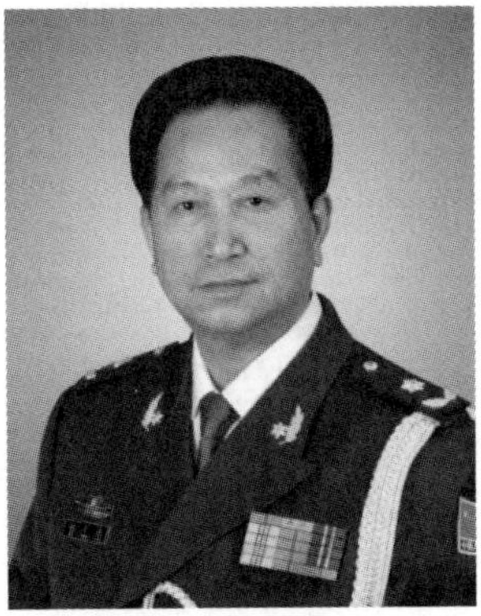

图 87　何天佐先生

何天佐（1941—　），男，蒙古族，何仁甫第四子，蒙古族世医特呼尔氏（何氏）骨科第五代传承人，四川何氏骨科代表性传承人，从事中医骨科临床医疗、教学、科研近 60 年，治疗来自国内外的骨伤骨病患者近百万人次，有效率 95% 以上（图 87）。

解放军现役文职一级、技术一级、军队高级技术专家。1989 年 5 月，获主任医师专业技术职务。1990 年 6 月，获国家人事部颁发的“中青年有突出贡献专家”证书。1993 年 2 月，获国务院颁发的享受政府特殊津贴证书。2000 年 12 月，被国家人事部、卫生部、中医药管理局确定为“全国老中医药专家学术经验继承指导老师”。2005 年 7 月，被中国人民解放军总后勤部评为“全军中医药工作先进个人”。2011 年 6 月，被确定为四川省非物质文化遗产——“何天佐传统中医药正骨疗法”项目的代表性传承人。成都军区八一骨科医院创始人暨院长（2016 年 6 月，经中央军委总政治部批准退休，改任终身名誉院长）。

何天佐系第三届、第四届中国人民解放军中医学会骨伤推拿专业委员会副主任，中国人民解放军军医进修学院硕士研究生导师，中国人民解放军第三届中医学会常务理事，中国人民解放军成都军区中医高级专业技术职务评审委员，中国中医药学会第三届理事会理事。现系国家中医药管理局四川何氏骨科流派传承工作室项目负责人兼主任，国家中医药管理局中医学术流派传承推广基地特聘专家，中华中医学术流派联盟骨伤分盟副理事长，四川仁甫何氏骨科技术研究中心主任。主要医药学实践及学术思想如下：

一、活态传承，创新发展

何天佐的传承体现了活态活力流变的过程：一是传承了“何氏”以人为核心的技艺、经验、精神；二是具有父传子形式且传承三代以上的过程；三是一脉相承的谱系明确、脉络清晰，时间超过百年的客观标准。

何氏祖辈素以武功、医术著称。在活态传承过程中，何天佐体现了何氏骨科“习武通医”“以气行医”“武医结合”的核心价值观。其具体表现：一方面，保留了一般非物质文化遗产的“口口相传”与“手手相传”传承方式，具有相应的活态流变特点、标准；另一方面，不同于一般非物质文化遗产的传承方式，强调具备手法身功（内功）与技巧（外功）基础，特别是指力、掌力、腕力、臂力、气功的综合运用，以便一人在实施正骨手法治疗全过程中，包括在对患者施以拔伸、复位、对正等手法上，不至于因力不从心而虎头蛇尾；再一方面，强调了过硬的武功是骨科医生的必备条件，特别是有“崇尚骑射”“马背上的民族”之称的蒙古族骨科医生，更需要具备“医武不分家”“医武互动，相得益彰”的理念。

何天佐来到这个世界时，其父46岁，给步入中年的何仁甫带来了又一个希望和寄托。何天佐幼年随父练武习医之时，具有起点高、平台好、信息量大的特点，即正值何仁甫过知天命之年，其医道、武术如日中天。对于迷恋家学（医学、武学）的儿子，何仁甫恨不得把一身医武绝学都传授给他，甚至冀盼颇有悟性的儿子继承父亲何兴仁之志，做一名军医官而光耀门庭和祖宗，并在军营中唱响何氏骨科流派的强音。

习武方面，何天佐在父亲悉心指导下，打拳、弄刀、习剑、练气功，深研武术的一招一式、一拳一腿，“夏练三伏，冬练三九”。他虽然不是职业武术家，亦未曾登台“打金章”（民国时期成都流行的比武赛），但却懂得“练拳不练功，到头一场空”的道理，故在练拳打沙包、麻圈、插沙缸等的同时，进行内外功练习，一是练增加掌力的太子筋，二是练易筋经内壮功，感悟武功的一招一式与人体骨骼关节等诸多关系的相互联系，为以后的正骨行医乃至以指代针、指针疗法等的精准度打下了良好基础。

习武的过程，其实也是放飞理想的过程。武术铸就了何天佐后来成为一名军人（医）的灵魂，使他不仅拥有沙场点兵的英雄主义与“飞将军”李广的英雄情结，而且具有鹰翱翔蓝天的志向。

随着武术的习练与年智、心智的不断开发，特别是内心随着蒙文化和儒家思想精神气息的强大，躲藏在心之一隅的“良相”与“良医”的种子同在萌芽（包括其母亲关芬茹对其诸如“甘罗十二当丞相”“周瑜十三拜都督”“张学良十八任少帅”等的励志影响），构成了支撑他的精神、意志源流。考察这个源流，其实是考察它的释义背景：一是要努力体现自我的“成圣心态”与普世抱负，一是要遵命家族（父亲）做“良医”的理想。虽然何天佐不是思想家、理论家，但却有过关于儒家与民族、国家的基本思考，尽管不可能完整，甚至有些碎片化。

在成长过程中，何天佐曾受过“成圣论”的影响，具有成圣论思想质料上的两个要点，一是个我之心为宇宙之心，二是此心应担当德化和救济天下之大任。这个大任，与“良医”倡导的“割股之心”等仁德具有精神同质，当然包括他所接受其父亲的这种精神同质的影响。正是如此，他注意修身和自我的造就，具有“为天地立心，为生民立命，为往圣继绝学，为万世开太平”的理想追求——笔者曾有诗解读其内心密码：“苍穹若容鸿鹄志，拍翅可凌九霄云。”故可以说某个时段，在“良相”与“良医”的选择上，虽然“良相”的砝码在他人生的天平上也许更重一些，但从家族（父亲）要求、理想与其成长时期的人文环境而言，“良医”的气息无疑更强大，即最终决定了他悬壶济世做一代“良医”的人生轨迹。尽管如此，他的这种有志于“大道之行”的普世性，却在做“良医”的过程中主事，使他成为一个与军人、军营、军旗、军队密不可分的“良医”，具有相当的超越性。

耳濡目染，在随父亲习武的过程中，何天佐对父亲那一双既会打拳，又能使病人起死回生的手顶礼膜拜，感到神奇不已，遂逐渐对骨科医学产生兴趣。在父亲指导下，他不仅勤于习武，而且自觉地成为贴心帮手，或整理医案，或抄写资料，或侍诊于左右，或体味辨证论治，或沉湎于家藏的中医药古籍文献中而不断地向父亲提出“十万个为什么”。

在传授骨科医术、医道的同时，父亲何仁甫给他讲天骄成吉思汗，讲《江格尔》长篇英雄史诗，讲金帐武士与蒙古武士选拔的故事，讲草原奔驰的骏马与蓝天翱翔的雄鹰，讲嘎达梅林与吹角联营，讲蒙古谚语“是百灵鸟就要唱出最美的歌调”，讲杏林典故，讲先祖从军与做军医官的荣耀，讲何氏骨科集大成的经验，讲有序传承何氏骨科精神的意义，把“穹庐仰望”“志存高远”“沙场点兵”“医乃仁术”“行医当为良医”“大医精诚”的一道道清泉注入他的心灵，让英雄情结、良医情结在他心中交织成一张理想和抱负的网。

1960年，何天佐因病辍学。在治病的同时，他一方面日习医武功课，一方面随父亲行医，遂成为一名职业骨科医生。他膜拜父亲，视之为精神偶像，以其“不为良相，当为良医”的座右铭砥砺自己，规范自己的行为方式，实现“当为良医”的崇高理想。

在父亲严格训导下，他一方面吮吸家传医学精髓，研读父亲撰写的《特呼尔氏正骨手法》（强调医武不分家、力透腕肱等手法）、《无暇斋正骨经验》（强调用药重在于“活”“变”等经验）、《仁济医话》（介绍重视科技检测、行医体会等）著述以及《何氏骨科集萃》（书稿构建了何氏骨科理论与实践体系，记载了临床疗效，遗恨这些著述与书稿均毁于“文化大革命”）；一方面解析《黄帝内经》所呈现的“整体医学模式”以及张仲景的《伤寒论》、孙思邈的《备急千金方》、蔺道人的《仙授理伤续断秘方》、吴师机的《理瀹骈文》、徐大椿的《用药如同用兵论》及其批注的《徐批外科正宗》等经典医著，始终站在向经典学习的前沿，追求清人吴谦所著《医宗金鉴·正骨心法要旨》中所说的“手随心转，法从手出”的境界，形成“辨证诊断，正骨手法，遣方用药”理念，努力将所学的理论知识与何氏骨科医术、临床经验运用到实践中。他还细心领悟秘法，体验骨科医学中的辩证法，娴熟地掌握祖传医理、医技、医药，把全方位传承何氏骨科视为己任和终极目标。

在传承何氏骨科医德方面，何天佐尊奉父亲为师，效尤古代先贤。他铭记父亲“继承祖业，弘扬家学，活人济世，造福人类”“神农尝百草”“割股之心”“厚德载物”等的教诲（包括母亲关芬茹对其的“岳母刺字”“王祥卧冰”“孟宗哭竹”“仲源泣墓”等训诫德行），孜孜以求临床实践和学术研讨，积极进取，完善“我之为我，自有我在”的独立品格，常怀一颗感恩之心和一片孝顺之情（包括个人出资修建蒙古族世医特呼尔氏祖茔与何仁甫、关芬茹纪念堂和何氏骨科史料馆等），以放大人生价值观的效应。

在传承何氏骨科特色方面，他不断总结提炼父亲的手法与经穴精髓，注重理论特色、诊断特色、治疗特色的求其底里，以“从气论治”损伤治疗的大法入手，辨证论治，高屋建瓴，重视有形之“血”，更重视无形之“气”的临床价值；重视有形之“血”，更重视无形之“气”的理论基础；重视有形之“血”，更重视无形之“气”的历史渊源；关注临床相关各科的学术成就昭示，更强调“重视无形之气”；体会实践研究的成果证实，更探索“重视无形之气”。

在传承何氏骨科正骨疗法方面，他注重外敷分部位用药法，尤其擅长以骨折及脱位瞬间复位法为主，结合拔伸、捺正、折顶、旋转、屈伸、摇晃、挤捏分骨、合骨等表现技法，兼施十指推拿术、联合夹缚固定术及辅以辨证取穴和点穴理筋，不断总结临床经验而形成自己的正骨疗法风格。

在传承何氏骨科方药方面，他注重膏、丹、丸、散、汤、酒、熏洗等剂型的制剂，综合提升了何氏骨科的疗效，使所传承的何氏骨科方药凸显不同凡响的医疗效果，对于患者而言具有价格低、携带便、使用简、疗效快等特点。

除有效活态传承何氏骨科，何天佐不囿于古人，不排斥西医，而是尊崇父辈“医须精药”原则，遵循“中西医合参”的科学理念，创新发展，善于总结，使中医药骨科在与西医检测优势的“合参”过程中，焕发出青春。故在处方、用药、治疗上，他强调辨证施治与生物力学并举的理念，主张“治骨先治肉”“补肾壮骨”方略，并将现代生物力学科学地运用到骨科临床中，研究出“力拔千钧”“瞬间复位”等数十种按摩整复手法，并采用“因形制具”的小夹板、压垫、粘膏等固定骨折，从实践到理论、临床到经验的提升，产生质的认识飞跃。诚如中央民盟副主席、著名学者康振黄所说：“何天佐还从‘损伤一证，专从血论’发展到‘对损伤一证，重视气论’；从‘就骨治骨’发展到‘治骨与治肌肉’的系统结合、整体联系，均在生物医学工程学、生物力学、微循环理论等，提出了有中国特色的科学思想体系，并在临床实践中得到成功的指导运用。”

除在传统中医药骨科领域一显身手，何天佐采用的正骨疗法甚至影响了西医骨科，出现了“中为西用”的事例，即一些西医骨科纷纷结合“何氏骨科”祖传特效方药，以此缩短骨折病人的疗程，最大限度改善病人的肢体功能，使何氏骨科方药成为中西医骨科方药“百花园”中的一朵奇葩，从而提高了“何氏骨科”的推广效果，使之所具有的鲜明民族特色、地域特点、临床特点和理论体系得以整体展示。

在传承与弘扬何氏骨科学的实践中，何天佐妙手回春的案例数不胜数，略举两例。

案例 1：1988 年 5 月，何天佐代表成都军区出席全军骨伤推拿专业学术交流大会，现场演示何氏骨科医理医技。大会为他接来一位患“腰椎小关节紊乱”的患者，患者难以行走，被两人搀扶到场。何天佐当场施用“夹脊振抖法”仅治疗 2 分钟，患者就能站立并独自绕场行走。在场的全军骨科专家、同行无不为何氏骨科的神奇疗效和他的精湛医术而惊叹，特别是杨得志总参谋长拉着何天佐的手说：“过去只听说过你，今天亲眼看了你的演示，佩服，佩服。”

案例 2：成功实施世界首例大熊猫骨科手术。2009 年 10 月，成都大熊猫繁育基地的两岁大熊猫“缘小”，因顽皮而右股骨干骺端粉碎性骨折，定性为世界首例熊猫重症骨折。何天佐根据“治骨先治肉”的何氏骨科学观点，指导医务人员运用何氏骨科“因形制具”的治疗精髓，采用目前最坚固的人用合金钢板重新塑形将熊猫骨折端牢牢固定，经过 3 小时的手术过程，取得了世界首例大熊猫骨科手术的成功。《人民日报》《解放军报》和中央电视台新闻频道、国际频道等数十家媒体为此报道。

此外，1990 年 9 月，何天佐代表军队参加国家卫生部、国家中医药管理局和解放军总后卫生部联合举办的首届中国中医药文化博览会，并作为“全国百名特邀专家”为第三十一届亚运会现场义诊。在现场义诊中，何天佐展示的何氏骨科疗效手法受到中外同行及患者的高度赞扬，《人民日报》《解放军报》对此做了专题报道。

精于医，专于药——这是何天佐传承何氏骨科流派的原则。其研制的新药获得专利，堪称传承并创新发展何氏骨科流派的标志之一。1992 年，何天佐主持的“何氏骨科系列药品开发研究”课题，被国家科委列入“八五”星火计划项目。他还以此积极拓展，走出一条合作共赢的路子，即根据何氏祖传秘方和课题的成功申报，运用现代中医药研制技术，参与创建的四川新基业大通药业有限公司（现名四川厚生天佐药业有限公司）研制的“消肿镇痛膏”“强腰壮骨膏”，经新药评审专家鉴定认为：何氏药膏采用现代高分子材料做基质，生产工艺先进，消除了传统膏剂存放期短、使用不方便和橡胶膏剂易致敏等弊端，填补了中药制剂的有关空白；同时，标志何氏骨科走向了专方专药的产业化道路。2001 年，该药膏获得国家新药批准文号，并获得国家发明专利证书。这在何氏骨科数百年发展史上，首例获得国家批准的新药和知识产权专利。药膏投放市场，应用达一千多万贴，并以“疗效显著、安全便捷”的特点受到病患者的信赖。特别是经全军有关医疗单位使用证实，确认何氏膏药用于部队平时训练中发生的有关创伤具有治疗及时、显效迅速的特点，被列为部队平时或战时卫勤保障药品。

二、家族医术，走进“非遗”

成功申请非物质文化遗产既是何天佐传承与弘扬何氏骨科流派的重要标志，又是何氏骨科流派登堂入室的重要标志。2011 年 6 月，“何天佐传统中医药正骨疗法”项目登上第三批四川省非物质文化遗产名录，由四川省人民政府公布，使之从“家学”变为“社会学”，“何氏意义”具有“社会意义”，受到法律保护。

经查证，以军队医院作为申报单位，并以个人姓名冠名获得省级非物质文化遗产传统医药项目的，全军仅此一例，开了全军医务工作者的先河，成为一种特殊的文化现象，对于加强传统医药类的非物质文化遗产项目的保护、传承具有军（队）地（方）双重意义。2017 年 5 月 23 日，由四川省非物质文化遗产保护协会主办、成都市非物质文化遗产保护协会和成都军区八一骨科医院承办了“四川省非物质文化遗产代表性项目——何天佐传统中医正骨疗法”保护传承专题研讨会，开了主办方举办类似研讨会的先河，在非物质文化遗产保护单位、中医药界、文化界、史志界等领域中具有“跨界”意义和相当的反响（该研讨会成果，详见本书附录《四川省非物质文化遗产代表性项目——“何天佐传统中医药正骨疗法”保护传承专题研讨会成果集》及《四川省非物质文化遗产保护协会会刊》2017年第2期)。

“何天佐传统中医药正骨疗法”项目的主要特征如下。

(一)文化特征

1. 何氏骨科既是家族的，也是军队的，更是国家、民族和人类的。

2. 一个人即使浑身是铁，也打不出几根钉，只有让更多的人掌握自己的祖传医术，才能让何氏骨科医术更广泛地造福人类。

3. 从人类实践的意义上来看，中医药学是现代科学的组成部分，是一门带有中国传统科技和文化色彩的应用学科。

4. 医学的理念应当是“不治已病治未病”，医生的天职是治病救人，既要治愈患者，又要减少患者痛苦，使患者缩短疗程、节约经费，因此，对医学而言，对医生来讲，无论中医还是西医，疗效才是硬道理。

(二)技术特征

1. 辨证诊断　医者须以“熟悉人体之骨骼形态、关节结构，筋肉之分布及附着于骨之起止点”的知识为前提，详问损伤之因、细察行动、双手十指触摸详审。诊断重视局部，更重视整体。

2. 正骨手法　强调医者须以过硬的武功为基础，实施正骨手法整复有移位的骨折或关节脱位时，做到手到、心到、气到和“瞬间复位”，即“气沉丹田，力透肱腕，劲达指端，视之不见，触之如电”，既恢复人体的内在平衡，又尽可能地减轻患者的痛苦和避免产生的整复创伤。

3. 推拿、点穴　其特色一是以拇指操作为主；二是改针刺为指针点穴；三是刚强手法极少用。推拿、点穴的手法强调“位、数、形、势”，“位”指手法作用的部分、穴位和患者的体位，医者与患者的相对位置；“数”指手法的快慢和节律；“形”指推拿施术时所采取的式样；“势”指医者施术时力度和态势。

4. 手法治疗骨病　如采用“何氏夹脊振抖法”治疗腰椎小关节紊乱，主要是以拿、捏、提、弹手法刺激患者前腹壁及其腹肌，使之兴奋亢进，与痉挛的腰部肌肉产生拮抗，从而使腰部肌肉松弛、痉挛缓解，为振抖复位奠定基础。

5. 骨折、脱位的联合外固定　运用独创的“联合外固定理论”，将夹板、绷带、压垫、粘膏等传统外固定器具进行“因形制具”，参照传统中药“君、臣、佐、使”的配伍原理将外固定器具进行组合，确保骨折、脱位整复后的有效固定和功能尽快康复。

6. 遣方用药　依具体伤病辨证遣方用药，强调用药要“活”。在用药方面，以外用药物为主治疗骨伤骨病，并严格遵循祖传方药配伍，分为外用、内服两类，有膏、丹、丸、散、汤、酒、熏洗等剂型，以此为基础研制的中药制剂共 7 类 37 种，其中有的获得国家药品批准文号。在运用外敷药治疗骨伤骨病时，采取了对不同部位、不同症状外敷不同中药的何氏骨科特色方法——“分部位联合用药”，明显提高了治疗效果。

三、学术科研，齐驱并驾

著书立说，既是总结学术、临床经验等及传播渊源家学的集大成，又是评判“当为良医”的客观标准之一。在尽可能全面、科学、系统地总结何氏骨科学方面，何天佐深下功夫。1990~1995 年，他耗时五载，撰写了一百余万字的《何氏骨科学》，由中国中医古籍出版社出版（1993 年出版上卷，1995 年出版下卷）。2009 年，该专著经他修订，新增“首诊检查”“导引”两章，并增加了临床病例分析等内容，由人民卫生出版社出版。该书囊括了何氏骨科学的学术思想和理、法、方、药特色，堪称目前何天佐研究何氏骨科学的最新、最具代表性的成果，扩大了何氏骨科话语权，提升了何氏骨科学术地位，占领了同行业的学术制高点。兹介绍如下。

（一）主要内容

第一篇“何氏骨科概论”，从学术源流、理论特色、首诊检查、导引、习用本草、实用方剂等 6 方面，概括了何氏骨科理论及技术特色；第二篇至第五篇，介绍了何氏骨科对各类骨伤（即外伤性骨折、脱位、软组织损伤及内伤）的诊断和论治；第六篇，阐述何氏骨科对骨病的认识，介绍了何氏骨科对无菌性骨病、骨感染、骨肿瘤、特异性骨关节病的诊断辨证和论治；第七篇，着重介绍了何氏骨科对先天骨疾患和产伤的临床论治。

（二）主要特点

不囿经典，理论新颖，科学性强，应用性凸显，具有认识论与方法论意义。《何氏骨科学》提出的若干新颖独特诊疗原理，既以中医中药学为基础，又应用了西医学、生物力学等学科成果，使之不仅与中国中医学一脉相承，而且具有中医骨科学的当代学术特色。以“损伤一证，固从血论，更当重气”的理论，发展了在中医骨科学中占“统治地位”五百年的“损伤一证，专从血论”这一传统之说，创立“治骨先治肉”理论，既完善了中医“就骨治骨”的传统之说，又以“骨肉系统”认识论，升华了中医骨科学的整体观和辩证思想。此外，应用中医药学理论和生物力学原理，创造性地首次提出中医骨科“联合外固定理论”，以“三维坐标外固定力系”“固定与药物治疗的同一性”等学术主张，丰富了中医骨科外固定研究领域的内容。同时，该著作强调中西结合，具有实用性强特点，从中西医角度论述了各类骨科疾病的病因病理、诊断辨证和治疗，尤其是结合具体疾病，详细介绍了何氏骨科诊疗原理、正骨手法、专方专药的临床应用。何氏骨科独特地将骨科疾病分为“骨伤、骨病和先天骨疾患”三类，不仅符合骨科疾病的临床规律，有利于临床辨证论治，而且廓清了既往模糊不清的临床骨科疾病分类；以重视精、气、神的整体辨证，丰富了传统中医骨科习用的“局部辨证”；主张骨科疾病“外治为主，内治为辅”“骨伤，手法治疗在先；骨病，药物治疗为主”，改变了传统的治疗观念；以“分部位联合用药”改变了传统的“各部位单一用药”；创立了“瞬间复位法”“夹脊振抖法”等何氏正骨手法；以“联合外固定理论”为指导，因形制具，辨伤选用外固定器材，不仅提高了骨折、脱位的外固定效率，而且成功地实施“点受力为主，而又点面结合”的外固定，较好地解决了石膏或普通小夹板对关节或近关节骨折不易有效固定的难题。何氏骨科历代总结的数十种专方专药有膏、丹、丸、散、酒、胶囊等，剂型丰富，对于骨质增生症、颈腰椎病、无菌性股骨头缺血性坏死、骨折久治不愈等诸多疑难伤病的治疗具有独特显著疗效。

（三）主要影响

据成果查新结论显示，《何氏骨科学》具有国内领先效应。按国家医药卫生科技查新规定，经成都军区医学情报检索中心对1975~1999年国家图书馆公共目录进行INITERET查询，在1975~1999年解放军医学图书馆公共查询目录中的R274（中医骨科）、R68（骨科学）、R238.1（骨肿瘤）逐一浏览，并手检《全国科技新书目录》1980~1999年的R274、R68、R238.1目录，检索结果表明：国内关于中医骨科学专著近年共检出55部［包括《何氏骨科学（上、下卷）》］，其中除《中医骨科学》类教材以外，以某姓氏编著的专著多以记载某氏在中医骨科某方面的独特临床治疗经验，未见有像《何氏骨科学》这样以某姓氏命名的较大型、较全面的中医骨科学专著。

由《何氏骨科学》的内容和特点可知，何氏骨科不仅学术思想独特，而且医理医技自成体系。因此《何氏骨科学》既是何氏骨科历代实践经验的理性升华，又展示了何氏骨科有别于其他中医骨科学派的学术构架。该书系统地介绍了何氏骨科医理医技的具体应用，书中既有何氏祖传实践经验总结，又有作者的临床实践体会和学术见解，堪称何氏骨科数百年发展史上的第一部专著，亦是何氏骨科学派的当代学术标志。2014~2017年连续三届“中国成都国际非物质文化遗产节”（第4~6届），该书均成为“国际非物质文化遗产展”中“民族医药厅”唯一亮相的中医学术流派专著。

除《何氏骨科学》专著，2011年10月，四川仁甫何氏骨科技术研究中心（以下简称“中心”）与成都军区八一骨科医院（以下简称“八一骨科医院”）整理、编印了《何氏骨科临床学术论文集》，由中心理事长郑伟华主编，收录论文110篇，近30万字。2012年9月，中心与八一骨科医院整理、编印了《何氏骨科暨何天佐传统中医药正骨疗法骨科临床影像资料选编》（以下简称《资料选编》）。何天佐为《资料选编》主审。该《资料选编》在对成都军区八一骨科医院建院近30年的数千张第一手骨科临床影像资料进行分类和整理分析的基础上，精选出近1000张骨科临床诊断检查、治疗前后对比等典型影像图片，分为骨折和脱位、无菌性骨病、骨感染、骨肿瘤、特异性骨关节病、先天骨疾患、少见骨病、其他系统疾病等八部分，总结了四川何氏骨科流派临床经验，促进了何氏骨科传人对骨伤骨病诊断、动态观察疗效以及评估预后的水平之提高。该《资料选编》的特点是注重实用性、可读性和规范性，针对每类骨伤骨病，结合图片讨论点评，图文并茂，内容丰富，堪称四川何氏骨科流派近四百年发展史上，以及“何天佐传统中医药正骨疗法”自 2011 年 6 月成为四川非物质文化遗产以来，尤其是 2012 年 11 月四川何氏骨科流派传承工作室获得国家批准后，第一本四川何氏骨科流派骨科临床影像资料总结。

迄今为止，何天佐出版著作有《何氏骨科学》《蒙古族伤科何天佐》《何天佐医论医案集》等。

除出版著作，何天佐还推出包括教材在内的一系列学术成果。2013 年 5 月，四川何氏骨科流派传承工作室与重庆三峡医药高等专科学校、成都军区八一骨科医院和四川仁甫何氏骨科技术研究中心联合编写了《何氏骨科学概论》，作为教材编写单位联合举办的“重庆三峡医药高等专科学校四川何氏骨科流派传习班”的第一本校本教材，使何氏骨科拓展了一个崭新领域。该教材以力求培养职业技术能力强、综合素质高、具有四川何氏骨科流派特色的应用型专科人才为目的，以切合市场需求、就业导向、精简理论、注重实践为原则，以《何氏骨科学》《蒙古族伤科何天佐》《中医骨病学》等学术专著和教材为基础，同时吸收中医骨科学发展新成果，以 17 个学习情境、28 个子情境，分为何氏骨科源流与学术观点、何氏骨科临床应用基础、何氏骨科治疗骨伤与骨病特色、何氏骨科医案节选四大板块。主要论述何氏骨科的渊源、发展概况和独具特色的学术观点，包括临床实践积累的首诊检查、临床用药和导引方面的经验心得，以及临床疗效显著的何氏骨科治伤手法和对各种常见骨病的诊治方法，并收录体现何氏骨科诊治特色的典型医案。此外，早在 1989 年 11 月，何天佐为中国人民解放军总后勤部卫生部“全军何氏正骨学习班”分别著有讲义和编辑有《资料汇编》。2006 年，何天佐主审的由八一骨科医院编写的《基层部队常见骨伤科病防治》教材问世。这些教材，为军队培训骨科人才，推进军队中医药人才“十百千万”战略工程起到积极的作用（表 8）。

表 8　何天佐主编或参编学术著作

序号	著作名称	出版社名称	出版年月	版次	第几作者	备注
1	全军何氏正骨学习班教材	解放军总后勤部卫生部印制	1989.10	1	1	主编
2	何氏骨科学·上卷	中医古籍出版社	1993.6	1	1	
3	何氏骨科学·下卷	中医古籍出版社	1995.12	1	1	
4	基层部队常见骨伤骨病防治（教材）	成都军区后勤部卫生部印制	2006.7	1	主审	
5	蒙古族伤科何天佐	人民卫生出版社	2008.7	1	编著	王勇、马云等整理
6	伤科集成	人民卫生出版社	2009.7	2	特约编委	
7	何氏骨科学	人民卫生出版社	2009.9	1	1	
8	何氏骨科临床学术论文集	四川仁甫何氏骨科技术研究中心印制	2011.10	1	主审	郑伟华主编
9	蒙古族世医特呼尔氏何氏骨科史料集（1）	四川仁甫何氏骨科技术研究中心印制	2012.8	1	主审	郑伟华主编
10	何氏骨科暨何天佐传统中医药正骨疗法骨科临床影像资料选编	成都军区八一骨科医院印制	2012.9	1	主审	马云主编
11	何氏骨科学概论（重庆三峡医药高等专科学校教材）	重庆三峡医药高等专科学校印制教材	2013.5	1	主编	
12	何天佐医论医案集	中国中医药出版社	2016.2	1	主审	王勇、马云主编
13	川派中医药源流与发展	中国中医药出版社	2016.10	1	参与编写	

在学术刊物发表论文与在有关论坛交流学术论文，是何天佐传承弘扬何氏骨科流派的另一部分成果。其代表性论文有“论中医药学在新经济时代的生命力和发展前景”“何氏‘治骨先治肉’原理及应用”“强腰壮骨膏动物实验及临床研究”“骨科联合外固定法及其临床研究”“何氏夹脊振抖法治疗腰

椎小关节紊乱”“半月板异体移植的临床应用进展”等，其中的“何氏治骨先治肉原理及应用”获1997年度军队科技进步奖及美国纽约国际传统医学杰出论文奖，“何氏夹脊振抖法治疗腰椎小关节紊乱”在“第三十一届国际军事医学大会”上交流。他发表或宣读的论文达数十篇，有广泛影响（表9）。

表9　何天佐发表的代表性学术论文

序号	论文题目	发表刊物					第几作者
		刊物名称	年	卷	期	页	
1	肩周炎论治	四川中医	1983				1
2	骨髓炎辨证论治	大自然探索	1985				1
3	夹脊振抖法治疗腰椎小关节紊乱	腰腿痛杂志	1989				1
4	骨结核辨证论治	人民军医	1990				1
5	骨科联合外固定法及其应用	中国中医药学报	1991				1
6	何氏夹脊振抖法治疗腰椎小关节紊乱	第三十一届国际军事医学大会	1996				1
7	论中医药学在新经济时代的生命力和发展前景	湖南省21世纪骨科论坛	2004				1
8	关节镜辅助下胫骨髁间棘撕脱性骨折的手术治疗	中国骨伤	2006	19	6	338	3
9	应用荧光蛋白示踪组织工程骨体外构建的实验研究	中华创伤骨科杂志	2006	8	3	261	3
10	肿痛宁胶囊在断指（趾）再植中的临床应用	西南国防医药	2007	17	5	598	3
11	半月板异体移植的临床应用进展	中国骨与关节损伤杂志	2007	22	2	172	2

何天佐注重“两手抓，两手硬”，他在一手抓学术的同时，一手抓科研成果。1996~2000年，他获军队科技成果奖和国际学术交流奖计8项。他承担的“强腰壮骨膏动物实验及临床研究”“骨科联合外固定法及其临床应用”“何氏夹脊振抖法治疗腰椎小关节紊乱”“何氏‘治骨先治肉’理论及应用”等科研

课题以及学术专著《何氏骨科学》，先后获得军队科技成果奖；何氏骨科外用膏药与学术论文“何氏治骨先治肉原理及应用”，1997 年获美国纽约国际传统医学杰出产品金奖和杰出论文奖；消肿镇痛膏、强腰壮骨膏获 2000 年度香港国际新产品新技术博览会金奖（表 10）。

表 10　何天佐学术科研成果获奖情况

序号	奖励类别	成果名称	获奖时间	奖励等级	颁奖单位	第几完成人
1	解放军科技进步奖	强腰壮骨膏动物实验及临床应用	1995.3	三等	成都军区	1
2	解放军科技进步奖	骨科联合外固定法及其应用	1997	四等	成都军区	1
3	解放军科技进步奖	何氏“治骨先治肉”理论及应用	1998	四等	成都军区	1
4	解放军医疗成果奖	何氏骨科学	1998.6	三等	成都军区	1
5	四川省科技成果	强腰壮骨膏应用研究与开发	2003		四川省科技厅	1
6	中国中西医结学会科学技术奖	中西医结合微创技术治疗膝关节内骨折的临床应用研究	2007	三等	中国中西医结合学会	2

四、何氏传播，军地前沿

作为军人，何天佐受《高山下的花环》影响；作为军医，他受“不为良相，但为良医”的文化熏陶以及先祖的影响。为了释放感恩情怀，给“八一”增光，让军旗添彩，何天佐有一个愿景，那就是让何氏骨科医学之花美丽军旗。为实现这个愿景，他顺应时代发展潮流，突破祖传“何氏骨科只传子”的家规，为军队和地方培养了大批中医骨科人才。自 1989 年起，解放军总后卫生部连续 13 年举办“全军何氏正骨学习班”“师带徒学习班”，学员来自全军各军、兵种，每届都由何天佐主讲和临床带教，为全军培养富有何氏骨科技术特色的中医骨科临床技术骨干300余名。

在坚持开展军民共建活动中，何天佐坚持与时俱进观念，开门办学，因人施教，有教无类，效尤孔子“弟子三千，贤人七十二”。迄今为止，他接收了省内外数十家医疗单位临床进修生和成都中医药大学、成都体育大学运动医学系、重庆万州中医学校、成都中医学校毕业实习生千余人，学员遍布全川近百个单位。他把为国家、为军队培养人才视为为何氏骨科培养新一代传人，将祖传医术和自己的丰富经验传授给军队和地方学员。他的言传身教与传承何氏流派“厚德载物”的襟怀，使许多学员学有所成，有的甚至脱颖而出、翘楚一方、造福一地，让何氏骨科流派源远流长（表11）。

表11　何天佐弟子

序号	姓　名	性别	民族	出生年月	学历	学位	供职单位	职务、职称
1	马　云	男	蒙古	1963.10	大学专科		成都军区八一骨科医院	院长、主任医师
2	赵育刚	男	汉	1964.12	大学本科	学士	成都军区八一骨科医院	副院长、主任医师
3	贺前松	男	汉	1974.05	博士	博士	成都军区八一骨科医院	科主任、副主任医师
4.	李国帅	男	汉	1978.01	大学本科	学士	成都军区八一骨科医院	科主任、副主任医师
5	邬　强	男	汉	1968.08	大学本科	学士	成都军区八一骨科医院	副主任医师
6	汤义成	男	汉	1945.11	大学专科		海南骨科医院	副主任医师
7	李澄清	男	汉	1956.05	大学本科		厦门思明区梧村骨科医院	院长、副主任医师
8	朱晓东	男	汉	1965.11	大学本科	学士	衡阳市康阳骨科医院	副院长、副主任医师
9	陈亚东	男	汉	1979.02	大学专科		益阳亚东康复医院	院长
10	张俊堂	男	汉	1965.08	大学专科		解放军海军司令部门诊部	主治医师

何天佐传承与弘扬何氏骨科还有一个理想，那就是把何氏骨科学旗帜插上国际学术论坛主峰。1996 年 10 月，他作为中央军委确定的全军 10 名中医专家和成都军区的唯一代表，参加“第三十一届国际军事医学大会”。这是一个世界性的军事医学学术交流盛会，具有规模大、范围广、规格高、交流面宽、学术性强的特点。大会期间，何天佐不仅交流学术论文“何氏夹脊振抖法治疗腰椎小关节紊乱”，而且现场演示何氏骨科的夹脊振抖法。其精湛的医术和成功的演示，受到中外专家学者和军委领导的高度称赞，让独具特色的何氏骨科在军内产生了积极影响。1990 年 10 月，何天佐站在新加坡中医师公会讲坛上，向来自四面八方的专家学者做何氏骨科专题讲座。2004 年，何天佐应邀参加了“湖南省军地 21 世纪中西医骨科高级学术论坛”，在“论中医医学在新经济时代的生命力和发展前景”的学术报告中，针对中西医结合中存在的学术之争，率先提出了“疗效才是硬道理”“中西医互补”等业界关注的观点，得到与会者的点赞。

五、学科建设，引领高地

何氏骨科流派从发轫至今，历时三百余年，无疑是中华医学的一座所罗门宝矿。欲代代赓续和发扬光大何氏骨科，扩大其在传统中医领域中的话语权，必须将其上升为“学”的范畴进行研究，使之逐步成为一个学科体系。作为学科建设，自然应当遵循规律，注重方式方法，不仅需要循序渐进及可持续发展的战略思考，更需要实实在在的文化自觉性。

在学科高地建设上，为了加速四川何氏骨科流派的发展，探索现代社会条件下中医传统骨科疗法保护传承的新路子，何天佐和他的团队抓住发展机遇，通过搭建“一中心、一室、一网、三馆、六站”的平台，构筑了学科建设体系和何氏骨科流派传播、推广体系，形成了研究史料与研究载体的互补之势，为进一步厘清何氏骨科源流，把握传承脉络，理顺发展思路，唱响“何氏骨科流派”最强音等起到积极作用。其一系列有效举措：2010 年 11 月，经四川省科技厅批准，由四川省民政厅注册，成立了属于科技类民办非企业法人单位的四川仁甫何氏骨科技术研究中心；2013年12月，经国家中医药管理局批准，成立了由四川仁甫何氏骨科技术研究中心、成都军区八一骨科医院、四川天祥骨科医院联合申报的四川何氏骨科流派传承工作室（该工作室是我国首批64家中医学术流派传承工作室之一，亦是四川省唯一的国家级中医骨科学术流派传承工作室）；2014年4月，借助“互联网+”，建立了何氏骨科网和成都军区八一骨科医院官方微信；2003年4月，修建了何氏骨科史料馆，并由四川省地方志编纂委员会监制《蒙古族世医特呼尔氏史略》碑；2006年12月，修建了成都军区八一骨科医院史料馆；2013年12月，在成都国际非物质文化遗产博览园开辟了长久性“四川何氏骨科流派展馆”；2013年12月，经国家中医药管理局中医学术流派传承推广基地批准，成立了成都军区八一骨科医院、四川天祥骨科医院、福建厦门思明区梧村骨科医院、海南骨科医院、湖南衡阳市康阳骨科医院、湖南益阳市亚东康复医院等6个何氏骨科流派传承工作站，接受四川何氏骨科流派传承工作室的业务指导和阶段考核，使传承具有个体变群体、家族变社会的特征。2016年12月，四川何氏骨科流派传承工作室建设项目通过了国家中医药管理局组织的验收，标志着何氏骨科的传承、发展、推广更上一层楼。（四川何氏骨科科流派传承工作室介绍详见本书“附录”）

目前，“三馆”已接待专业人士和一般观众上千人次，有效地传播了何氏骨科流派的历程，在业界和社会有相当的影响。“中心”积极贯彻“中西医并重发展，支持中医药事业发展”的战略方针，依法保护、传承和弘扬何氏骨科文化遗产，落实《四川省中医药条例》《四川省贯彻中医药发展战略规划纲要》《四川省中医药大健康产业十三五发展规划》提出的要求。目前，“中心”整理了何氏骨科流派史实，编印了《蒙古族世医特呼尔氏何氏骨科史料辑（一）》，协助八一骨科医院成功申报“何天佐传统中医药正骨疗法”的非物质文化遗产项目，指导、协助湖南衡阳市康阳骨科医院、福建厦门思明区梧村骨科医院于2013年分别成功申报“何天佐传统中医药正骨疗法”非物质文化遗产项目，建立四川仁甫何氏骨科技术中心商标档案，配合规范何氏骨科专方专药专剂7类35个，研制国家新药两个，编印《何氏骨科学概论》教材，与内蒙古国际蒙医医院签署技术交流、人才培养战略协议，参加“第四届国际非物质文化遗产节”，召开“四川何氏骨科流派传承工作室建设项目”论证会，组织即将完成国家中医药管理局中医学术流派传承推广基地下达的《四川何氏骨科流派史实研究》课题，确立四川仁甫何氏骨科技术研究的整体思路。“传承工作室”制订落实了国家《中医学术流派传承工作室建设项目实施方案》，明确了中短期建设项目任务，协助国家中医药管理局中医学术流派传承推广基地编印了《四川何氏骨科流派专辑》，与重庆三峡医药高等专科学校、福建厦门思明区梧村骨科医院、海南骨科医院、湖南衡阳市康阳骨科医院、湖南益阳市亚东康复医院、厚生天佐药业有限公司、成都美迪影像传媒等达成建设项目协议，以培训人才、科研孵化、整合资源、全面推广应用何氏骨科技术，使何氏骨科发展逐步形成多元化格局，把何氏骨科学研究提升到一个新的高度。

六、军地旗帜，八一骨科

何氏先辈特呼尔氏系蒙古族医武世家，代有任军中医官者，已成为家族中的至高荣耀。1981年11月，何天佐圆了继承先祖跻身军医行列的梦，即被成都军区作为骨科人才特招入伍，成为成都军区体工大队军医。1986年10月，经成都军区有关部门批准，在军区体工队卫生所的基础上，成立全军第一所骨科专科医院——成都军区八一骨科医院（以下简称“八一骨科医院”），系军队事业单位，何天佐被任命为院长。

八一骨科医院位于成都市青羊区武都路3号，与成都军区（今西部战区）仅一墙之隔。此处清代时便为北较场（“较场”亦写作校场或教场），系较射演武和驻军之地。无独有偶，距此几里地的清代满城（习称少城）附近当时便是八旗兵丁月操、秋操及将军亲临大阅的地方，称为西较场。何天佐的爷爷何兴仁曾在西较场任过八旗军医官。这是一个巧合或许是一种注定，让何天佐这位隔代军医官每每想起总是百感交集。尽管“鸿雁向蓝天，天空多遥远”，但他“心中是北方家乡”。为此，何天佐在医院楼顶盖起了属于医院的标志蒙古包，让包门向着北方——让感恩父母、怀念先祖、情寄草原、追溯民族之源的思绪环绕，并预示他的立誓：让源自蒙古族的特呼尔氏（何氏）骨科学发扬光大，让源自蒙古草原的特呼尔氏（何氏）骨科流派源远流长。

八一骨科医院建院31年来，坚持“自力更生，科学发展”，从一个“三无”（无资金、无场地、无设备）、“三有”（三名医务人员）的卫生所发展成为西南地区规模最大的现代化骨科医院之一。现年门诊量近40万人次，年总收入超过3亿元。2005年7月，因在军队中医药工作中成绩突出，八一骨科医院被中国人民解放军总后勤部授予“全军中医药工作先进单位”。2014年12月，八一骨科医院获得国家医疗机构执业许可证。2015年1月，八一骨科医院经国家中医药管理局批准为三级甲等中医专科医院（四川仅有的两所三级甲等中医专科医院之一），成为目前全军第一所规模最大、级别最高的专业骨科医院。

尽管八一骨科医院名满军地，但作为院长的何天佐和他的团队并不满足现状，仍在做大做强的路子上一步一个脚印地前进。2016年9月，八一骨科医院与成都郫县安德镇人民政府签署了《四川何氏骨科流派推广基地项目投资框架协议书》，计划投资2亿元，占地116亩，拟建四川何氏骨科文化博物馆、技术研究与培训中心、医养中心，集技术培训、流派研究、科研研发、学术交流、文化传播、医养结合为一体，进一步推广何氏骨科流派，在《中华人民共和国非物质文化遗产法》和相关法规的保护、规范下打好“何氏”的“非遗”牌。

医院既是传承何氏骨科的阵地，又是传播何氏骨科的根据地；既是使何氏骨科医学医药惠及军地病患者的重要载体，又是“何天佐传统中医药正骨疗法”发展的平台以及作为四川省非物质文化遗产项目的保护责任单位和传习基地。故何天佐十分强调医院建设和社会功能的积极发挥，注重把所拥有的非物质文化遗产项目保护与中医药优秀传统文化传承的整合，使之成为传承与弘扬何氏骨科在经费、人才、临床经验积累等方面的保障体系，做大非物质文化遗产项目这个“点”服务于军地“面”。在此过程中，他努力推广何氏骨科特色技术，保护何氏“非遗”这张品牌，注重实践和科学管理，凸显军地医院特色，使医院逐步成为集医疗、康复、保健、教学、科研“五位一体”的现代化骨科医院，很好地实现“救死扶伤，全心全意为军民服务”的建院宗旨。

在医院，何天佐强调发挥何氏骨科的诊疗特点，坚持以“四川何氏骨科为主导，中西医相结合”的发展方向，以此形成八一骨科医院治疗特色，主治骨伤、骨病、先天骨疾患等病症，骨伤包括骨折，关节脱位，软组织损伤，四肢离断伤，血管神经损伤，气伤，血伤，气血两伤，经络伤，脏腑伤等；骨病包括网球肘，腱鞘炎，肌筋膜炎，颈肩腰腿痛，腰肌劳损，颈腰椎间盘突（膨）出症，骨质增生症，老年关节退行性改变，股骨头坏死，风湿性关节炎，骨结核，骨髓炎等；先天骨疾患包括先天性髋关节脱位，先天性马蹄内、外翻等。其中，中医疗法包括运用何氏骨科祖传正骨、点穴、推拿等手法和专方专药；西医疗法包括开展各类骨折内固定治疗手术，断肢断指（趾）再植手术，血管神经离断（损伤）的吻合（修复）手术，脊柱关节骨病微创手术。尤其是手术前或手术后，辅以何氏骨科药物和康复治疗，对于恢复肢体关节功能和预防复发，具有单纯手术、西药治疗不可替代的疗效，体现了八一骨科医院西医疗法的何氏骨科特色。康复疗法包括应用针灸、推拿、熏洗、牵引、微波、低周波、TDP（特定电磁波谱）等物理疗法，进行各种创伤修复、功能康复，以及各种骨病的治疗。尤其是将推拿、微波、熏洗、TDP等，与何氏骨科专方专药相结合，具有单纯物理疗法不可替代的良好疗效，体现八一骨科医院康复理疗的何氏骨科特色。

除突出治疗特色外，医院还注重与之匹配的专方专药，即指以何氏骨科验方为基础，由具有GMP资质的制药企业按现代中药制剂生产加工规范制成的中药成品制剂，分别为膏、丹、丸、散、酒、熏洗、胶囊等7类共35个。这些专方专药，军内外医院业已应用30年以上，疗效确切，均系四川省和成都市社会基本医疗保险报销药品（表12）。

表 12　成都军区八一骨科医院院内中药制剂

序号	制剂名称	剂型	制剂标准编号	制剂批准文号	备注
1	消肿止痛散	外敷散剂	CJFB-Z-2011-049	成制字（2011）F03030	规格 1
	消肿止痛散	外敷散剂	CJFB-Z-2011-050	成制字（2011）F03031	规格 2
2	续断接骨散	外敷散剂	CJFB-Z-2011-053	成制字（2011）F03033	规格 1
	续断接骨散	外敷散剂	CJFB-Z-2011-054	成制字（2011）F03034	规格 2
3	肩舒散	外敷散剂	CJFB-Z-2011-030	成制字（2011）F03010	规格 1
	肩舒散	外敷散剂	CJFB-Z-2011-031	成制字（2011）F03011	规格 2
4	止痛壮骨散	外敷散剂	CJFB-Z-2011-056	成制字（2011）F03036	规格 1
	止痛壮骨散	外敷散剂	CJFB-Z-2011-057	成制字（2011）F03037	规格 2
5	软坚散结散	外敷散剂	CJFB-Z-2011-038	成制字（2011）F03018	规格 1
	软坚散结散	外敷散剂	CJFB-Z-2011-039	成制字（2011）F03019	规格 2
6	逐痹强筋散	外敷散剂	CJFB-Z-2011-059	成制字（2011）F03039	规格 1
	逐痹强筋散	外敷散剂	CJFB-Z-2011-060	成制字（2011）F03040	规格 2
7	松痉解凝散	外敷散剂	CJFB-Z-2011-042	成制字（2011）F03022	规格 1
	松痉解凝散	外敷散剂	CJFB-Z-2011-043	成制字（2011）F03023	规格 2
8	壮骨抗痨散	外敷散剂	CJFB-Z-2011-063	成制字（2011）F03043	规格 1
	壮骨抗痨散	外敷散剂	CJFB-Z-2011-064	成制字（2011）F03044	规格 2
9	风湿痹痛散	外敷散剂	CJFB-Z-2011-025	成制字（2011）F03005	规格 1
	风湿痹痛散	外敷散剂	CJFB-Z-2011-066	成制字（2011）F03006	规格 2
10	逐阴散	外敷散剂	CJFB-Z-2011-061	成制字（2011）F03041	规格 1
	逐阴散	外敷散剂	CJFB-Z-2011-062	成制字（2011）F03042	规格 2
11	生骨散	外敷散剂	CJFB-Z-2011-040	成制字（2011）F03020	规格 1
	生骨散	外敷散剂	CJFB-Z-2011-041	成制字（2011）F03021	规格 2
12	通督散	外敷散剂	CJFB-Z-2011-045	成制字（2011）F03025	规格 1
	通督散	外敷散剂	CJFB-Z-2011-046	成制字（2011）F03026	规格 2
13	抗痨散	外敷散剂	CJFB-Z-2011-035	成制字（2011）F03015	规格 1
	抗痨散	外敷散剂	CJFB-Z-2011-036	成制字（2011）F03016	规格 2
14	固肾活骨散	外敷散剂	CJFB-Z-2011-027	成制字（2011）F03007	规格 1
	固肾活骨散	外敷散剂	CJFB-Z-2011-028	成制字（2011）F03008	规格 2

续表

序号	制剂名称	剂型	制剂标准编号	制剂批准文号	备注
15	解毒消炎散	外敷散剂	CJFB–Z–2011–033	成制字（2011）F03013	规格 1
	解毒消炎散	外敷散剂	CJFB–Z–2011–034	成制字（2011）F03014	规格 2
16	透骨拔毒散	外敷散剂	CJFB–Z–2011–047	成制字（2011）F03027	规格 1
	透骨拔毒散	外敷散剂	CJFB–Z–2011–048	成制字（2011）F03028	规格 2
17	二通液	外用酒剂	CJFB–Z–2011–023	成制字（2011）F03003	
18	杜五液	外用酒剂	CJFB–Z–2011–021	成制字（2011）F03001	
19	芎花液	内服酒剂	CJFB–Z–2011–052	成制字（2011）F03032	
20	红三液	内服酒剂	CJFB–Z–2011–029	成制字（2011）F03009	
21	杜仲养元液	内服酒剂	CJFB–Z–2011–022	成制字（2011）F03002	
22	天茵液	内服酒剂	CJFB–Z–2011–044	成制字（2011）F03024	
23	消肿止痛膏	贴膏剂	CJFB–Z–2011–049	成制字（2011）F03029	
24	强腰壮骨贴膏	贴膏剂	CJFB–Z–2011–037	成制字（2011）F03017	
25	风湿痹痛膏	贴膏剂	CJFB–Z–2011–024	成制字（2011）F03004	
26	肿痛宁胶囊	胶囊剂	CJFB–Z–2011–058	成制字（2011）F03038	
27	止痛壮骨胶囊	胶囊剂	CJFB–Z–2011–055	成制字（2011）F03035	
28	接骨续筋胶囊	胶囊剂	CJFB–Z–2011–032	成制字（2011）F03012	
29	上肢舒筋汤	熏洗剂	院内协定处方		
30	下肢舒经汤	熏洗剂	院内协定处方		
31	松柏活节汤	熏洗剂	院内协定处方		
32	消炎克敏汤	熏洗剂	院内协定处方		
33	平胬丹	外用丹剂	院内协定处方		
34	生肌散	外用丹剂	院内协定处方		
35	红油膏	膏剂	院内协定处方		

注：制剂批准机构“成都军区联勤部卫生部”

文化是民族的血脉，是人民的精神家园。传统中医药文化是中国各民族医学文化的统称，主要包括汉、蒙、维、藏、苗等民族特色的医学文化。这条医学文化长河源远流长，浩浩汤汤。作为蒙医世家后裔的医院院长，何天佐自然特别注重源自本民族（蒙古族）的何氏骨科文化及流派建设。如果说八一骨科医院院歌《仁心仁术为军民》很好地体现了中医传统“医乃仁术”的美德与他建院的指导思想，那么医院院徽则将中国医家思想与何氏骨科流派做了有机结合，传递了唐代医学家孙思邈主张“治事合乎至德”的信息，体现了何氏骨科“以人为本，为人厚德，为医精诚”的核心价值观。

行为规范是医院加强中医药文化和精神文明建设的重要组成部分，也是全面传承何氏骨科医术、医德的一部分。基于此认识，何天佐注重医院的科学管理，编印有《成都军区八一骨科医院中医药文化核心价值读本》，强调医院“救死扶伤，患者为上”的宗旨，健全医院管理的规范体系，即分别对各类工作人员、医师、护理、医技、后勤、行政管理人员的行为规范提出具体明确的要求。

何天佐强调医院的内强素质，外塑形象。在形象宣传方面，通过医院建院 10 年、20 年、30 年的庆典活动，设计颇有深意的院徽，创作院歌，拍摄医院 20 周年纪录片，编印各种画刊，编录《蒙医奇葩》《根深叶茂》碟片，特别是在《国家中医药管理局中医学术流派工作简报——四川何氏骨科流派专辑》《川派中医药源流与发展》《四川卫生年鉴》《巴蜀史志》《成都满蒙族志》等一系列媒体上对何仁甫及其何氏骨科流派的宣传，在总结的基础上放眼未来，增强职工的责任感，激发职工的事业心，使医院具有传承发展的活力及不断创新的能力。在对外宣传方面，注重参与交流活动，让“何天佐传统中医药正骨疗法”走向世界，如 2013 年 6 月，参加第四届中国成都国际非物质文化遗产节；2014 年 3 月，在成都国际非物质文化遗产博览园建立永久性展馆，同年 9 月参加首届广州国际中医药大健康服务业博览会暨高峰论坛；2015 年 6 月，参加第五届中国成都国际非物质文化遗产节；2016 年 3 月，在成都国际非物质文化遗产博览园举办为期一月的，以“何天佐传统中医药正骨疗法”为主题的传统中医骨科健康保健非遗主题月活动；2016 年 8 月，参加国家中医药管理局中医学术流派传承推广基地组织的“‘一带一路’2016 联合国中医国际论坛”；2017 年 6 月，参加第六届中国成都非物质文化遗产节（表 13）。

表 13　何天佐对外交流情况

序号	交流项目名称	交流国家	交流年月	主要交流内容
1	新加坡中医师公会举办中医药学术交流	新加坡	1990.10	赴新加坡作何氏骨科专题讲座
2	出席第三十一届国际军事医学大会	中国主办	1996.10	现场演示“何氏夹脊振抖法治疗腰椎小关节紊乱”

在建设现代化骨科医院的过程中，何天佐始终以传承和发扬光大何氏骨科为己任，提出了医院“突出何氏骨科流派品牌，强化管理，注重人才，完善技术，优质服务”的发展战略。为实施这个战略，他制定的院训是“爱院如家，荣辱与共，弘扬何氏骨科，造福人类，做永无顶点的攀登”。为细化院训，他提出“一个提高”，即提高自身素质；“二个平等”，即在人格面前人人平等，在制度面前人人平等；“三个为重”，即以团结为重，以公为重，以发展为重；“三讲”，即讲良心、讲责任心，讲尽心尽力；“三待”，即待人以敬，待人以诚，待人以情；“三个基本点”，即规范，动脑筋，尽职尽责；“三道”：即做人厚道，办事公道，管理霸道。这些训导与其说是对职工的，毋宁说是对他自己的。他率先践行这些“训导”，爱院如家，在部队的三十多年间从未休过一次（军官）假，坚持长时间工作在临床第一线。其人文思想、人文情怀、自律意识和良好的工作作风不仅影响了医院员工，而且影响了病人，甚至让病人临终前以捐赠遗产的方式来感谢医院。作为“救死扶伤，实行人道主义”的医院，收获锦旗、匾牌、感谢信那都是顺理成章的事，不足为奇。但病人欲捐赠遗产来感谢医院却是闻所未闻的事。这个“闻所未闻”的事，载 1992 年 12 月 8 日《成都晚报》。报道说，四川省石油管理局南充石油运输大队的退休职工李海洲，因脊髓炎等病住进医院。几次病危，都是医院从“鬼门关”上把他拉回来，致使他深感八一骨科医院大家庭的温暖，无论如何要将遗产捐赠给医院来表示由衷的谢意。

八一骨科医院作为军地医院，有着十分鲜明的特点，既不同于一般地方医院有为军队服务的任务，又不同于一般部队医院需要上级拨款才能解决生存和发展的问题。它凭借何氏骨科优质品牌和优化的发展思路及科学管理，具有良好的自身造血功能。在运行体系上，它坚持履行明确的职责，体现双重职能。一方面，担负成都军区机关和所属部队军人的诊疗保健任务（包括军区的老红军、离退休干部），保障全军女子垒球队和军区男子排球队的训练比赛；一方面，承担为地方骨科病患者的服务。从“姓军为兵”的角度，何天佐不辱使命，到基层，下连队，为部队和武警官兵服务，培训海陆空三军学员，或示范，或专题学术报告，甚至在开发研制贴膏方面亦尤其注重部队官兵平时在训练中的有关创伤治疗的及时显效性，使之成为部队平时或战时的卫勤保障品；从“服务地方为民”的角度，在何天佐的工作日志记录里，没有双休日，没有节假日，迄今为止仍然周一、周三、周五上午在门诊岗位上为患者诊治或者炮制医院用药，甚至常常忙得下不了班。2014~2016年，连续3年举办国家级中医药继续教育项目“四川何氏骨科流派培训班”，每年一期，三期共培训学员280名。

30年来，坚持在科学管理中不断创新发展是何天佐贯穿于医院建设的指导思想，也是他努力传承和弘扬何氏骨科医学的一大特点。2015年，经改造提档升级，八一骨科医院成为全军建院最早、规模最大的专业骨科医院，即首家三级甲等专业骨科医院，拥有医疗用房5万平方米、住院床位近820张、各种诊疗设备仪器1200多台（件）；全院700余名员工中，高中级技术职务人员超过20%；主要设有中医骨科、西医骨科、手足创伤显微外科、脊柱关节微创外科、康复理疗科、健康体检等临床科室。平均日门诊量约1000人次，床位平均使用率达92%以上，临床总有效率达90%以上。医院环境优美，设置普通三人间、双人标准间和单人VIP套间等三类病房，病房宽敞舒适，均配有空调、液晶电视、电话、电子呼叫器、24小时冷热供水系统等设施，能满足不同消费层次患者的住院诊疗需求，现为四川省和成都市及市属区（市县）医疗保险、工伤保险、新农村合作医疗、少儿互助基金、铁路医保，以及中国人寿、太平洋、平安等商业保险公司定点医院。同时，医院严格遵守国家和军队各项法规，认真执行国家医保、卫生、药品和物价等法律、法规，接受行业主管部门的管理指导，处理好“仁心仁术”与经营管理的关系，协调好“济人贫困”与医院发展的关系，借助骨科中药“普”“简”“廉”的优势，全心全意为广大患者服好务，践行“何氏骨科，造福人类”的终极追求。

在强调传承何氏骨科所倡导的“医为仁术”和医者“天下父母心”以及体现部队医院为军、为兵、为民方面，特别是在“军民携手，希望永在”的2008年历史上罕见的“5・12”汶川地震中，在何天佐指挥下，医院全体员工捐钱捐物，同心协力，众志成城，其医疗技术、医德医风经受住了重大考验，向军队和人民交出了一份合格答卷。2008年6月26日，成都军区《战旗报》头版以“一线故事”《白衣战士的奉献之歌》为题，介绍了八一骨科医院救治地震伤员的事迹。其中有一组数字，让人感到他们实实在在体现了承担的庄严使命：“在没有上级和地方政府拨发专项经费的情况下，医院免除重灾区36名伤患者医疗费、伙食费近70万元，并发给每人1000元生活补贴。”除军地所送的若干锦旗和感谢信，八一骨科医院获成都军区联勤部授予的“5・12”抗震救灾先进事业单位“集体三等功”奖牌。

伴随着经济全球化进程的加速，在中国经济迅猛发展、国力日趋强盛的时代，祖国传统医药学该怎样抓住发展机遇？如何应对我国加入WTO而面临的严峻挑战？何天佐“先天下之忧而忧”，积极探索，与时俱进，凭借何氏骨科的品牌效应，突出了对外“联”的发展模式，走出了一条适合医院创新发展的大道。早在1988年6月，响应国家开发、建设海南特区的号召，何天佐采取走出去的方式，创建海南骨科医院。同时，医院加强对外交流与合作，先后与重庆三峡医药高等专科学校、福建厦门市思明区梧村骨科医院、海南骨科医院、湖南衡阳市康阳骨科医院、湖南益阳市亚东康复医院、内蒙古国际蒙医医院等加强医疗技术协作关系，与四川厚生天佐药业有限公司联合开发何氏骨科新药，与四川全兴集团联合开发何氏骨科保健酒，走出了一条跨行业、跨区域，多层次整合资源的共同发展的新路子，构筑了西有巴蜀基地、北有首都据点、南有琼州窗口以及网络全国、辐射海外的发展平台，由单纯的诊疗体系向着以医药为龙头的综合性事业发展，将何氏骨科推广应用于50余家军地医疗单位，成为军地医院发展的新模式。八一骨科医院曾连续9年被上级评为先进单位，海南骨科医院被当地政府授予“百名驻琼先进企业”称号（表14）。

表14　成都军区八一骨科医院合作单位

序号	单位名称	单位地址	合作性质
1	解放军总后勤部门诊部	北京市	技术合作
2	解放军海军机关门诊部	北京市	技术合作
3	海军789部队医院		技术合作
4	海军92854部队医院	湛江市	技术合作
5	湖南省军区门诊部（惠民医院）	长沙市八一路473号	技术合作
6	解放军七十三医院	贵州省安顺市西秀区中华东路103号	技术合作
7	四川省军区阿坝军分区医院	四川省阿坝州马尔康	技术合作
8	海南骨科医院	海口市龙华区海秀中路96号	技术合作
9	厦门思明区梧村骨科医院	福建省厦门市思明区东埔路22号	技术合作
10	衡阳康阳骨科医院	湖南省衡阳市解放大道24号	技术合作
11	益阳亚东康复医院	湖南省益阳市赫山区团圆路1号	技术合作
12	保定德润医院	河北省保定市竞秀区天威西路88号	技术合作
13	楚雄骨科医院	云南省楚雄市开发区永安路386号	技术合作
14	成都九星医院	成都市	技术合作
15	茶园乡卫生院	茶园镇西禅街3号	技术合作
16	大英君珉医院	四川省遂宁市大英县	技术合作
17	遂宁君珉医院	四川省遂宁市	技术合作
18	四川都江堰市青城山翠月湖卫生院	四川都江堰市	技术合作
19	雅安何氏骨科门诊部	四川省雅安市雨城区香江南路26号	技术合作
20	江阴市生产力促进中心医务室	江苏省江阴市	技术合作
21	金堂县中医医院	四川成都市金堂县赵镇鸣凤路99号	技术合作

续表

序号	单位名称	单位地址	合作性质
22	阆中市保宁社区卫生服务中心	四川阆中市普贤街 15 号	技术合作
23	桃溪村卫生站	广东省汕头市潮南区峡山镇	技术合作
24	东台市六灶镇六灶居委会卫生服务站	江苏东台六灶镇居委会	技术合作
25	仁寿博远医院	仁寿县文林镇建设路二段 131 号	技术协作
26	成都中医药大学医学技术学院	成都市温江区	临床实习
27	四川护理职业学院卫校	成都市龙泉驿区	临床实习
28	重庆三峡医药高等专科学校	重庆市万州区	临床实习
29	四川厚生天佐药业有限公司	成都市温江区	制剂生产
30	成都美迪影像传媒	成都市大邑县	宣　传
31	成都创美数码公司	成都市	史料研究
32	四川省地方志编纂委员会	成都市	史料研究
33	四川省非物质文化遗产协会	成都市	非遗保护
34	四川省非物质文化遗产保护协会	成都市	非遗保护

迄今为止，何天佐及医院先后收到军地患者感谢信 3 万余封、锦旗 1000 余面。《人民日报》《人民日报·海外版》《解放军报》《四川日报》《海南日报》和中央、四川、海南电视台等数十家新闻媒体，先后 100 多次报道何天佐及医院的先进事迹。因贡献突出，他还获得成都军区授予的“科技兴医先进个人”“优秀科技干部”“医学科技先进个人”等称号，获得成都军区颁发的“二等功”“三等功”等荣誉，受聘或被推选担任众多兼职：中国中医研究院特色医药合作中心顾问、中国中医药学会理事、中华医学会疼痛研究会理事、海南省康复医学会常务理事、成都军区中医学会副会长、成都军区医学科学技术委员会委员、国防科大医院顾问、香港国际高新技术投资开发中心高级工程师、加拿大传统医学研究会顾问，以及四川省荥经县人民医院、金堂县中医医院、通江县中医医院、成都市青白江区骨科医院、福建省厦门市思明区

骨伤骨病专科医院、湖南省长沙惠民医院名誉院长。

这些报道和荣誉，客观地说明了何天佐传承与弘扬何氏骨科的社会影响，也证明了成都军区八一骨科医院传播与弘扬何氏骨科在军队和地方的突出影响，堪称军队和地方一面猎猎凌风的旗帜。

七、注册商标，保护品牌

为保护四川“何氏骨科”品牌，成都军区八一骨科医院继 2004 年首次注册四川何氏骨科流派唯一的药品类商标“何氏骨科”，注册号 4772076，核定服务项目：第 5 类（主要包括药品和其他医用或兽医用制剂），以后又注册了与四川何氏骨科流派相关的商标十余个（表 15）。

表 15 成都军区八一骨科医院注册商标

序号	商标名称	注册号	核定服务项目	注册日期	备注
1	6 号商标图形	3403355	第 5 类	2004.10	四川何氏骨科流派唯一药品商标
2	6 号商标图形	3403354	第 44 类	2004.11	
3	天佐	3403353	第 44 类	2004.11	
4	何天佐	4076806	第 5 类	2007.3	
5	何氏	1772075	第 5 类	2009.3	
6	何氏骨科	4772076	第 5 类	2009.5	四川何氏骨科流派唯一药品商标
7	仁甫何氏	8988033	第 5 类	2012.1	
8	仁甫何氏	8988064	第 16 类	2012.1	
9	仁甫何氏	8988084	第 35 类	2012.2	
10	仁甫何氏	8988222	第 44 类	2012.2	
11	杜五液	10173332	第 5 类	2013.1	
12	何氏天佐	11366171	第 5 类	2014.1	
13	仁甫何氏	8988188	第 42 类	2014.1	
14	何氏天佐	11366209	第 44 类	2015.4	
15	仁甫何氏	8988127	第 41 类	2015.9	

八、社会对何天佐的评价（选录）

（一）综合评价

王芳（国务院原国务委员、公安部部长）：何氏骨科，造福人类。

康振黄（国务院学位委员会委员、四川省原副省长）：成都八一骨科医院精湛的医术和优异的疗效为社会公认，为广大患者所向往，这非常值得庆贺和赞许。何天佐院长在多年临床实践和师承家传的基础上，锐意推进中医骨科基本理论的发展，尤为难能可贵。

徐信（解放军原副总参谋长）：八一骨科医院坚持何氏骨科的技术特色，坚持全心全意为军民服务的建院宗旨做得非常好。

郑贤彬（成都军区原副政委，中将）：何氏骨科是我区（成都军区）的中医特色技术，为促进西南战区医药卫生事业建设，在学术、医疗和卫勤保障等方面都做出了重大贡献，创造了突出的军事、社会和技术效益。

海南军区党委：军中华佗，造福海南。

原成都军区政治部老领导、老红军、老八路：骨科高手入军营，传统国医是神通。关心体贴伤病残，医德高尚暖人心。康乐返家颂神医，五湖四海留美名。车水马龙来求医，谁知郎中是将军。

鲁牧（《人民日报》高级资深记者）：何氏骨科是一座金山，值得努力去挖掘发扬。

《美中新闻》（2009年7月31日）：最近当红一部连续剧《大国医》，主要在叙述洛阳平乐郭氏正骨的传奇故事。目前，在中国，除郭氏正骨外，四川的何氏骨科在中医骨科界亦有一席之地。

（二）医德评价

方先生（新加坡总商会总裁）：医精德高，华佗再世。

（三）医术评价

白布和、杭盖、巴雅尔（内蒙古师范大学教授）：神医。

马才镇（湖南军区惠民医院院长）：广施仁术为贤相，泽惠军民是良医。

宽霖（四川省佛教协会原会长）：功深面壁，普度众生。

《“骨疾克星”何天佐》：他对骨结核病和骨髓炎疾患的治疗，已达到世界水平，因而被誉为“骨疾的克星”。（原载《解放军报》，1991年2月5日）

（四）学术评价

《一部难得的骨科学巨著》：书中的数百幅临床、医案插图与灵动飞扬的文字珠联璧合，将何氏骨科学的特征与骨科医学的波澜壮阔、博大精深有机结合，为别开生面的一部划时代的学科专著，堪称中华骨科医学的瑰宝。在历史和现实中，无论中外，无论社会科学还是自然科学，以一个人的重大发明或卓著成果而命名者不乏其例，如“笛卡尔坐标”“牛顿力学”“莎士比亚学”“鲁迅学”等。他们虽然寥若晨星，但却璀璨星空。至于在中华医学长河中，骨科作为其范畴或一个分支虽然建立有“中医骨科学”，但作为以自我姓氏来命名骨科学专著的却不多见，《何氏骨科学》便是一例。因此，以自我姓氏而命名的《何氏骨科学》便拥有了杏林独步的意义。（原载《人民日报·海外版》，2009年12月14日）

（五）流派传承工作评价

李大宁（国家中医药管理局原副局长、国家中医药管理局中医学术流派传承推广基地理事会理事长）：四川的何氏骨科的流派传承工作，我认为已经有了很好的基础，无论是从渊源、脉络到学术思想、学术观点，尤其是现在临床基地的规模和传承的一些基点，都有基础。通过传承和推广，使何氏骨科流派更能够在整个中国的骨科发展当中成为一个很有特点的、非常典型的先进的案例，以展示整个中医药学术传承流派工作的成果，我希望我们四川何氏骨科流派传承工作室能做出榜样，给大家做出示范，使我们整个中医药传承工作有目标有典型、有学术的榜样，我希望大家共同努力。（摘自李大宁2013年12月18日《在四川何氏骨科流派传承工作室建设项目启动仪式上的讲话》）

宋景原（成都军区政治部副主任、少将）：何氏骨科起源于蒙古族传统骨伤科学，历史悠久，传承悠久。此次四川何氏骨科跻身为数不多的国家首批中医学术流派传承工作室之列，表明何氏骨科流派从一个民间学术流派，提升到了国家认可的中医药领域学术流派行列，尤其是我们八一骨科医院作为四川何氏骨科流派传承工作室的建设单位，开创了军队参加国家中医学术流派工作室建设的先河，是继去年“何天佐传统中医药正骨疗法”成功申报四川省非物质文化遗产之后，又一重大创新成果，不仅为军区政治部争得了荣誉，也为军队医疗系统争得了荣誉。（摘自宋景原 2013 年 12 月 18 日《在四川何氏骨科流派传承工作室建设项目启动仪式上的讲话》）

马小彬（四川省地方志工作办公室主任、《四川省志》总编、研究馆员）：为学术流派传承的推动，需要进一步梳理流派传承脉络，完善流派学术思想，提炼流派诊疗技术，挖掘流派文化特色。这一点，既是中医药行政管理部门的事，又是我们地方志工作机构的职责之一，因为其流派的代表性著述、典籍、医话、医论等本身就记于地方志和被地方志所记载，其流派的创始人和重要传人本身就是地方志《人物志》记录的对象。（摘自马小彬 2013 年 12 月 18 日《在四川何氏骨科流派传承工作建设项目启动仪式上的讲话》）

冯兴奎（四川省中医药管理局副巡视员、原副局长）：国家中医药管理局启动“全国中医药学术流派传承工作室建设项目”，目标是培育一批特色优势明显、学术影响较大、临床疗效显著、传承梯队完备、辐射功能较强、资源横向整合的中医学术流派传承群体。国家局将何氏骨科列入“全国中医学术流派传承工作室建设单位”，以传承培养为基础，以理论研究和技术运用为重点，探索建立中医流派学术传承、临床运用、推广转化的新模式，对于整合资源、提升品质，促进何氏骨科的快速发展具有重要的作用。（摘自冯兴奎 2013 年 12 月 18 日《在四川何氏骨科流派传承工作室建设项目启动仪式上的讲话》）

（六）其他评价

王国强（国家卫计委副主任、国家中医药管理局局长）：据我了解，在军队医疗系统里有很多中医，但除了 301 医院对中医工作全面推进，还没听说第二家，现在看军队又有了一家，虽然对外不叫中医骨科医院，但诊疗的方式主要是中医。我感觉（成都军区八一骨科医院）医院具备了六个第一：一是第一个全军中医专科医院；二是第一个获得地方认可的三级甲等医院；三是第一个军队中治疗技术被评为非物质文化遗产的医院；四是第一个被国家中医药管理局授予中医流派传承工作室的军队医院；五是第一个融合了多民族医术的专科技术骨伤医院；六是第一个军地融合的中医骨伤医院。这六个第一充分体现了医院的特殊性。（摘自王国强 2015 年 4 月 17 日《在考察调研八一骨科医院时的讲话》，2015 年 4 月 24 日，成都军区政治部主任、中将刘念光批示："同意。可把整个活动和王国强主任讲话要点发呈阅件，报军区首长。"）

何天佐的部分成果和荣誉资料，见图 88。

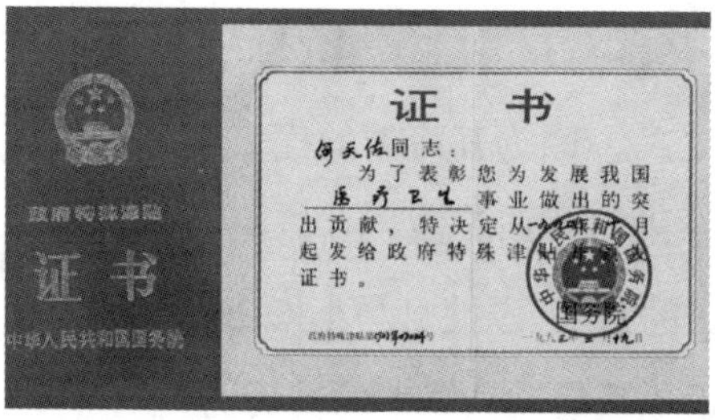

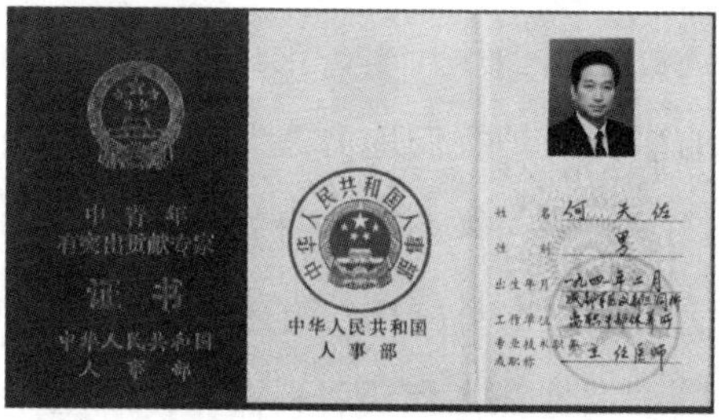

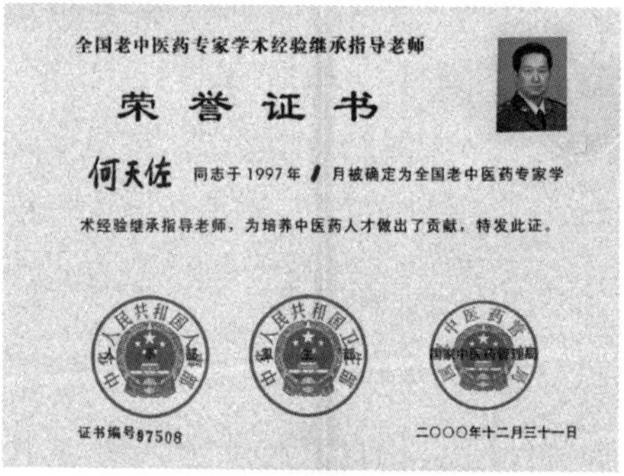

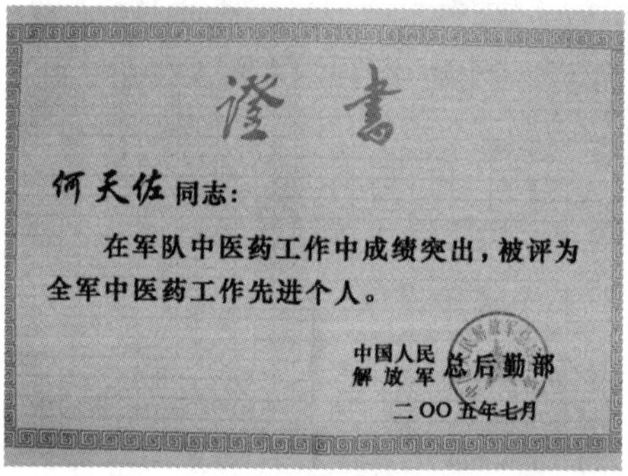

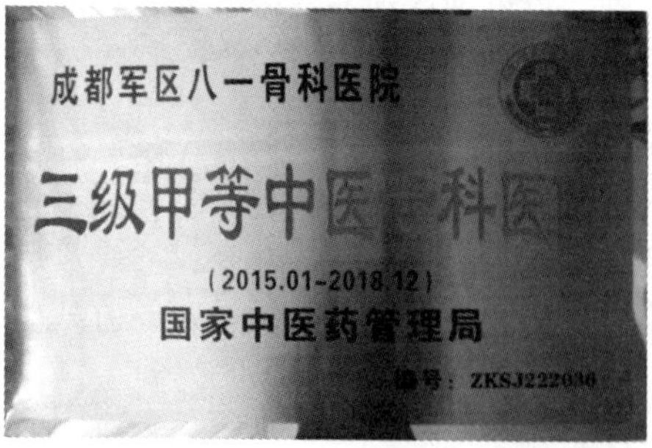

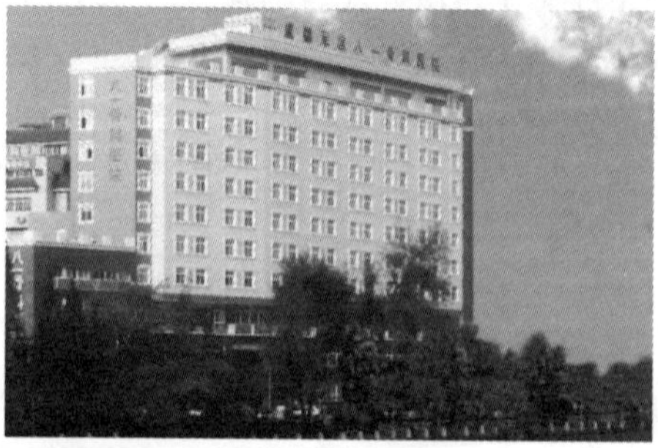

图 88　何天佐的部分成果和荣誉（一）

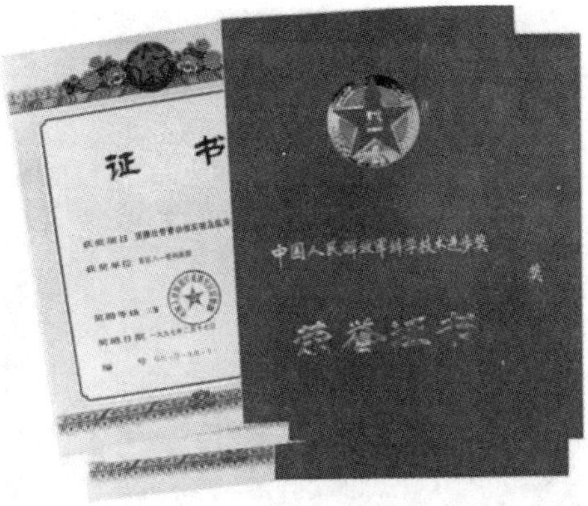

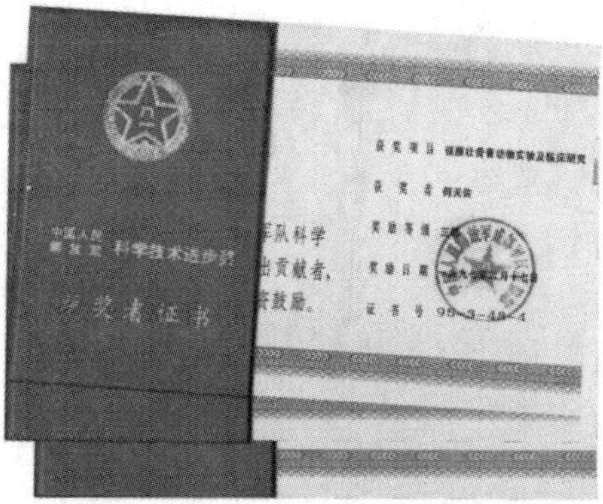

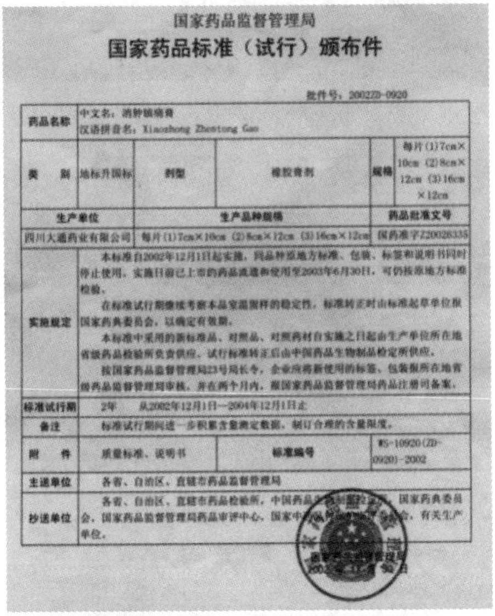
国家药品监督管理局

国家药品标准（试行）颁布件

批件号：2002ZD-0920

药品名称	中文名：消肿镇痛膏 汉语拼音名：Xiaozhong Zhentong Gao				
类　别	地标升国标	剂型	橡胶膏剂	规格	每片(1)7cm×10cm (2)8cm×12cm (3)16cm×12cm
生产单位	生产品种规格			药品批准文号	
四川大通药业有限公司	每片(1)7cm×10cm (2)8cm×12cm (3)16cm×12cm			国药准字Z20026335	
实施规定	本标准自2002年12月1日起实施，同品种原地方标准、包装、标签和说明书同时停止使用。实施日前已上市的药品流通和使用至2003年6月30日，可仍按原地方标准检验。 在标准试行期继续考察本品室温留样的稳定性，标准转正时由标准起草单位报国家药典委员会，以确定有效期。 本标准中采用的新标准品、对照品、对照药材自实施之日起由生产单位所在地省级药品检验所负责供应，试行标准转正后由中国药品生物制品检定所供应。 按国家药品监督管理局23号局长令，企业应将新使用的标签、包装报所在地省级药品监督管理局审核，并在两个月内，报国家药品监督管理局药品注册司备案。				
标准试行期	2年　从2002年12月1日—2004年12月1日止				
备注	标准试行期间进一步积累含量测定数据，制订合理的含量限度。				
附　件	质量标准、说明书	标准编号		WS-10920(ZD-0920)-2002	
主送单位	各省、自治区、直辖市药品监督管理局				
抄送单位	各省、自治区、直辖市药品检验所，中国药品生物制品检定所，国家药典委员会，国家药品监督管理局药品审评中心，国家中[illegible]，有关生产单位。				

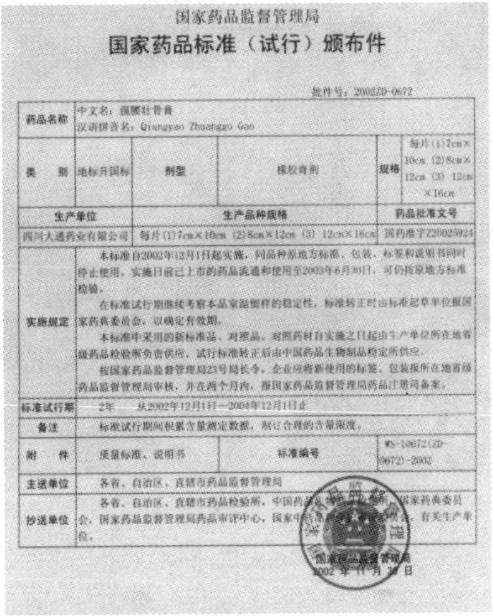
国家药品监督管理局

国家药品标准（试行）颁布件

批件号：2002ZD-0672

药品名称	中文名：强腰壮骨膏 汉语拼音名：Qiangyao Zhuanggu Gao				
类　别	地标升国标	剂型	橡胶膏剂	规格	每片(1)7cm×10cm (2)8cm×12cm (3) 12cm×16cm
生产单位	生产品种规格			药品批准文号	
四川大通药业有限公司	每片(1)7cm×10cm (2)8cm×12cm (3) 12cm×16cm			国药准字Z20025924	
实施规定	本标准自2002年12月1日起实施，同品种原地方标准、包装、标签和说明书同时停止使用，实施日前已上市的药品流通和使用至2003年6月30日，可仍按原地方标准检验。 在标准试行期继续考察本品室温留样的稳定性，标准转正时由标准起草单位报国家药典委员会，以确定有效期。 本标准中采用的新标准品、对照品、对照药材自实施之日起由生产单位所在地省级药品检验所负责供应，试行标准转正后由中国药品生物制品检定所供应。 按国家药品监督管理局23号局长令，企业应将新使用的标签、包装报所在地省级药品监督管理局审核，并在两个月内，报国家药品监督管理局药品注册司备案。				
标准试行期	2年　从2002年12月1日—2004年12月1日止				
备注	标准试行期间积累含量测定数据，制订合理的含量限度。				
附　件	质量标准、说明书	标准编号		WS-10672(ZD-0672)-2002	
主送单位	各省、自治区、直辖市药品监督管理局				
抄送单位	各省、自治区、直辖市药品检验所，中国药[illegible]，国家药典委员会，国家药品监督管理局药品审评中心，国家中[illegible]，有关生产单位。				

国家药品监督管理局
2002年11月30日

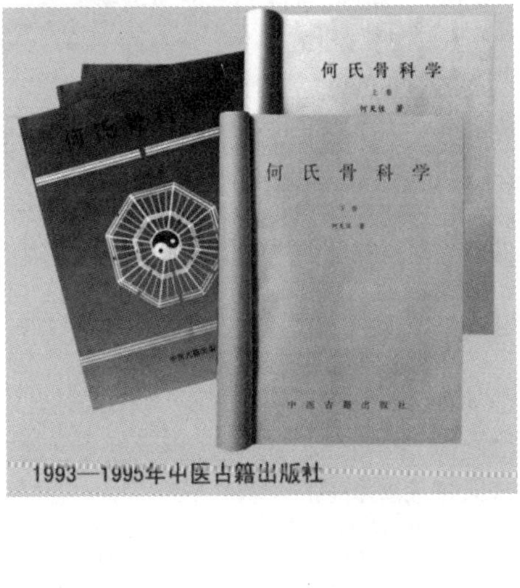

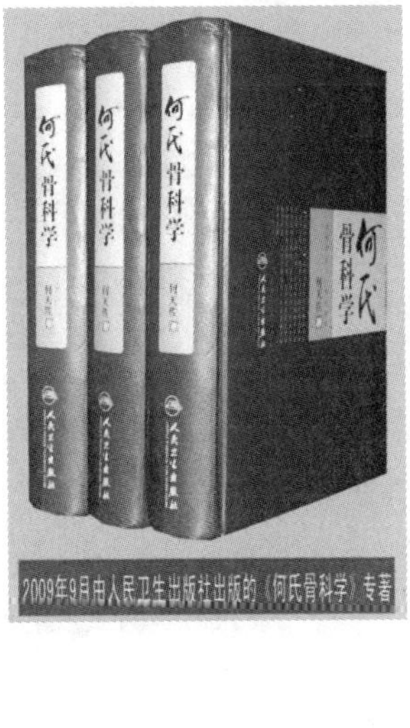

图88　何天佐的部分成果和荣誉（一）

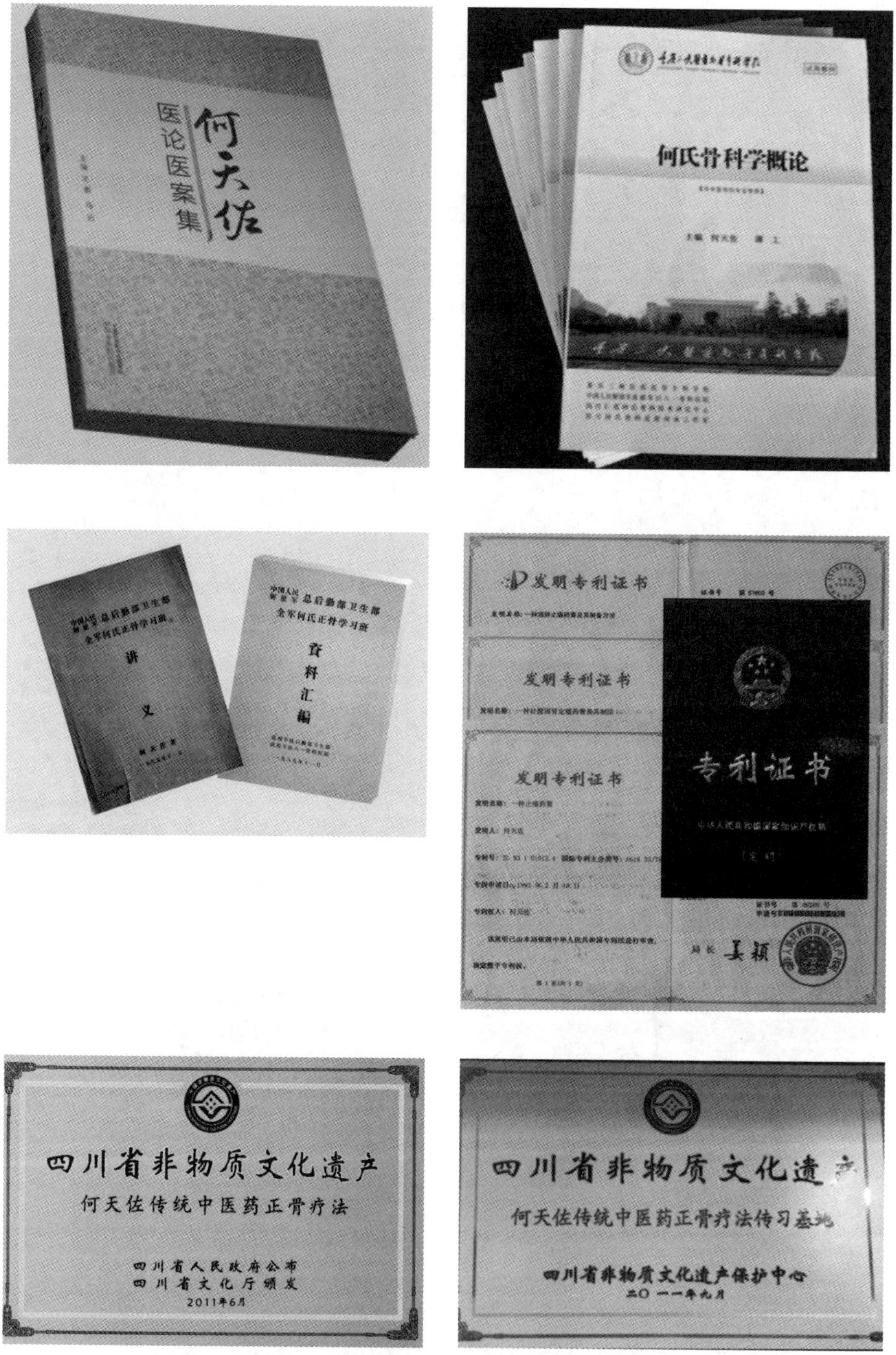

图 88　何天佐的部分成果和荣誉（三）

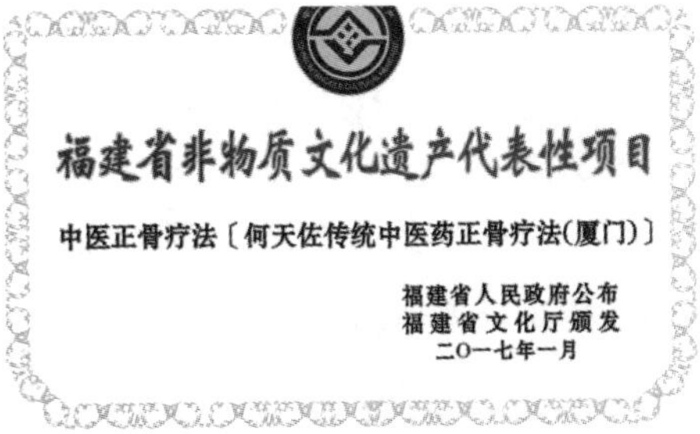

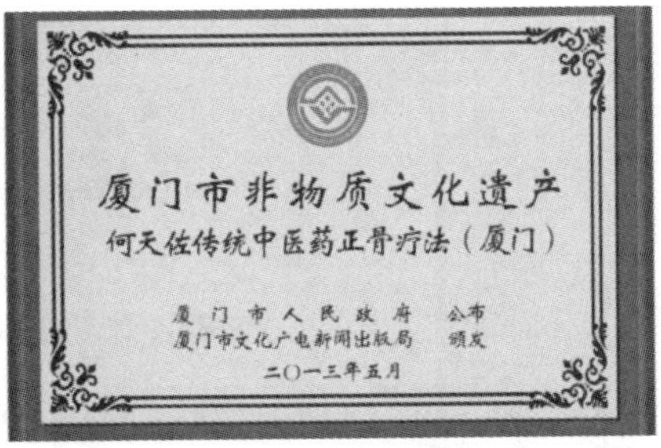

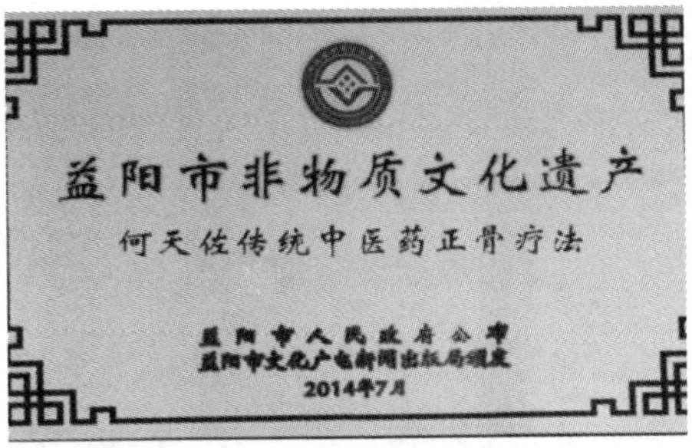

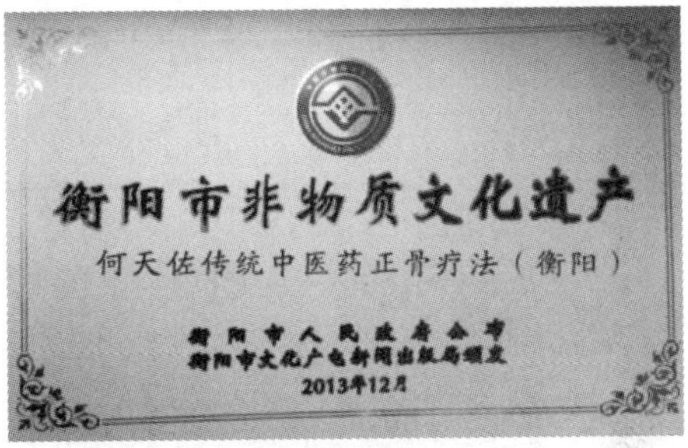

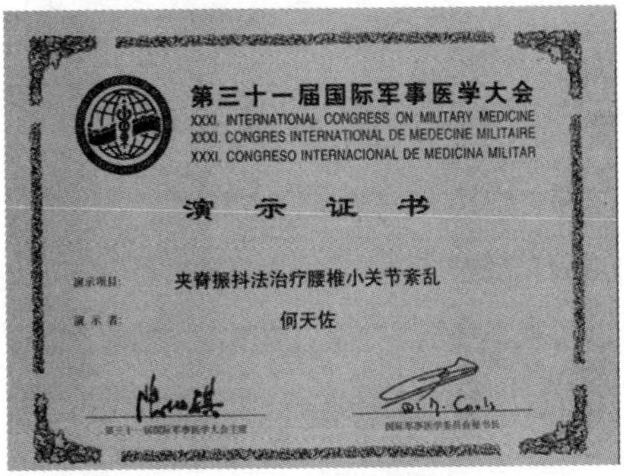

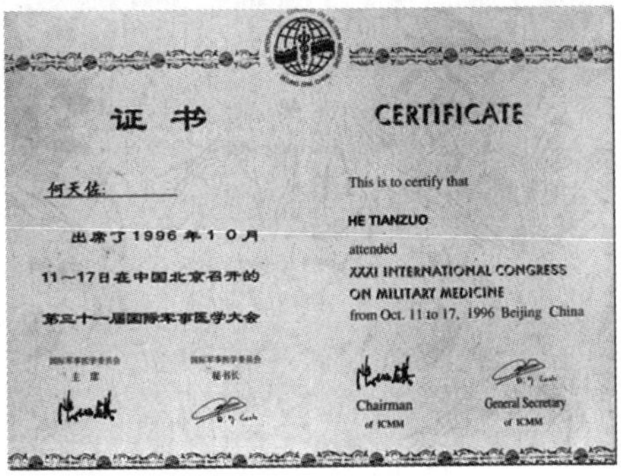

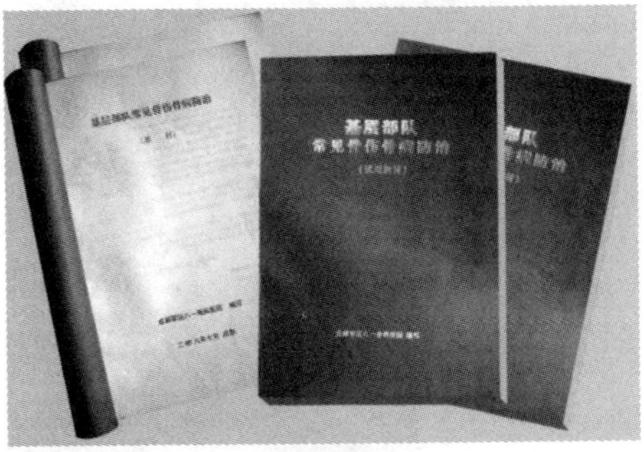

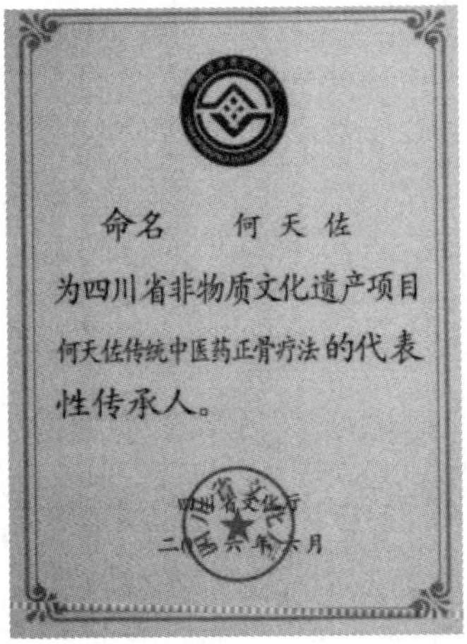

图 88　何天佐的部分成果和荣誉（四）

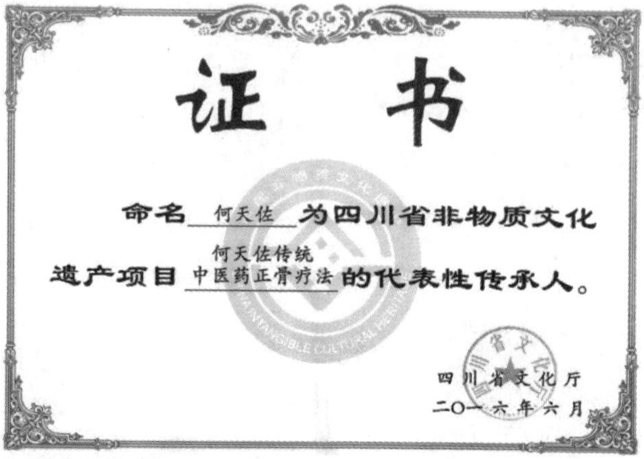
证书

命名何天佐为四川省非物质文化遗产项目何天佐传统中医药正骨疗法的代表性传承人。

四川省文化厅
二〇一六年六月

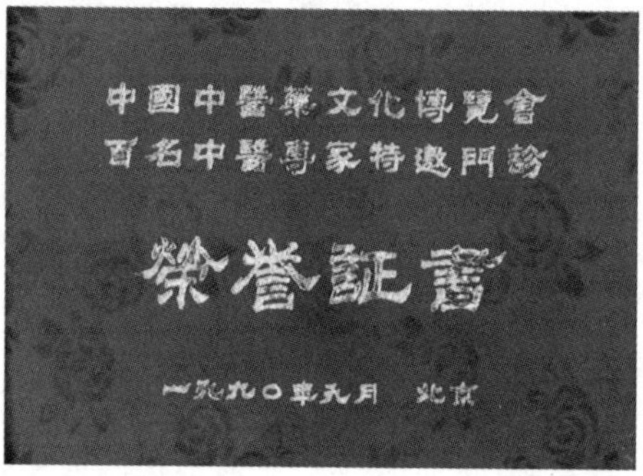
中國中醫藥文化博覽會
百名中醫專家特邀門診
榮譽證書
一九九〇年九月 北京

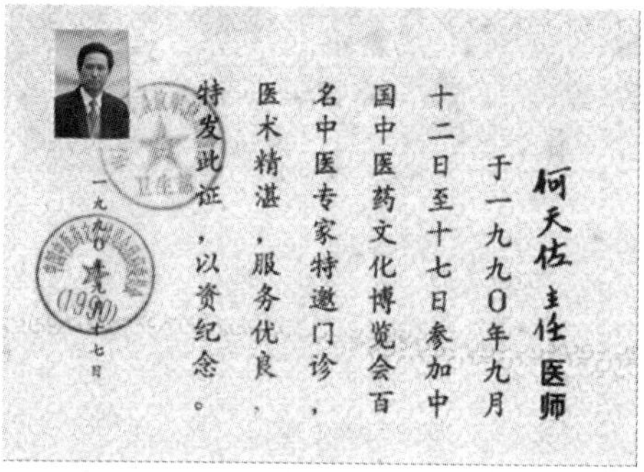
何天佐主任医师
于一九九〇年九月十二日至十七日参加中国中医药文化博览会百名中医专家特邀门诊，医术精湛，服务优良，特发此证，以资纪念。
一九九〇年九月十七日

图 88 何天佐的部分成果和荣誉（五）

第三节 何天祺

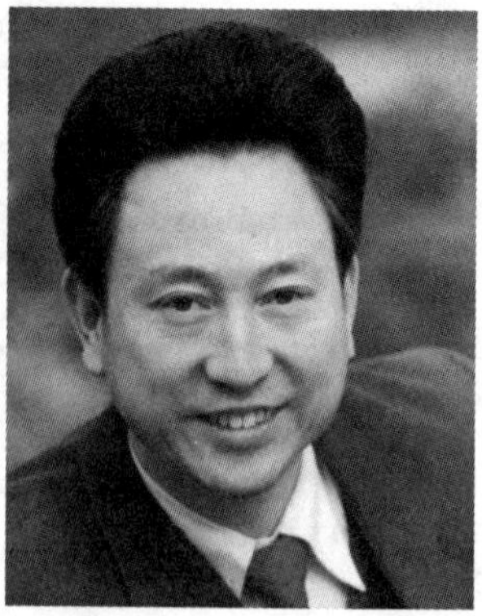

图 89 何天祺先生

何天祺（1946— ），男，蒙古族，何仁甫第五子，蒙古族世医特呼尔氏（何氏）骨科第五代传承人，四川何氏骨科代表性传承人，从事中医骨科临床医疗、教学、科研 50 多年，治疗来自国内外的骨伤骨病患者近百万人次，有效率达 95% 以上（图 89）。

1987 年 12 月，被国家卫生部授予“全国卫生文明建设先进工作者”称号。1989 年 5 月，被四川省人民政府授予“四川省职工劳动模范”称号；同年9月，被国务院授予“全国先进工作者”称号。1994年9月，评为主任医师。1998年10月，国务院颁发享受政府特殊津贴证书；同年7月，被四川省人事厅、卫生厅、中医药管理局确定为“四川省首届名中医”。2011年6月，被确定为四川省非物质文化遗产——“何天祺传统中医药疗骨法”项目的代表性传承人。四川何氏骨科医院院长，四川何氏骨科研究所所长。

何天祺系中共四川省委、四川省人民政府科技顾问团顾问（1988~2003年），四川省中医药研究院专家委员会委员，四川省中医药学会常务理事，成都中医药大学客座教授；俄罗斯科斯特罗马市何氏中医医疗中心高级顾问，新加坡新大中医保健学院骨科顾问，美国纽约东西中医药针灸联合会理事暨特邀教授，美国纽约中国传统中医药学院客座教授，德国柏林中医学院特邀教授，马来西亚中医师公会名誉教授等。

一、活态传承，创新发展

蒙古族传统正骨术最初从萨满医术中分化出来，经历漫长的历史发展过程，通过不同传承方式延续至今。它既是蒙古族人民在长期与疾病对抗中积累的经验性医学，又是颇具民族特色的传统正骨术之一。其传承方式特征之一，便是它在家族内传承并持续发展，体现出活态活力传承。“何氏骨科”的流变，很好地体现了这一传承特征，具有代表性。在何氏源流考的根系谱上，即第一代特呼尔・阿尔沁→第二代特呼尔・铁木力吉→第三代何兴仁→第四代何仁甫的传承脉络中，便可以看到这个过程，特别是何兴仁在蒙古何氏骨伤科领域中的集大成与何仁甫在四川何氏骨科流派领域中的开派，奠定了何氏骨科及何氏骨科学的根基。

何氏骨科属于蒙古族传统正骨术范畴，具有特殊的表现手法，蕴含了蒙古族特有的价值观、思维方式以及想象力和文化意识。鉴于家族内传承的特征，也囿于所处的历史环境，注定了“秉承祖传，学术开派”的四川何氏骨科第四代传人何仁甫只能遵循家规祖训将“术”传之于儿子。作为何仁甫之子的何天祺，自然成为何氏骨科第五代传人之一。

何天祺来到这个世界时，何仁甫51岁。何天祺的降生，给刚过知“天命”之年的何仁甫带来的不仅有惊喜，更有希冀。这个希冀便是，可以与一门传人的何天祥、何天佐集合式薪火传承并发扬光大何氏骨科医术绝学。

鉴于骨伤科是有功夫的医术，按家规，在何仁甫57岁时，便开始了对6岁的何天祺进行习武练功的启蒙教育，包括练习击、劈、冲、挂、踢、弹、踹、蹬等基本动作。除指导何天祺练习童子功，父亲也给他上武德课，告诫他习武的目的在于强身健体和具备正骨手法功力，体现何氏骨科“医武结合”的核心价值观。随着对练武的悉心体验和功力的提升，特别是对于习武与人体骨关节、肌肉、筋脉等普遍联系的认知，使他逐步憬悟了“武”于“医”的互为关系与以“武”于“医”的规律，以至在独立行医后能够“化武为医”，追求“医武交融”的崇高境界，实现何氏骨科“医武互动”的核心价值观。迄今，年逾古稀的何天祺依然拳不离手，把习武练功作为“天天读”“必修课”，以提升行医的修为和提高行医的内涵。

除习武练功，父亲还给他普及更为广泛的知识，以开发其心智和拓展其视野。他从父亲那里知道了自己的民族——蒙古族是纯朴粗犷的民族，知道了草原的鹰，知道了马术，知道了网球，知道了英雄出少年，知道了杏林典故，知道了洋教士，知道了事在人为，知道了医者的人道主义及仁心仁术和“医者父母心”，知道了大道之行等。父亲的这些讲述，影响了何天祺的性格，使他受益无穷，甚至贯穿于他之后的行医习武与为人为事之中。

1959年，时值13岁的何天祺便成为64岁父亲的助手，侍诊父亲左右，耳濡目染，积累临床经验，学习用药制剂。1964年即何天祺18岁时，他便在家随69岁的父亲行医，步入行医生涯，随之开启独立行医之旅。其间，正值何仁甫在医道、医理、医术、医药等方面抵达日臻成熟乃至炉火纯青的时候，他的“辨证诊断，中西合参”“正骨手法，得心应手”“遣方用药，贵在精活”等理论具有一定的系统性，可谓修得的正果，在何氏流派传承过程中影响至深至远，无疑对何天祺的施教有法，对何天祺的培训有方，包括方法论意义、临床经验意义、心智启迪等。

从师（传）承而言，何仁甫是何天祺从一而终的老师，非常具有兼容性和包容性。何仁甫的知识结构特别，具有多元性，一方面，他热爱体育运动（踢足球、打网球等），有超越一般骨科医生的视野；一方面，他有很深的古文功底，又有在成都春熙路基督教青年会学英语的经历；一方面，他总结了何氏骨科理、法、方、药所形成的体系，又有在华西协和医院（今四川大学华西临床医学院）学习的经历。“名师出高徒”，正是在父亲这位名师的指点下，何天祺开阔了视野，活跃了思维，提升了境界，并在砥砺中得以造就。

在教导何天祺学习的过程中，何仁甫体现了教育价值引领，不仅有成功的施教方法，而且有许多充满辩证思维的经典理论，如既讲“勤求古训、博采众长”，又强调“不囿经典，独树一帜”等。在传承与创新方面，何仁甫主张在勤求古训的同时，医术只能随着医学的发展而进步，“切忌墨守成规，勿做井底之蛙”等。这些医理、医论主张乃至难得的良医建树，对何天祺的成才有着决定性的指导意义。故何天祺奉父亲为精神偶像，充满感激之情和感恩之心，不仅请名画家徐恒瑜为父亲画像，还请名书法家田旭中书写祖训“但愿人皆健，何妨我独劳”，以此作为“淡泊明志，济世活人”的座右铭及衡量自己行为方式的一把尺子。

对何天祺的培养，何仁甫用心良苦，倾注无数心血。蒙古谚语说：“老年人的经验教育人，太阳的光辉温暖人。”的确如此，何天祺不仅得父亲亲炙，而且得父亲“论阅读经典”“论正骨手法”“论遣方用药”三论的指导。所谓“论阅读经典”，即讲“内、难经典，本经及历代骨科外科专著必读，而历代骨科外科专著版本繁杂，当认真选择，避免误读疏漏或谬误之版本，如读明代《外科正宗》的后世版本，应读清代徐大椿批注的《徐批外科正宗》”；所谓“论正骨手法”，即讲“手法如书法，手到、心到、气到，才能心手合一，运用自如”“气沉丹田，力透肱腕，劲达指端，视之不见，触之如电”“轻重缓急有度，切忌伤而再伤”；所谓“论遣方用药”，即讲“用药全在一个‘活’字，同属砖瓦木料，何以能造万千风格之庙宇殿堂，匠心独运是其故也，而‘活’字，当依具体伤病而论。如治损伤，当辨筋伤骨伤、气伤血伤。孰轻孰重，药有轻重之别；甚或异病同治，同病异治”“局部用药，直达病所，效速而无伤阴败胃之弊”“固定之方，不能应万变之疾”（均见何仁甫《无暇斋正骨经验》)。这“三论”是何仁甫自出机杼的经验之谈，博大精深，堪称何氏精髓，让何天祺终身受用，包括在对经典著述方面的认知、临床经验方面的指导、遣方用药方面的理解以及后来的著书立说等。

在父亲一系列医理、医术、施药等方面理论的指导下，何天祺一方面向父亲学习何氏手法与经穴等绝技，研读父亲手抄本《寿世验方》《寿世新方》《经穴图解》等一系列秘籍经典，胸怀苍生大医抱负；一方面学习《黄帝内经》《肘后备急方》《本草纲目》《永类钤方》《世医得效方》《瑞竹堂经验方》《蒙古秘史》《蒙药本草从新》《回回药方》《骨科学》《临床骨科学》《X 线诊断学》等古今中外医学典籍，甚至攻读前辈学者诸如伊桑阿、甄志亚、绰尔济、范亦林、薛己、赵珍泉、黄家驷、孟继懋和国外一些骨科专家的经典著述，同时也学习、研究了何天祥、何天佐两位兄长的临床经验和医学专著。

在父亲的严厉和严格训导下，他将所学的理论知识与何氏骨科医术、临床经验不断运用到实践中，领悟并掌握了祖传医理医技与西医学，视父亲开派的何氏骨科学为圭臬，承其绪、扬其波并以创新发展为己任。

在创新发展上，何天祺兼收并蓄，家学与西方医学并举。他根据父亲“中西医和参”理论，循序渐进，逐步构建了“我之为我，自有我在”的传统中医药“疗骨法”系统，即将中医骨科分为骨伤和骨病进行研究和归类，总结归纳出“抚、揉、推、分、夹、提、拔、按、压、挤、端、扳、拿、震、旋、牵、点、扣”18 种推拿手法和独特的“夹脊振抖法”“骨盆旋转牵引法”“颈椎定向牵引法”，将“揉法”融合到“点”“提”“分”等手法的复合型手法，提出正骨“牵、折、顶、旋、撬”五法以及中药秘方治疗骨折的“泻、补、和”三法，强调筋骨气血同治。同时，何天祺还根据父亲所传的气功导引养生功，结合数十年对此功法的体验，在原功法的基础融入自己的理解和心法，拓展其套路和程式，形成了“何天祺导引养身拳”，并分“凝神调息”“沉气站桩”“如意乾坤”“哪吒舒臂”“韦驮擎天”“金鹏亮翅”“凤凰搅羽”“翻天云手”“天地舒息”等九式。

在药品创新发展上，何天祺依据祖传方药和特殊药物坚持自己采集和炮制，总结归纳出包括膏、丹、丸、散、酒剂5种类型的24种应用于骨伤、骨病的基本配方，并由四川省食品药品监督管理局批准。这些配方，既可以单方使用，又可相互配伍，不仅降低了内服药物对人体的毒副作用，而且具有很好的临床疗效。如：何天祺运用何氏骨科传统秘方结合西医学理论研制出的“排毒固本丸”，以清热解毒，扶正固本为要旨，既祛除伏于体内之邪毒，又辅以调和气血阴阳、扶正固本之品，养足正气，促进机体代谢，在治疗痛风时起到了固本培元、强健身体的作用，对痛风急性发作期和间歇期均具有良好的治疗及预防效果。该丸采用纯中药制剂，完全没有毒副作用及依赖性，经多年临床实践已得到广大温热痹症、痛风患者的认同，从中医角度为治疗痛风疾病明确了研究方向（表16）。

表16　四川何氏骨科医院院内中药制剂

序号	制剂名称	剂型	批准文号
1	活血祛瘀散	外敷散剂	川药制字Z20080033
2	续筋接骨散	外敷散剂	川药制字Z20080034
3	温通散	外敷散剂	川药制字Z20080035
4	消增通痹散	外敷散剂	川药制字Z20080036
5	五行消炎散	外敷散剂	川药制字Z20080037
6	温筋壮骨散	外敷散剂	川药制字Z20080038
7	强筋生骨散	外敷散剂	川药制字Z20080039
8	苏桃软坚散结散	外敷散剂	川药制字Z20080040
9	拔毒消炎散	外敷散剂	川药制字Z20080041
10	通阳活络散	外敷散剂	川药制字Z20080042
11	通关活络散	外敷散剂	川药制字Z20080043

续表

序号	制剂名称	剂型	批准文号
12	川草止痛膏	贴膏剂	川药制字 Z20080049
13	筋骨痛贴膏	贴膏剂	川药制字 Z20080145
14	牛木通痹膏	贴膏剂	川药制字 Z20080050
15	强筋除湿膏	贴膏剂	川药制字 Z20080051
16	温通经络液	酒剂	川药制字 Z20080146
17	归红化瘀酒	酒剂	川药制字 Z20080147
18	温经活络酒	酒剂	川药制字 Z20080148
19	养元壮骨酒	酒剂	川药制字 Z20080149
20	强筋壮骨丸	丸剂	川药制字 Z20080044
21	活血理气丸	丸剂	川药制字 Z20080045
22	正骨通关丸	丸剂	川药制字 Z20080046
23	排毒固本丸	丸剂	川药制字 Z20080047
24	骨关节炎丸	丸剂	川药制字 Z20080048

注：制剂文号批准机构“四川省食品药品监督管理局”

实践是检验真理的标准。据此，亦可以说疗效是检验“何天祺传统中医药疗骨法”的标准。作为悬壶济世，施法何氏，何天祺具有治疗骨伤和骨病的“双打”本领。一方面，他擅长医治关节部位的复杂骨折、颈椎骨折、股骨颈骨折、习惯性脱位和半月板损伤等骨伤重症；一方面，他精于治疗颈椎病、急慢性腰腿痛、增生性脊柱炎、骨关节炎、老年骨质疏松脱钙、腰椎间盘突出症合并坐骨神经痛、股骨头缺血性坏死、化脓性关节炎、骨髓炎、骨膜炎、重型肩周炎、痛风等疑难骨病。他治疗的患者来自五洲四海，既有一般病患者，也有国内外运动健身所造成的运动损伤者，特别是国家运动员。1975~1985 年期间，他应邀参与第 3~5 届全国运动会和国家棒球队、曲棍球队的运动医疗工作，治愈若干运动员的运动性损伤，保证其夺冠卫冕，为祖国赢得荣誉。

何天祺成功的治疗应用医案甚多，略举两例。一是治疗著名影视演员斯琴高娃的陈旧性腰骶关节损伤医案，一是治疗原苏联外交部副部长、俄罗斯驻华大使伊戈尔·阿列克谢耶维奇·罗加乔夫（中文名罗高寿）的股骨头坏死医案。

医案1：1998年1月15日，斯某慕名专程来成都求医。结合其病史和相关检查资料及使用何氏传统手法检查后，何天祺认为患者所患“腰骶部陈旧性损伤合并腰骶关节失稳”是因为其早年腰骶部多次受伤而未予以重视，导致气滞血瘀，不通则痛。随着年龄增加，肝肾亏虚，气血不足，不能荣养筋骨，不荣则痛，加之筋骨肌肉长期失养，不能束缚关节，导致腰骶关节失稳，常规疗法仅以活血止痛法治疗，但却忽略了腰骶关节失稳才是本病的另一关键。在治则上，以活血祛瘀兼以扶正固本为原则，一定要重视腰骶关节的复位。在治法上，他首先每天一次采用何氏传统手法给予腰骶部手法复位，然后推拿按摩患处，配合外擦药酒舒筋活血，辅以腰骶部外敷活血温通散剂，在疼痛明显之处加用温筋壮骨之药物；同时，配合口服何氏壮骨消炎药物每日3次，每次12粒。1个月后，患者自感腰骶部疼痛明显缓解，腰部各项功能大为改善。伤愈后斯某复出，参演的电视连续剧《乔家大院》《康熙王朝》脍炙人口，荣获了当年度中央电视台年收视第一名。

医案2：1993年春节，经有关部门多方协调，何天祺由专人陪同到北京俄罗斯驻华大使馆为罗某大使治疗（之前，罗某经欧洲多处医院西医会诊，需做手术治疗）。通过仔细辨诊，何天祺认为患者所患为“骨蚀”之症。其原因是，早年多次外伤导致气滞血瘀，筋骨磨损，以及后期治疗不当，继而出现肝肾亏损，气血虚弱，乃真虚假实之症。针对其病症，何天祺对患者施以何氏骨科传统手法，推拿按摩配合旋转拔伸牵引，辅以何氏祖传药酒涂擦按摩以及患处外敷何氏祖传中药，加上口服所配置的中成药。1个月之后，罗某自感病情明显好转，疼痛减轻，跛行症状明显缓解，可以逐步摆脱拐杖独立行走。离开北京之前，何天祺将何氏治疗手法及药物使用方法传授给罗某的私人保健医生。经治疗，2个月后罗某便可以独立正常行走，并且患处已无痛感。在折服何天祺神奇医术的同时，罗某逢人就说是何天祺挽救了他的右腿，也挽救了他的政治生命。后来，罗某曾先后以俄罗斯驻华大使馆以及个人名义分别给四川省人民政府、何天祺寄来感谢信函，对何天祺以及何氏骨科的医术表达了由衷敬意。

二、家族医术，走进“非遗”

非物质文化遗产的载体是传承人。这个传承人举足轻重，是其项目传承的重要桥梁。由此，申请非物质文化遗产，特别是成功申请非物质文化遗产，具有特殊意义。这个意义，既是何天祺传承与弘扬何氏骨科流派的重要标志，又是使何氏骨科流派登堂入室的重要标志之一。

2010 年 10 月，以何天祺名字命名的“何天祺传统中医药疗骨法”被成都市人民政府公布为成都市非物质文化遗产（2014 年 12 月，入编《成都市非物质文化遗产丛书——〈根·脉〉》；2016 年 11 月，被成都市文化广电新闻出版局批准为成都市非物质文化遗产传习所，传习“何天祺传统中医药疗骨法”）；2011 年 6 月，被四川省人民政府公布为四川省非物质文化遗产。这个具有从“家学”成为“社会学”意义的蝶变，放大了何氏骨科的社会价值，使其不仅受到法律保护，而且得到社会进一步关注。

“何天祺传统中医药疗骨法”项目之所以申遗成功，是因为它具有以下价值。

（一）历史价值

“何天祺传统中医药疗骨法”吸纳融合了蒙、满、汉传统骨科技艺以及西医解剖学精髓，对传承的医疗理念、治疗技艺、制药用药方法加以总结创新，丰富了全新的中医骨科医疗体系。

（二）文化价值

“何天祺传统中医药疗骨法”是中华民族传统医学的组成部分。该技艺吸纳融汇了蒙、满、汉中医骨科及西医解剖学的精粹，弘扬和丰富了中华传统的医学文化，体现了中华民族精彩纷呈的多元文化和海纳百川的博大胸怀。

（三）科学价值

“何天祺传统中医药疗骨法”的运用，理念上强调辨证论治，对症施医。

在父辈理论研究的基础上，何天祺将中医骨科分为“骨伤”和“骨病”两类，从理念上弥补了传统中医骨科“重伤不重病、重外不重内”的不足，并明确指出：对骨科而言，内在无形的是“病”，外在显形的是“伤”；诊断或治疗，宜“内”“外”兼理。根据这种理念，提出了一整套独特且行之有效的手法和治疗方案。

骨折重视“气血论治”，治疗中“骨位、生长、功能”应三点兼顾，不能有失偏颇。骨折复位时先采用“抚、揉、点”等轻柔手法使患者放松，达到医患配合；整复的手法总结为“牵、折、顶、旋、撬”五法；骨折复位后，采用“小夹板、托板、压垫、中药”实施“联合夹缚治疗法”；手法重在气血，中药秘方的运用提出了三法：“泻”“补”“和”。在骨折治疗上，初期采用“泻法”——止血、化瘀、消肿，中期采用“补法”——续筋接骨，后期采用“和法”——促进功能的恢复。骨病的治疗注重“因病论治、因证论治”，随着疾病的变化而选择不同的治疗方法。

在治疗理念上，“何天祺传统中医药疗骨法”强调一个“活”字，即强调对不同病症者的对症施治，灵活处理。骨伤“当辨筋伤、骨伤、气伤、血伤”。除此之外，还要辨明“筋、骨、气、血”以及其病的“孰轻孰重”。骨病有轻重、虚实之分，施治用药有“轻重有别”“先后有别”之说。诊治既可“异病同方”，亦可“同病异方”，但绝不能用“固定之方应万变之疾”。

中药秘制配方是“何天祺传统中医药疗骨法”重要组成部分。在父辈将复方作为单方配伍使用的基础上，何天祺根据数十年临床经验及心得体会，传承创新，对祖传中药秘方固定的配方，既可以单独使用，又可以随症配伍加减，使通过复方来加强独味中药的药效，利用配方中药物的相互作用有效地降低个别中药的毒副作用。

三、学术科研，插翅双飞

学术与科研如同鹰之两翼，要飞得高、飞得远，必须要插上学术、科研的翅膀。至于学术成果与科研成果，一定程度上是衡量一个大医家的标准。

鉴于此认识，何天祺秉承父亲著书立说优良传统，寻根溯源蒙古族传统正骨术，推动何氏骨科流派的传承与发展。何天祺不断总结与理性思考的重要一环，便是著书立说。他的专著《何天祺中医药疗骨法》80万字，用其姓名命名，计划由人民卫生出版社出版。

该著历时三载，全面总结了何天祺传承父亲何仁甫医学及自己学习和从事中医骨科临床工作的经验，收集了大量临床医案，精心编撰而成。特别是首篇“何氏中医骨伤科学的概论”，分章介绍了何氏骨科之源流、何氏骨伤科特色、中医骨科学的理论基础、临床骨科检查、何氏骨科常用手法、何氏骨科常用药物。全书分骨伤篇和骨病篇两大部分，系统阐述了何天祺中医药疗骨法之理、之法、之方、之药所构成的医学体系，阐释了其学术思想和学术主张，强调了临床思考所具有的个性化特征，堪称何天祺50多年来从事骨伤科诊治经验和秘法用药的集大成。

举办何氏骨科医技培训班，是何天祺传承何氏骨科的重要方式。30多年来，他举办培训班20多期，撰写教材的内容涉及中医骨伤骨病定义和学科范围、中医骨伤骨病的临床诊断方法、中医骨伤骨病的影像学诊断、中医骨伤骨病的一般治疗方法、何氏骨科常用手法等近30个方面，培训了海内外500多名何氏骨科弟子，对于何氏骨科学在海内外的传播起到积极作用。其中培养的何氏骨科第六代传承主要人物有19人，包括“洋传人”5人，分别来自俄罗斯、加拿大、美国、新西兰和德国。特别是俄罗斯的沙里莫夫，对何氏骨科学顶礼膜拜，不仅将所开的中医医疗中心以“何氏”命名，而且前来成都何仁甫墓前寻根拜祖，成为中医骨科史上的一段佳话（表3）。

发表学术论文，是何天祺传播何氏骨科学的又一个重要途径。迄今为止，他发表学术论文数十篇。其论文特点，多强调诊治的应用性和临床经验。代表性论文有“骨髓炎病机及诊治”“手法配合外敷药治疗颈椎病”“何氏骨科对腕关节复杂性骨折的整复治疗”“枢椎骨折治验”“中医骨科对冷敷在运动员软组织闭合性损伤中的应用”等，其中有的论文在国际学术论坛宣读并获奖，产生了广泛影响（表17，表18）。

表 17　何天祺弟子

序号	姓名	性别	民族	出生年月	学历	学位	供职单位	职务	备注
1	何依玲	女	蒙古	1983.3	本科	学士	四川何氏骨科医院	执行院长	
2	欧阳灏	男	蒙古	1972.12	大专		武侯怀仁骨伤诊所	主任	
3	欧阳涛	男	蒙古	1977.1	大专		四川何氏骨科医院	主任	
4	黄　新	男	汉	1948.12	大专		成都市金牛区体育骨科门诊部	主任	
5	彭先昆	男	汉	1949.11	本科		美国休斯敦中医师协会		
6	吕瑞生	男	汉	1954.8	中专		四川何氏骨科医院	主任	
7	刘沛华	男	汉	1961.2	本科		四川何氏骨科医院	主任	
8	周子壹	男	汉	1973.5	硕士	硕士	四川何氏骨科研究所	顾问	
9	张　平	男	汉	1971.5	大专		四川何氏骨科医院	主任	
10	乔发国	男	汉	1974.9	本科		四川何氏骨科医院	主任	
11	付　航	男	汉	1979.12	大专		四川何氏骨科医院	主任	
12	陈明中	男	汉	1964.4	大专		四川何氏骨科医院		
13	周忠科	男	汉	1967.9	博士	博士	四川何氏骨科研究所	顾问	
14	邱祥裕	男	汉		本科	学士			中国台湾
15	卡尔·赫马	男	日耳曼		博士	博士			德国
16	安德鲁斯·诺尔	男	日耳曼		博士	博士	柏林中医学院	原院长	德国
17	萨里莫夫	男	俄罗斯	1952.1	博士	博士			俄罗斯
18	李　斌	男	汉		本科		新西兰基督城		
19	Xiaolin Ding	女	汉	1956 年 5 月	本科		加拿大魁北克省中医诊所	主任	加拿大

表 18 何天祺发表的代表性学术论文

序号	论文题目	发表刊物					第几作者
		刊物名称	年份	卷	期	页	
1	中医骨科对冷敷在运动员软组织闭合性损伤中的应用	四川医学	1981		2	2	1
2	枢椎骨折治验	四川中医	1987		4	4	1
3	骨髓炎病机及诊治	四川中医	1987		7		1
4	手法配合外敷药治疗颈椎病	四川中医	1994		1	43~45	1
5	何氏骨科对近腕关节复杂性骨折的整复治疗	四川中医	1994		12	47~48	1

中药炮制是我国历代医药学家在长期医疗活动中逐步积累和发展起来的一项独特的制药技术，有悠久的历史与丰富的内容，也是中医用药的特点所在。在中医药发展长河中，何氏骨科在历代传承中不断总结与发展，其祖传秘方药物在手法治疗骨伤骨病的过程中起到至关重要的作用。故在医与药的把握上，何天祺铭记父亲“既精于医，又必须专于药”的教诲。在炮制药方面，何天祺不断总结，在实践中形成了经验，即从辨证施治需要和药物自身性质的角度出发，根据调剂、制剂的不同需求，采用不同的方法对药材进行炮制，从而达到不同临床的应用目的。这其中包括：如何降低或消除中药毒副作用，保证用药的安全有效；如何增强药物疗效；如何便于调剂和制剂，保证药效；如何通过不同的炮制手段，除去药材中的杂质、非药用部位达到净度要求，提高药物配方量的准确率；如何矫正不良气味便于服用等。2011 年 3 月，参加科研成果“云南白药技术改造”获中国人民解放军总医院骨科医院、云南白药集团股份有限公司颁发的“突出贡献奖”，在业界有广泛影响（表 19）。此外，已向国家专利局上报了由何天祺负责研发的“养元壮骨酒”等 7 项自备药品的专项申请。

表 19　何天祺学术科研成果获奖情况

奖励类别	成果名称	获奖时间	奖励等级	颁奖单位
突出贡献	云南白药技术改造	2011.3	突出	解放军总医院骨科医院、云南白药集团股份有限公司

四、走出国门，传播何氏

走出国门，让何氏骨科学国际化是何天祺一直所孜孜不倦的。迄今为止，他曾数度去美国，多次去马来西亚，数次去俄罗斯、加拿大、新加坡等国以及我国的台湾、香港等地区进行学术交流。交流中，他善于用何氏骨科的良好疗效及中医骨科的研究方法和解剖学及人体生物力学的共性特征与西医为主的国际社会沟通，促进了何氏骨科学国际化的进一步传播。

1995 年 3 月，何天祺应美国中华医学会邀请参加在美国举办的世界骨科专业会议。这是一次规格高、规模大、影响远的专业学术研讨会。在会上，何天祺宣读的论文“手法配合外敷药治疗颈椎病”，受到与会者好评，获得世界传统医学优秀奖成果奖。同年9月，应美国纽约东西中医药针灸联合会邀请，做有关何氏骨科学的专题学术报告，并被推选为该联合会理事和特聘教授，获得“骨科泰斗”金字匾额。1996 年 4 月，应邀参加由中国文化研究会传统医学专业委员会与美国中医药研究院共同举办的第三届世界传统医学大会暨世界传统医药优秀成果颁奖大会。该大会在美国拉斯维加斯隆重举行，有来自中国、美国、日本、韩国、印度、新加坡、马来西亚、印度尼西亚等国的代表参加。在会上，何天祺提出的骨伤、骨病分类论治的观点和运用何氏骨科理论特点所进行的专题演讲，得到与会代表的高度评价。鉴于在美国的一系列学术交流及广泛的社会影响，包括多次成为美国《世界日报》《华侨报》和北美卫视中文电视台、侨声广播电台等媒体的报道焦点，何天祺于 1998 年 8 月被美国政府相关权威部门通过专家评估为国际杰出人才。同时，华盛顿州卫生部门经专家论证，特别通过颁发免于考试的行医执照。

1990年9月，何天祺参加由国家科委组织的国家传统医学专家代表团赴苏联交流。在一行的6位中医专家中，他是唯一的骨科专家代表。其学术交流不仅受到苏联卫生部和医学界同行的高度评价，而且其何氏骨科诊治手法的演示和特别疗效让科斯特罗马市第二人民医院的外科医生、莫斯科大学医学院毕业的医学学士萨里莫夫佩服得五体投地，当即提出拜师学习何氏骨科医技，希冀成为何氏弟子。何天祺答应在时机成熟时满足其意愿，其后经苏联相关部门批准、出资来四川何氏骨科医院拜师学习1年。

1991~1993年，何天祺连续3年应邀赴马来西亚进行学术交流，对疑难重症病人诊治，举办何氏骨科培训班和中医骨伤骨病知识讲座。1992年，他妙手回春，治愈了马六甲州元首敦·赛阿末的骨质增生，州政府破例以公文形式表彰。马六甲中医师公会特聘其为名誉教授。

何天祺还注重将所具有的何氏骨科经验与西医贯通，搭建中西医交流的桥梁。除“走出去”传播何氏骨科，还“引进来”“洋学者”学习何氏骨科。1993年4月，德国中医传统医学针灸协会东方分会主席、柏林中医学院院长安德鲁斯·诺尔专程来成都四川何氏骨科医院向何天祺学习。1996年，美国威斯康星州的矫形外科医生 jan P Depoo 慕名前来成都四川何氏骨科医院参观学习，并洽谈合作事宜。特别是苏联的萨里莫夫医生，经中苏双方有关部门的同意和支持，他于1991年8月专程来成都，到四川何氏骨科医院拜何天祺为师学习何氏骨科。萨里莫夫这位“洋弟子”，成为何氏骨科流派在海外的第一个登堂入室的何氏弟子，具有何氏骨科对外交流的特别意义。萨里莫夫在四川何氏骨科医院学习时间长达近一年之久，成为社会新闻。1991年11月5日，《四川青年报》发表了《“洋弟子”求学记》的通讯，介绍这位金发碧眼的“洋弟子”向何天祺学习何氏骨科的事迹。一年后，萨里莫夫回国运用何氏骨科医技为病人治病。为表达感恩之情，萨里莫夫还以何天祺的姓氏“何氏”命名，把在当地开设的医疗中心命名为“何氏中医医疗中心”，并聘请何天祺为高级顾问。开业时，何天祺应邀参加庆典活动，再度架起了传播何氏骨科的桥梁（表20）。

表 20　何天祺对外交流情况

序号	邀请单位	交流国家	交流年月	主要交流内容
1	苏联卫生部	苏联	1990	中国传统中医学——中医骨科
2	马来西亚中医师公会	马来西亚	1991~1993 年（3 次）	何氏骨科理论精髓及医案总结、开展培训等
3	新加坡新大中医保健学院	新加坡	1993 年	何氏骨科特色诊疗方法等
4	加拿大不列颠哥伦比亚省华人中医学会	加拿大	1995 年	何氏骨科特色诊疗方法等
5	美国纽约东西中医药针灸联合会等	美国	1995~2016 年（多次）	何氏骨科特色诊疗方法等
6	俄罗斯科斯特罗马市“何氏中医医疗中心”	俄罗斯	2005 年 7 月	何氏骨科特色诊疗方法等

五、拓展平台，兴建医院

四川何氏骨科医院是何天祺创办于 1985 年的全国第一家具有中医“何氏骨科”流派特色的骨伤、骨病专科医院。医院现址在成都市人民南路四段 32 号，占地近 5 亩，拥有 5500 多平方米的医疗用房，经国家中医药管理局于 2014 年 1 月备案并核准为二级甲等中医专科医院。

医院既是传承和弘扬何氏骨科的平台，也是非物质文化遗产——“何天祺传统中医药疗骨法”项目形成与发展的载体。故对于医院的建设，何天祺充满特殊感情，认为不仅具有人生大写的意义，而且具有实现人生自我价值的意义。

在民营医院如雨后春笋的今天，一座民营医院的兴建实在是太平常了，几乎可以忽略不计。然而，在 32 年前的 1985 年，却是一件惊天动地的事，甚至被视为“异想天开”。为了这一个“异想”能够“天开”，何天祺开启了在中国建民营医院的破冰之旅。在四川省卫生厅、中医药管理局的支持下，他创办了自筹资金、自己组阁、自负盈亏的“四川省中医药研究院附属何氏骨科医院”（后来注册和改名为“四川何氏骨科医院”），开了多渠道集资办医院的先河。此影响，当时在卫生界就像一颗炸雷，因为它挑战了我们的医疗体制及分配机制，挑战了我们几十年办医院公立的模式，成为改革医疗体制的一种特殊现象，引起了包括社会科学界的广泛关注。特别是作为四川研究社会科学的最高机构——四川省社会科学院，在1986年12月出刊的《国内外经济管理》杂志上所发表的《介绍一个自筹资金自负盈亏的医院》文章，释放了中国民营医院探索的信息。该文介绍了何天祺办民营医院的经验：一是不要国家一分钱，二是实行聘用制和院长负责制，三是正确处理好几个方面的关系（国家、集体、个人三者的关系，医院与患者的关系、职工与医院的关系）。结论是“何天祺自筹资金办医院的时间虽然不长，但效果是好的。无论是人均门诊量，还是床位使用率都超过了同一类型的国家医院。医院的经济效益也很好”。鲜花的背后是荆棘，成功的背后是付出。至于何天祺白手起家建民营医院的一路艰辛，用陈毅“创业艰难百战多”的诗句来概括是十分妥帖的。蒙古族谚语说“是鹰你就飞翔”。是的，医院是何天祺这只鹰飞翔的天空。

非遗的保护，最根本的是保护传承的实践、传承的能力、传承的环境。无疑，医院是非物质文化遗产——“何天祺传统中医药疗骨法”项目活态传承的重要载体。一方面，作为“何天祺传统中医药疗骨法”需要生产性的保护，使医院在求生存、求发展中获得良好经济效益，调动医务工作者的积极性，吸引更多人才进行这一项目的学习与传承；另一方面，通过生产让“何天祺传统中医药疗骨法”项目的系列产品走进千家万户，成为病患者生活中的一部分，据此实现活态传承，提升传承能力，改善传承环境，让何氏骨科学发扬光大，使之超越物态而产生属于精神范畴的力量。作为非遗项目的“何天祺传统中医药疗骨法”，正是在这波浪式中前进的以及在螺旋式中上升的。

何天祺注重医院的建设，举措之一便是与时俱进，突破院墙藩篱，构建“医联体”，创建与国际接轨的新模式。迄今为止，四川何氏骨科医院与13家医疗单位签订了合作关系，其中省内的9家，省外的4家（新疆、湖北、云南、陕西），逐步形成了互惠互利链。此外，为进一步适应医院管理科学化、规范化的要求，提升竞争能力，与国际社会接轨，2016 年 5 月何天祺与国内有关知名企业成立了以“何天祺”名字命名的“四川何天祺医院管理有限公司”，以一种新的运营模式探索医院的创新发展与医药的研究和开发等。2017 年 5 月，何天祺拓展思路，以四川何氏骨科医院、四川何天祺医院管理有限公司的名义，与成都中医药大学签订了框架协议，迈出了与高校携手发展的新路子（表 21）。

表 21　四川何氏骨科医院合作单位

序号	单位名称	单位地址	合作性质
1	四川省中西医结合医院	成都市人民南路四段 51 号	技术合作
2	四川省第二中医院	成都市四道街 20 号	技术合作
3	广元圣仁康医院	广元市利州区上西则天南路 249 号	技术合作
4	昆明东方医院	昆明市官渡区日新村 478 号	技术合作
5	武汉圣仁康中医肾病医院	武汉市东西湖区金银潭大道将军四路 9 号	技术合作
6	汉中八一三医院	汉中市南郑县圣水镇西汉高速东入口西一公里处	技术合作
7	成都高新博力医院	成都市高新区高朋东路 1 号	技术合作
8	南充圣仁康康复医院	南充市顺庆区潆溪镇林家坝石油小区	技术合作
9	南部圣仁康医院	南充市南部县城西客运站旁（加油站对面）	技术合作
10	遂宁视美医院	四川遂宁船山区银河路 213 号	技术合作
11	南充美亚医院	南充市顺庆区延安路 565 号	技术合作
12	南充圣仁安名仁眼科医院	南充市嘉陵区滨江南路二段	技术合作
13	乌鲁木齐芙蓉医院	新疆乌鲁木齐水磨沟西虹东路 829 号	技术合作

何天祺还十分关注医院医学科学的发展前沿，重视科研与国内外的学术交流。迄今为止，四川何氏骨科医院先后与成都科技大学生物力学系进行骨折治疗的生物力学研究，与川大华西药学院进行“温经通络酒”的临床药理

研究，与苏联医学科学院进行学术交流并定期举办交流活动，与俄罗斯医学博士萨里莫夫所开设的“何氏中医医疗中心”学术交流，与德国中医传统医学及针灸协会、柏林中医学院学术交流并定期在柏林举办“何氏骨科”学术讲座，与美国纽约东西中医药针灸联合会展开学术与经验交流，等等。

在医院内部的现代管理上，针对实际情况，注重实效性，何天祺运用中医辨证施治的观点和形式逻辑的思维理念，形成了自己的目标管理模式，并从中提炼出“找问题，想办法，看实施，讲检查”十二字方针。所谓“找问题”，就是找出有碍于医院发展的诸多问题，特别是主要问题；所谓“想办法”，就是针对问题想出解决问题的办法；所谓“看实施”，就将办法落实到具体人的限时实施；所谓“讲检查”，就是抓落实，讲实施的效果。以此良性循环，促进医院的有效发展、科学发展。

在医院的经营上，何天祺既受父亲“医者仁心仁术”的影响，又以“中华老字号”北京同仁堂与江南胡庆余堂为楷模。同仁堂中医药文化强调的是“修合无人见，存心有天知”的自律意识以及“以义为上，义利共生”的经营理念，胡庆余堂中药文化强调的是“是乃仁术”“真不二价”“戒欺”的经营理念。对此，何天祺兼收并蓄，奉医德为首位，坚持“医者，是乃仁术”的准则和“视病人为亲人”的宗旨，强调医院“非营利性”原则和“义利共生”的理念，以此规范作为自改革开放以来我国第一家民营医院的经营模式。他甚至不屑“病人是上帝”“病人是衣食父母”等广告词。他认为，“病人是上帝”的提法不仅太商业化，而且亵渎了基督教，因为上帝是基督教徒心中唯一、神圣的崇拜偶像，而基督教徒病人是不会认为自己是上帝的。至于“病人是衣食父母”的提法，过于强调商业意识，有悖于为医宗旨和人道主义。只有视病人为亲人，只有靠过硬的疗效和高尚的医德，只有“义利共生”，才能获得患者的信任，才能长期稳定地发展医院。这在“朝钱看”和社会道德失衡，特别是若干医疗部门只顾经济效益而虚开处方，乱收检查、治疗、药品费的今天，何天祺的自律意识和倡导的“大医精诚，妙手仁心”医德属于精神文明建设范畴，是我们这个时代大兴传统文化美德所需要的。

历经32年的发展，四川何氏骨科医院已成为拥有先进医疗设备、雄厚技术力量、自制秘方制剂用药、坚持传承与发展民族医药传统特色的医院，被评为四川省物价诚信单位，被确定为四川省医保定点医院、成都市医保定点医院、四川眉山市以及仁寿县职工医疗保险定点医院、中国人寿保险公司以及中国太平洋财产保险股份有限公司等多家保险机构定点医疗机构。

四川何氏骨科医院既是非营利性机构，又是基本医疗保险报销机构。1997年，医院在国家工商局注册了“何氏骨科”商标，并被成都市工商行政管理局认定并授牌为“成都市著名商标”。现医院开放床位150张，有职工120余人，内设10个业务科室和16个职能部门，实行电脑化网络管理，实现了门诊、住院、结算电算化。医院还引进了16排螺旋CT、DRX线机、彩超、骨密度检测仪、全自动生化分析仪、心电图机、电脑牵引床、多功能熏洗床、血球自动计数仪、多功能骨科治疗仪、C形臂X线机、多功能手术床、多功能麻醉机、多参数心电监护仪等现代化设备。

四川何氏骨科医院还突出中医特色，多极发展，开设了脊柱科（中医重点专病腰痹病区）、关节科（中医重点专病膝痹病区）、创伤科三大住院科室。门诊开设正骨科、筋伤科、颈腰椎病专科、院长特诊、专家特诊、急诊科、治未病科（康复中心）等特色科室与诊室。医院精于治疗颈椎病、重型肩周炎、慢性腰腿痛、增生性脊柱炎、老年骨质疏松脱钙、腰椎间盘突出症、骨髓炎、骨膜炎、重型肩周炎、痛风等疑难病等，年平均门诊量6万多人次，住院3000多人次。患者来自我国大陆及港澳台地区以及美国、加拿大、日本、马来西亚、俄罗斯、德国、新加坡等国家。2014年，为进一步提升检查治疗水平，医院新建了现代化的百级层流手术室，升级了符合国家制剂标准的中药制剂室，将何氏骨科祖传的专科用药研发制成膏剂、丸剂、胶囊、冲剂、酒剂等现代化剂型，满足了社会对何氏骨科医药的需求。

四川何氏骨科医院还是专题科教片《何氏骨科》的拍摄基地。1992年，经国家电影局、卫生部及四川省中医药管理局联合推介，上海科教电影制片厂投资拍摄了长达20分钟的《何氏骨科》专题科教片，开了专题科教片介绍何氏骨科的先河。该片展示了何氏骨科的起源，介绍了何氏骨科的医、理、方、药，讲述了何天祺对何氏骨科的传承和发展，形象地传播了何氏骨科。

迄今为止，介绍何天祺及四川何氏骨科医院的海内外媒体达100余家，其中有《人民日报》《健康报》《中国中医药报》《四川日报》《民族画报》《中华英才》《南洋商报》《中国报》《世界日报》《侨报》《华人》《广角镜》、北美卫视、马来西亚电视台等，使之广为传播。

六、社会对何天祺的评价（选录）

（一）综合评价

李鹏、朱琳（国务院原总理及其夫人）：闻鸡起舞展宏图。

杨汝岱（中央政治局原委员、全国政协原副主席）：弘扬中华医学，泽惠人民大众。

杨超（四川省委原书记）：风华正茂。

（二）医德评价

张力行（中纪委原委员、四川省委原副书记）：坚持中西医结合，发扬中医骨科，何氏祖传医术，为人民造福。

韩邦彦（四川省原副省长）：医术精湛，妙手回春，品德高尚，悉心为民。

田旭中（成都画院院长）：但愿人皆健，何妨我独劳。

周浩然（四川大学教授、书法家）：杏林春满。

马来西亚马六甲妇女励志会：仁医仁术。

（三）医术评价

台湾台中市推拿学会：骨科圣手。

美国纽约东西中医药针灸联合会（赠送院长铜匾）：骨科泰斗，惠泽流芳。

俄罗斯驻华大使罗高寿的骨病自1992年11月至1993年5月得到了四川省骨伤骨病专科医院院长何天祺教授的治疗，效果显著，大使对此表示诚挚的谢意。

《中华英才》：何天祺妙手回春。

全国垒球比赛大会：神功绝技。

（四）其他评价

《中国中医药报》：敢为天下先，甘做中医勤励人。骨科圣手享誉海外，推动中医走向世界。

《四川日报》：发展中医特长，丰富国医宝库。

四川省武术队：一代医贤。

何天祺的部分成果和荣誉资料，见图 90。

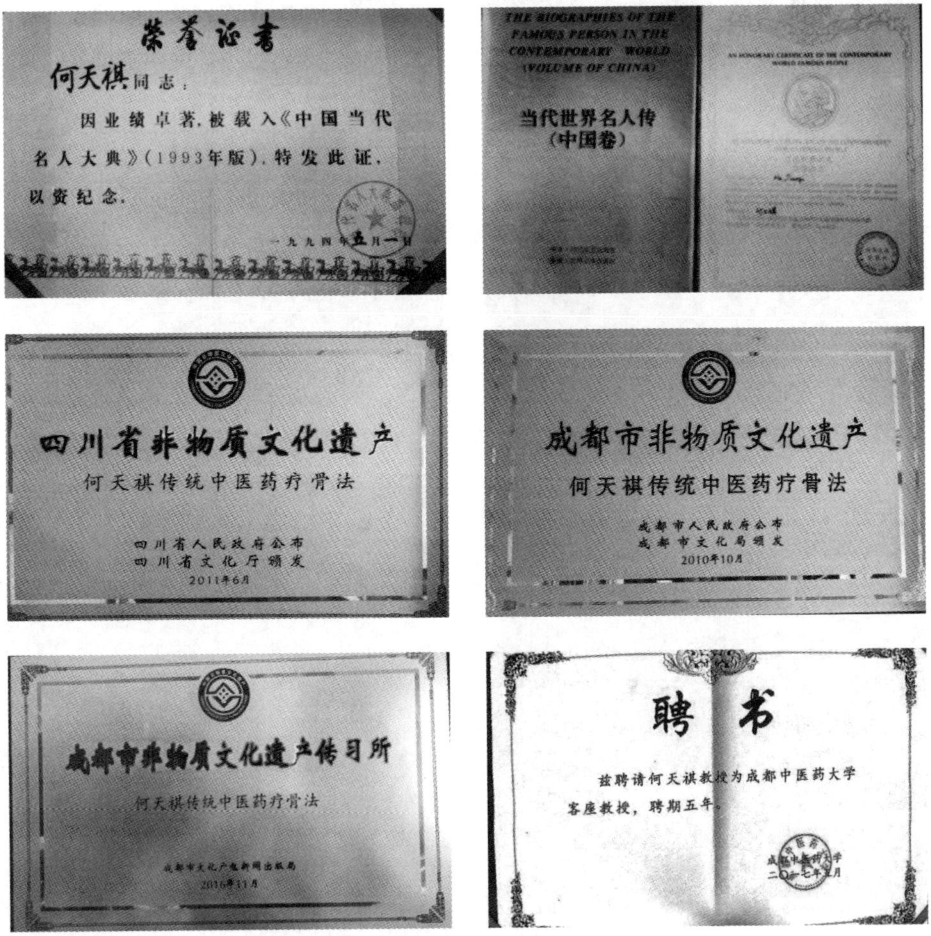

图 90　何天祺的部分成果和荣誉（　）

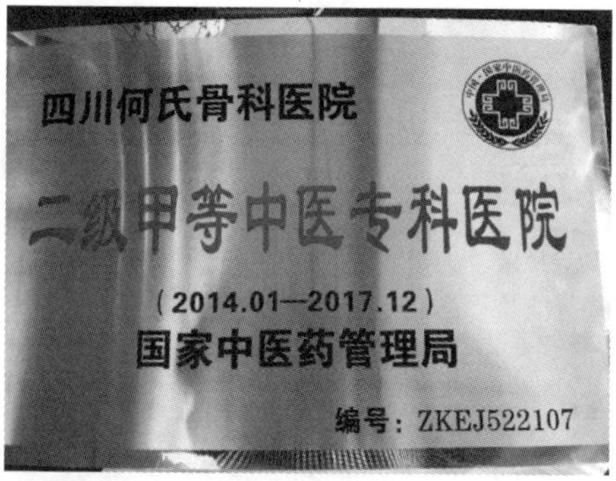

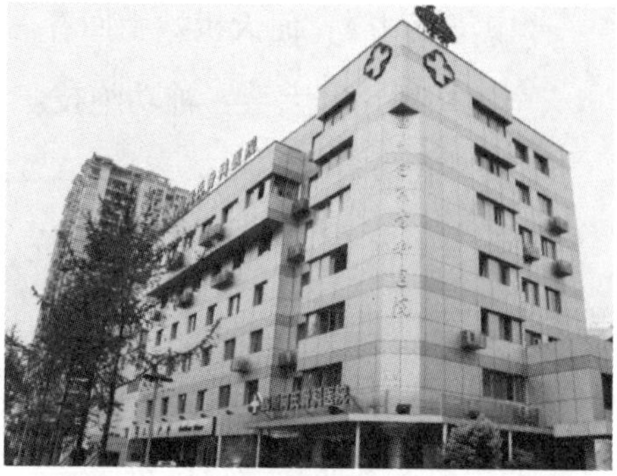

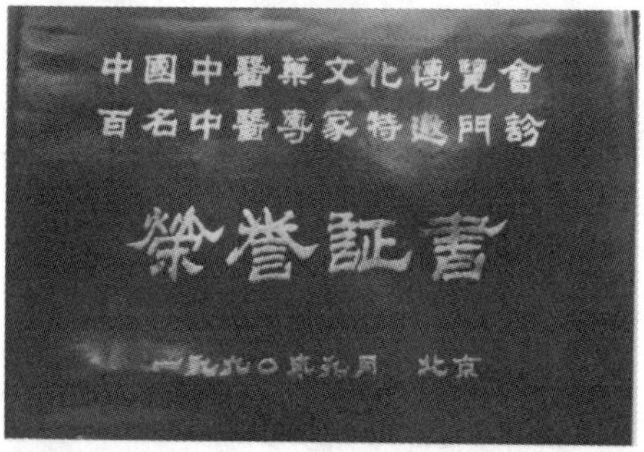

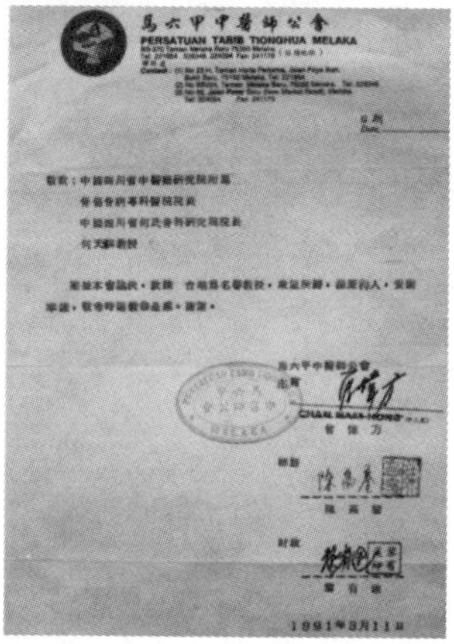

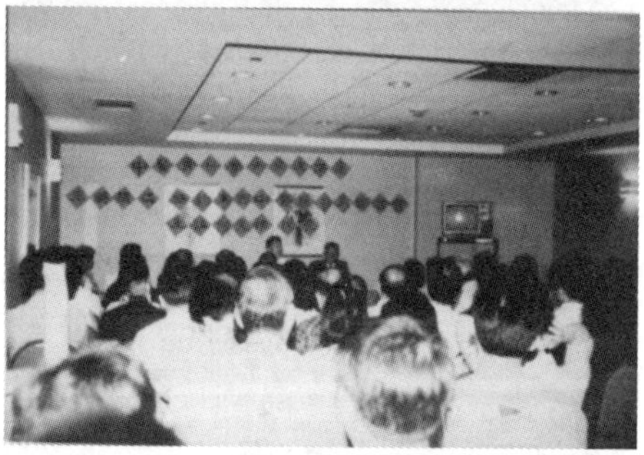

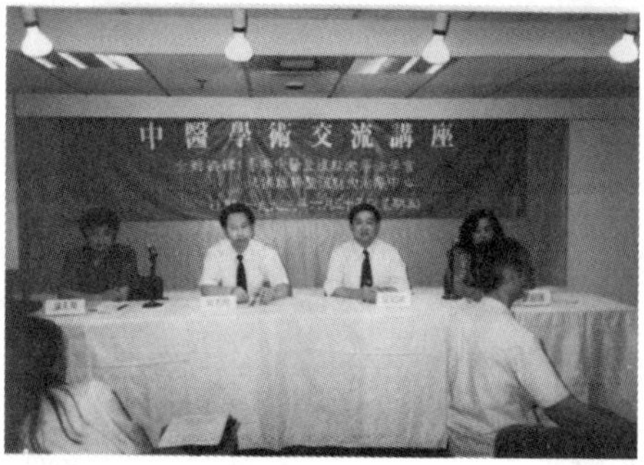

图 90　何天祺的部分成果和荣誉（二）

文献辑存

一、何氏（特呼尔氏）骨科流派传承脉络图谱

（一）何氏（特呼尔氏）骨科流派传承脉络图谱（400 年）

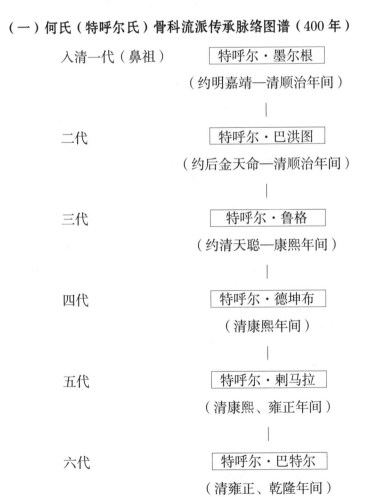

入清一代（鼻祖） 特呼尔·墨尔根

（约明嘉靖—清顺治年间）

|

二代 特呼尔·巴洪图

（约后金天命—清顺治年间）

|

三代 特呼尔·鲁格

（约清天聪—康熙年间）

|

四代 特呼尔·德坤布

（清康熙年间）

|

五代 特呼尔·刺马拉

（清康熙、雍正年间）

|

六代 特呼尔·巴特尔

（清雍正、乾隆年间）

|

七代　特呼尔·多尔济特
（清乾隆、嘉庆年间）

八代　特呼尔·阿尔沁
（清乾隆、嘉庆、道光年间）

九代　特呼尔·铁木力吉
（清嘉庆、道光、咸丰、同治年间）

十代　何兴仁
（清咸丰、同治、光绪年间）

十一代　何仁甫
（1895—1969）

十二代　何天祥（1923—）　何天佐（1941—）　何天祺（1946—）

（二）四代图谱（将特呼尔历代祖先作为源流，定位为第一代）

一代　特呼尔氏历代祖先

二代　何兴仁
（清咸丰、同治、光绪年间）

三代　何仁甫
（1895—1969）

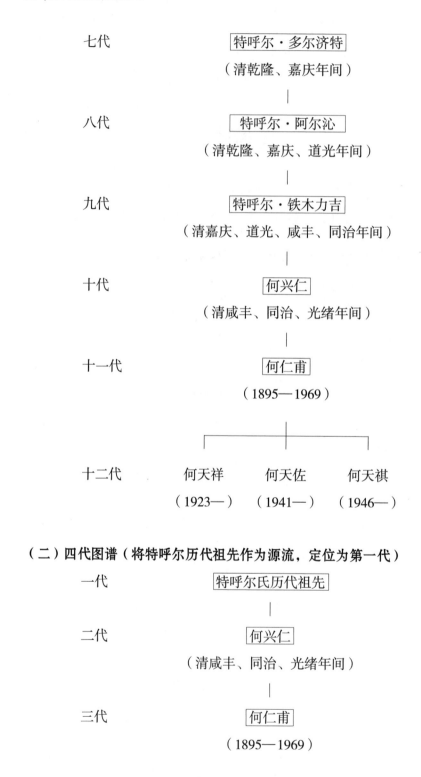

四代　何天祥　何天佑　何天祺

（1923—）（1941—）（1946—）

（三）三代图谱（特呼尔氏改姓何后，160 余年）

一代　何兴仁

（清咸丰、同治、光绪年间）

二代　何仁甫

（1895—1969）

三代　何天祥　何天佐　何天祺

（1923—）（1941—）（1946—）

（四）五代图谱（现在何氏家族通用的，以安德祖茔为依据）

一代　特呼尔·阿尔沁

（清乾隆、嘉庆、道光年间）

二代　特呼尔·铁木力吉

（清嘉庆、道光、咸丰、同治年间）

三代　何兴仁

（清咸丰、同治、光绪年间）

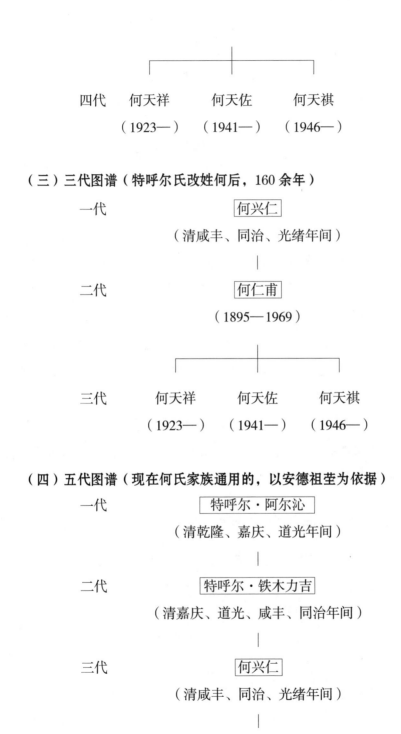

四代　　何仁甫
（1895—1969）

五代　　何天祥（1923—）　　何天佐（1941—）　　何天祺（1946—）

说明：何氏（特呼尔氏）骨科的历史最早可追溯到元代，因资料不全而脉络有所中断，现以中国第一历史档案馆所藏《八旗都统衙门档案》、四川省地方志编纂委员会主编的《巴蜀史志》、成都满蒙人民学习委员会主编的《成都满蒙族志》、国家中医药管理局中医学术流派推广基地主编的《四川何氏骨科流派专辑》及《四川卫生年鉴》等为依据，以在《八旗都统衙门档案》上有名有姓、传承有序、排序第一的特呼尔・墨尔根为第一代鼻祖，其子孙按序排列于下而编撰本图谱。

特呼尔・阿尔沁、特呼尔・铁木力吉的记录分别在本书附录的《题为开列成都驻防八旗考选军政应举荐官员职名造册》和《题为照例举荐成都驻防八旗考选军政卓异官员事》两份奏折上。

二、特呼尔（何）氏三代丁册（摘录）

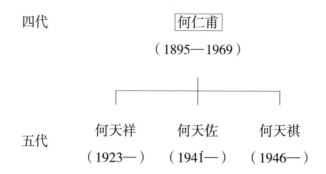

一户	鲁　格	闲　散	蒙古丁	一名
其祖	墨尔根	原披甲		已故
其父	巴洪图	原披甲		已故

一户	德坤布	闲　散	蒙古丁	一名
其祖	巴洪图	原披甲		已故
其父	鲁　格	闲　散		

一户	剌马拉	闲　散	蒙古丁	一名
其祖	鲁　格	原披甲		已故
其父	德坤布	披　甲		

一户	巴特尔	闲　散	蒙古丁	一名
其祖	德坤布	原披甲		已故
其父	剌马拉	披　甲		

一户	多尔济特	闲　散	蒙古丁	一名
其祖	剌马拉	原披甲		已故
其父	巴特尔	披　甲		
一户	阿尔沁	闲　散	蒙古丁	一名
其祖	巴特尔	原披甲		已故
其父	多尔济特	披　甲		

一户	铁木力吉	闲　散	蒙古丁	一名
其祖	多尔济特	原披甲		已故
其父	阿尔沁	披　甲		

一户	何兴仁	闲　散	蒙古丁	一名
其祖	阿尔沁	原披甲		已故
其父	铁木力吉	披　甲		

一户	何仁甫	闲　散	蒙古丁	一名
其祖	铁木力吉	原披甲		已故
其父	何兴仁	披　甲		

注：大约在清咸丰、同治年间，家族由蒙古姓氏“特呼尔”改为汉姓“何”。

三、题为开列成都驻防八旗考选军政应举荐官员职名造册

成都驻防八旗考选军政应举荐官员职名造册，见图91。

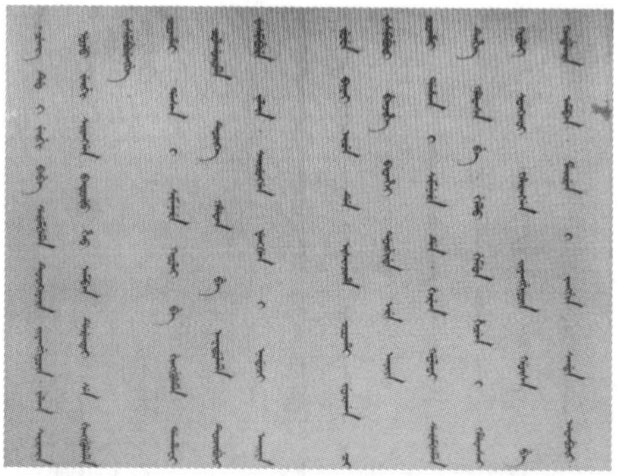
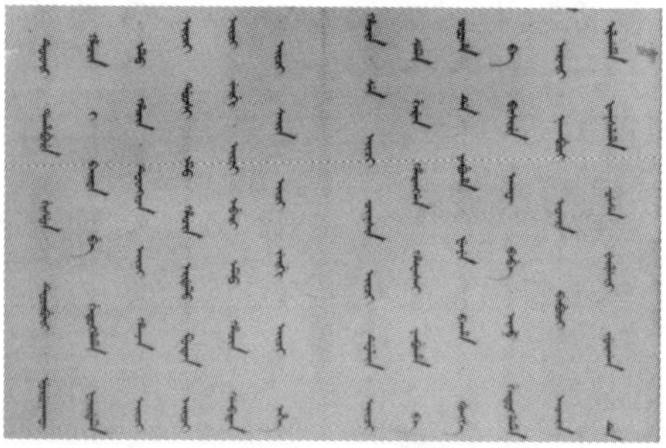
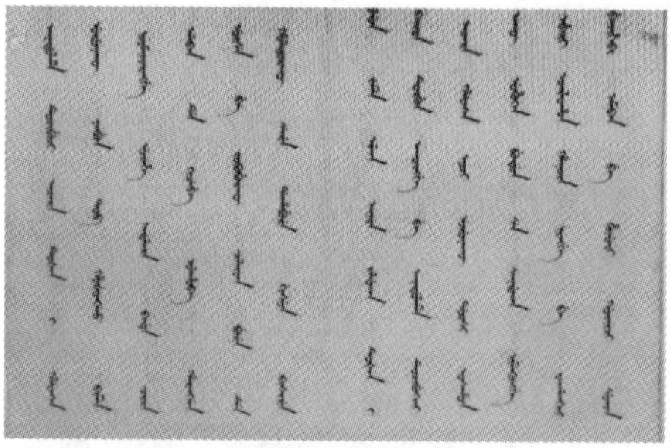
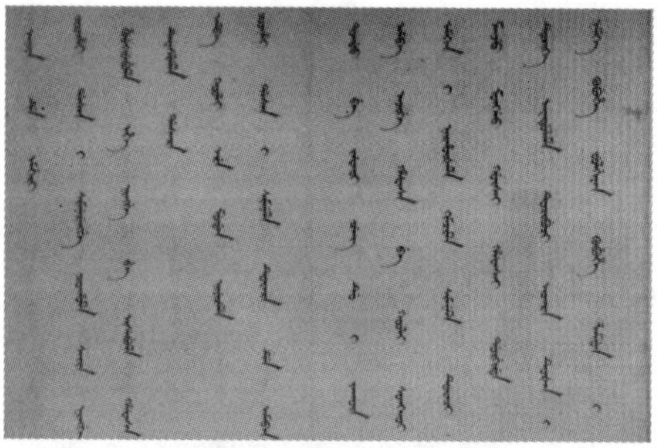
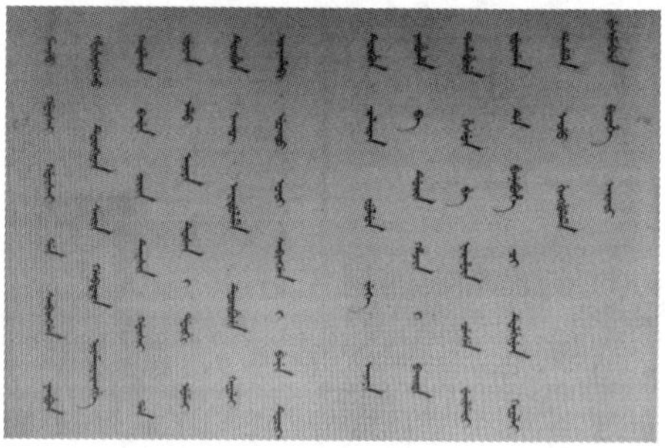

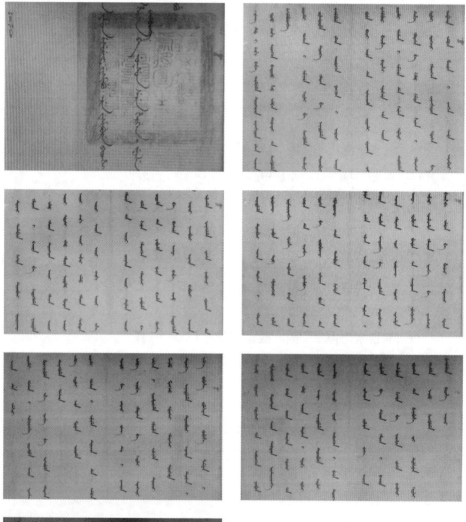

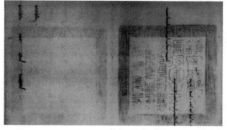

图91　成都驻防八旗考选军政应举荐官员职名造册图

奏折（满文）翻译如下：

该部衙门议奏，本奏书内官员品级不适合写大臣或宗室这样的字眼，晓谕准行。（封面手写）

上奏（封面正文）

镇守成都等处将军、世袭头等巴图鲁臣德楞泰谨奏。

军政考核（考察武职官员，五年一次）严谨遵循规章条例，为保荐优秀卓异官员，嘉庆七年二月初一日，从兵部送文书上奏，今年正值军政考核，皆按照朝廷的规定，交付所属将军、都统、副章京等，对各省驻防官员进行考察。

考语（上级对下级调动的评语）必须要查明并列出四类事：一类是品行，或者廉洁，或者一般，或者贪赃枉法；一类是能力才干，或者强，或者一般，或者弱；一类是骑射，或者好，或者一般，或者差；一类是年岁，或者壮年，或者中年，或者老年。各下属官员履历，附上在军中的行为，有无受伤、立功也要写明，撰写评定其去留的册簿送至兵部。

若说保荐的官员，必须有“品行端正，且精通马步箭（指站立射箭和骑马射箭两种），管辖地域严整，对于公务勤勉且谨慎，不烦扰属地管理人员（不虐待下属），不骗取空饷（不吃空饷）”等诸如此类的考语。若说弹劾历俸三年期满（历俸年满指官吏任职满一定年限后依例升调），分内之事没有过失的保荐官员，必须是贪腐、暴虐残酷、不恭不敬、年老体弱多病、能力差或是心浮气躁之人，臣等想来军政考核已有五年，特按照规章奖励优秀者，惩办差的，整顿治理各官员。

这次补加军政考核时，大臣秉公执法，对成都八旗大小官员按规定一一仔细考察，满洲、蒙古八旗官员里保荐突出卓异的官员一名，镶红旗、镶蓝旗两旗佐领 Sabingga（满语人名，读音似阿尔沁或撒兵阿，何氏家族入清以来第八世）行为端正，品行良好，精通骑射，管辖地域严整，在做佐领的十一年里，职务内全部事务无过失，符合保荐的条例规定，因此，Sabingga 自行陈奏履历，历俸年间鞠躬尽瘁，详细出具四类事的考语并修订成册，除送给兵部之外，依照条例规定另写文书恭敬上奏。

为此谨奏（奏折固定格式）

四、题为照例举荐成都驻防八旗考选军政卓异官员事

照例举荐成都驻防八旗考选军政卓异官员事，见图 92。

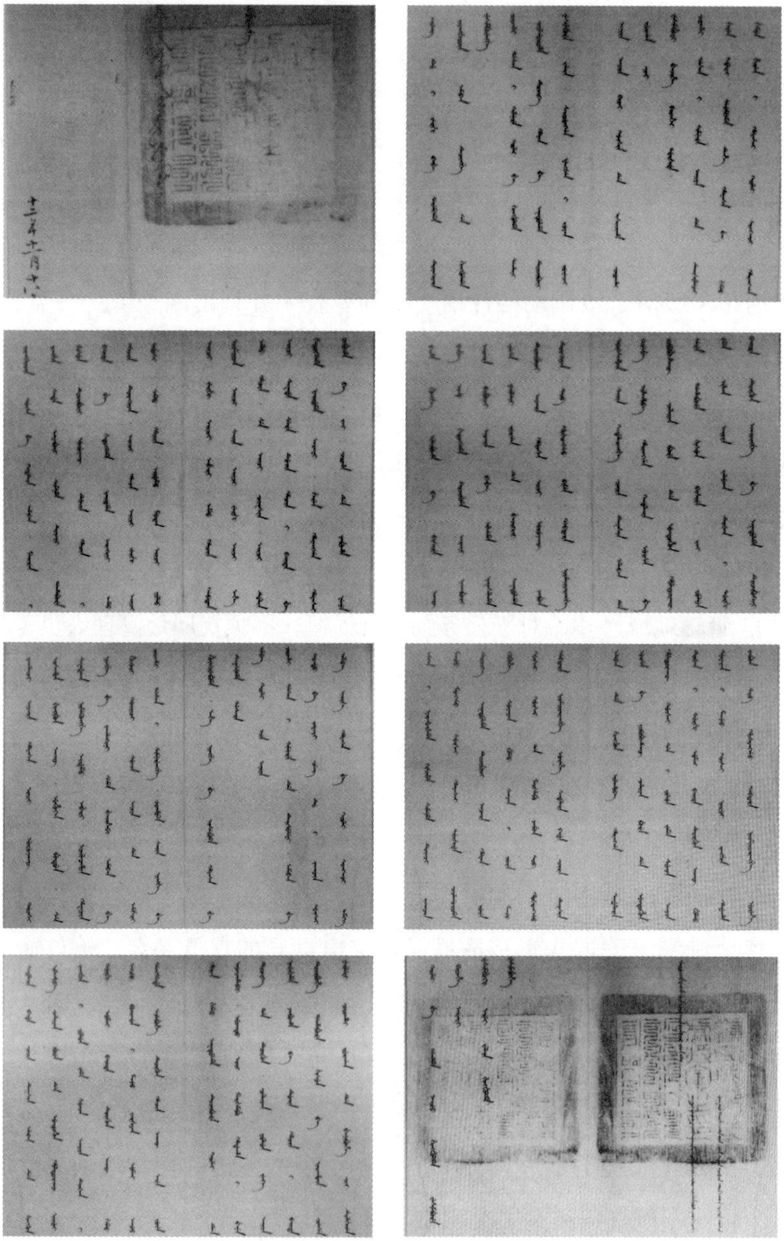

图 92　照例举荐成都驻防八旗考选军政卓异官员事图

奏折（满文）翻译如下：

该部衙门议奏（封面手写）

上奏（封面正文）

镇守成都等处将军臣特成额谨奏。

军政考核（考察武职官员，五年一次）严谨遵循规章条例，为保荐优秀卓异官员，嘉庆十二年正月三十日，从兵部送文书上奏，正遇到军政考核之年，皆按照朝廷对官员的规定，交付所属将军、都统、副章京等，对各省驻防官员进行考察。

出具的考语（上级对下级调动的评语）必须涉及四类事：一类是品行，或者廉洁，或者一般，或者贪赃枉法；一类是能力才干，或者强，或者一般，或者弱；一类是骑射，或者好，或者一般，或者差；一类是年岁，或者壮年，或者中年，或者老年，将这样的四类事察明并列出。各下属官员履历，要附上在军中的行为，有无受伤、立功也要写明，撰写评定其去留的册簿送至兵部。

若是保荐的官员，必须有“品行操守端正，且精通马步箭（指站立射箭和骑马射箭两种），管辖地域严整，对于公务勤勉且谨慎，不烦扰属地管理人员（不虐待下属），不吃空饷”等诸如此类的考语。若想弹劾历俸三年期满（历俸年满指官吏任职满一定年限后依例升调），分内之事没有过失的保荐官员，必须是贪腐、暴虐残酷、不恭不敬、年老体弱多病、能力差或是心浮气躁之人，臣等想来军政考核已有五年，特按照规章奖励优秀者，惩办差的，整顿治理各官员。

今年正遇军政考核时，大臣秉公执法，对成都八旗大小官员按规定一一仔细考察，满洲、蒙古八旗官员里保荐突出卓异的官员两名，镶黄旗佐领Tmergembu（满语人名，读音似铁木庚布或铁木力吉，何氏家族入清以来第九世）行为端正，精通骑射，管辖地域严整，在公务上恭敬谨慎，不虐待下属，不吃空饷，佐领历俸五年内，职务内全部事务无过失；满洲正黄旗佐领Hadaha（满语人名，读音似哈达哈）行为端正，精通骑射，管辖地区严整，对公务恭敬谨慎，不吃空饷，食佐领俸禄五年，职务内全部事宜无过失，其余家眷中的满人确实都没有犯罪之类的档案记录，这两位官员都符合保荐的条例规定，因此，Tmergembu、Hadaha 自行陈奏（清代考核武职官员的方式）履历，历俸年间鞠躬尽瘁，详细出具四类事的考语并修订成册，除送给兵部之外，依照条例规定另写文书恭敬上奏。

为此谨奏（奏折固定格式）

五、何仁甫稀见资料辑存

何仁甫稀见资料辑存见表 22。

表 22 何仁甫稀见资料辑存表

标　题	书　名	作　者	出版社	出版年月
何仁甫	成都满蒙族史略	刘显之	成都市满蒙人民学习委员会	1983
蒙古骨科名医——何仁甫	成都中医学院报	辛夫	成都中医学院	1987.9.5
何仁甫	四川省地方志资料丛书《四川近现代人名录》	任一民主编	四川辞书出版社	1993.2
骨科名医何仁甫	成都满蒙族志	成都满蒙学会		1993.11
蒙古族骨科名医何仁甫及其传人	成都少数民族	何天祥、何浚治	四川人民出版社	1997.7
何仁甫	成都市志民族志	成都市地方志编纂委员会		2001
成都满族蒙古族骨伤骨病外伤医术流派查证——何氏流派	少城文史资料第十六期	赵宏枢		2003.9

何仁甫

——刘显之

何仁甫，镶蓝旗三甲蒙古族，他是在杜子明后特出的骨科医师，他的医道出自家传，又经向满族、蒙古族的骨科名医如西二爷、开长斋、春三爷、颜联五和汉族的马镇江学得正骨手法及采药用药等技能。此外，还从徐寿仙精习外科对治疗凝筋灌骨尤为见长。(《成都满蒙族史略》，1983 年)

蒙古骨科名医——何仁甫

——辛夫

何仁甫，字同良，号白玉山人。蒙古族，祖姓特呼尔，镶蓝旗三甲人。1895 年生于四川省成都市，为何氏骨科第四代传人。

何仁甫祖辈均以武功、医术著名，随清入蜀，定居成都柿子巷。何仁甫幼承庭训，从父何兴仁学习医术，练习武功，民国初年就读于成都储才中学，喜爱古书和英语，尤潜心学习西医骨科书籍。此后又向汉、满、蒙医武高手学技，先后拜满蒙骨科名医开长斋、春三爷，汉族名拳师马镇江和外科圣手徐寿仙为师。徐寿仙人称徐神仙，以精于治疗骨结核、骨髓炎等外科重症驰名遐迩。何仁甫尊师重德，勤学好问，为各位师长所爱，故尽得其传。他既得家传，又集各家之长，继承和发扬了何氏骨科，在成都地区自成一派。

何仁甫以善治关节骨折和疑难杂症病为特点。他的正骨手法独到，用药精巧，疗效神速。尤其对演员、运动员和体力劳动者的重度骨损和疑难骨病，积累了丰富的治疗经验，往往手到病除，化险为夷。1952 年，成都市群众京剧团副团长、名武生筱虎辰练功损伤，腰椎小关节紊乱，由人背往何仁甫处治疗。何以手法整复，病人疼痛大减，当即可以站立和慢慢走动，正是手到病除。1963 年，荀慧生剧团在蓉演出，鼓师刘某腰椎间盘突出，不能动弹。经何仁甫治疗，次日即能工作，该团赞佩不已。四川省体委田径队运动员姜永华，跟腱撕裂久治不愈，经何仁甫短期内治愈。在 1963 年的全国比赛中，破 800 米跑全国纪录；遵义市京剧团武功演员何坤强，排练后空翻不慎头部触地，颈部缩短，昏迷不醒。X 线片诊断为“颈 4 椎骨折并后脱位”。虽经急救脱险，但颈部剧痛，不能活动，医院会诊考虑高位截瘫。后经何仁甫精心治愈，如此种种。

何仁甫人称“布衣郎中”，一生淡泊名利，注重医德，不阿权贵。而施医施药，享誉民间。他兴趣广泛，诗酒陶情，书画治性，又一生习武，尤长于单刀和气功，但仅以健身。何仁甫于1969年去世。长子何天祥。四子何天佐、五子何天祺，皆传其业。（《成都中医学院报》，1987年9月5日）

何仁甫

——任一民主编

何仁甫（1895—1969）字同良，号白玉山人，成都人。蒙古族，中医骨伤科专家。出生于骨科世家。自幼随父何兴仁习医练武。民国初年就读于成都储才中学，潜心学习西医骨科书籍。又先后拜满、蒙骨科名医开长斋、春三爷，汉族名拳师马镇江和外科圣手徐寿仙为师，既得家传，又集各家之长，在成都地区自成一派。善治关节骨折和疑难骨病。尤其对演员、运动员和体力劳动者的重度骨折和疑难骨病治疗经验丰富。正骨手法独到，用药精当，疗效快。撰有《仁济医话》《无暇斋正骨经验》《特呼尔氏骨科手法》等书籍。（《四川近现代人名录》，1993年2月）

骨科名医何仁甫

——成都满蒙学会

骨科名医何仁甫：蒙古族哈喇特呼尔氏，已故。祖辈皆以武功、医术著称。早年，其祖以八旗军医随军入川。驻防成都，他幼年从父何兴仁学习医术，练习武功，尤潜心学习西医骨科书籍。先后拜满蒙骨科名医开长斋、春三爷，汉族名拳师马镇江，外科圣手徐寿仙为师。他尊师敬长，勤学好问，故尽得其传，既具家传，又集名家之长，因而发展了何氏骨科，为何氏骨科第四代传人，在成都地区自成一派。

他以善治关节骨折和疑难杂症病为特长。正骨手法独到，用药精巧，疗效神速。尤其对戏剧演员、运动员和体力劳动者的重度骨损和疑难骨病，积累了丰富的治疗经验，往往手到病减，化险为夷。1952年，成都市群众京剧团副团长、名武生筱虎辰练功损伤，腰椎小关节紊乱，由人背往何仁甫处治疗，何以手法整复，筱当即站立走动；1963年，荀慧生剧团在蓉演出，鼓师刘某腰椎间盘突出，不能动弹。经何治疗，次日即能工作。四川省体委田径队运动员姜永华，跟腱撕裂久治不愈，经何短期内治愈。后破800米跑全国纪录；遵义京剧团武功演员何坤强，排练后空翻不慎头部触地，颈部缩短，昏迷不醒。X线片诊断为“颈四椎骨折并后脱位”。虽经急救脱险，但颈部剧痛，不能活动，医院会诊考虑高位截瘫，后经何精心治愈。

何仁甫人称“布衣郎中”，一生淡泊名利，注重医德，施医施药，又毕生习武，尤长于单刀和气功。长子何天祥、四子何天佐、五子何天祺，皆传其业。

何氏骨科为成都满族、蒙古族（骨科）四大流派之一。（《成都满蒙族志》，1993年11月）

何仁甫

何仁甫（1895—1969），字同良，成都市人，蒙古族。人称“布衣郎中”。一生淡泊名利，注重医德，不阿权贵，而施医施药，享誉民间。自幼随父何兴仁习医练武，民国初年就读于成都储才中学，潜心学习西医骨科。先后拜满族、蒙古族骨科名医开长斋、春三爷，回族名拳师马镇江和外科圣手徐寿仙为师。既得家传，又集各家之长，继承和发展了何氏骨科，在成都地区自成一派。善治关节骨折和疑难骨病。尤其对演员、运动员和体力劳动者的重度骨损和疑难骨病治疗经验丰富。正骨手法独到，用药精巧，疗效快捷。撰有《仁济医话》《无暇斋正骨经验》《特呼尔氏骨科手法》等书稿。其医术传于何天祥、何天佐、何天祺。（源自《成都市志》《民族志》，2001年出版）

成都满族蒙古族骨伤骨病外伤医术流派查证（节选）

——*赵宏枢*

满族、蒙古族是在大漠草原、白山黑水、马背上生活、刀箭里成长的尚武民族。因而医治筋骨损伤、刀箭伤痛是习以为常的事。并孕育出精湛独特的医术。

成都满族蒙古族源于清朝康熙六十年，清政府派三千旗兵，带眷驻防成都。三百年来，他们继承弘扬民族与祖先骨伤外科医术。清同治、光绪年间鼎盛，以喜二爷文福为骨伤科宗师，春三爷景春为武术泰斗。民国三四十年代时，颜联五、杜子明、石继周、何仁甫都以各自骨伤科专长与医术名望，祖孙父子自立门派，精习骨伤骨病外伤医治，延续至今。现将颜、杜、石、何四流派分述如下：

何氏流派

何派创始人何仁甫医师，镶蓝旗蒙古人，哈喇特呼尔氏（1895—1969），祖辈皆以武功医术得名。幼从父何兴仁习医、练武。师承喜二爷、春三爷、开长斋，师事颜联五。又投回族拳师马镇江、外科圣手徐寿仙为师，得其传。既有家传，又集各家之长而发展。何氏骨科，在成都地区自成一派。

何仁甫善治关节骨折和疑难骨症，专于气功和单方。正骨手法独特，用药精巧，疗效神速。尤其对演员、运动员和体力劳动者的重度骨损和疑难骨病，积累丰富治疗经验。1952 年，著名京剧武生筱虎辰练功损伤，腰椎小关节紊乱，由人背往何仁甫处治疗。何用手法整理恢复，当即就能站立走动；1963 年，荀慧生剧团在蓉演出，鼓师刘某，腰椎间盘脱出而不能动弹，经何治疗，次日即能行动工作。四川省体委田径运动员姜永华跟腱撕裂，久治不愈，经何短期治疗痊愈，后破 800 米中长跑全国纪录；遵义市京剧团武功演员何坤强，排练时后空翻不慎，头部触地，颈部缩短，昏迷不醒。X 线片诊断为颈四椎骨折并后脱位。虽经急救脱险，但颈部剧痛，不能活动。医院会诊，考虑高位截瘫。后经何医生精心治疗，先服红黑二丸，再手术按摩，接骨正位，最后痊愈。

何仁甫人称“布衣郎中”，一生淡泊名利，注重医德，施医送药，誉满民间。

长子何天祥，自幼从父习武学医，治疗一般损伤、骨病，逐渐熟悉祖国传统医学，取西医之长，现代科学技术，医术精进，声誉鹊起。

1973 年，何天祥受聘四川省舞蹈学校中医科医生，不仅医术精湛，且医德高尚，病人不分高下，一视同仁。诊治地区遍及本省、上海、北京、西藏、云南、贵州、香港等地。诊治各种骨伤骨病、疑难重症数以万计，对舞蹈损伤规律、特点、防治进行全面系统研究又成。并举办全国首届艺术形体损伤防治培训班。

何天祥现为四川省舞蹈损伤研究所所长、中国艺术医学协会副会长、国际艺术医学协会会员，中国中医学会四川分会会员，全国五一劳动奖章获得者，全国少数民族先进个人，四川省第六、第七届人民代表大会代表，全国第八届人民代表大会代表。著作有《何天祥正骨经验》《艺术体形损伤诊断学》及学术论文数十篇，先后获得文化部及国家级科学进步奖。

1992 年 3 月，首届国际医学学会在纽约召开，何天祥及其子成都军区主治军医何浚治应邀参加，进行学术讲演，操作示范和应诊活动，得到好评。又到洛杉矶中国传统文化研究院及我国香港、澳门等地讲学、义诊，备受赞誉。

四子何天佐，文职将军（中将），成都军区八一骨科医院院长、主任医师兼海南骨科医院院长、主任医师，先系国家人事部授予“有突出贡献中青年专家”；1992 年获国务院颁发政府特殊津贴；“国家中医师承制导师”、中华全国医学会疼痛学会理事、解放军骨伤推拿专业委员会副主任、全军中医学会常务理事、成都军区中学会副会长等，享受国务院颁发的政府特殊津贴。

何天佐自幼随父习武学医，1960 年独立行医。他继承钻研何氏骨科全部精髓及历代伤科典籍，对五行阴阳、气血经络、穴位脉络有深入研究，应用生物力学创立“瞬间复位”等手法及“因形制具”等固定理论，于 1988 年率先提出“治骨先治肉”“损伤一症，更重气论”等崭新理论，得到专家肯定。著有《何氏骨科学》（上、下卷）100 余万字，由中医古籍出版社出版，在医学界产生相当影响，受到中外学者关注。此外，发表学术论文多篇，其中“何氏治骨先治肉原理及应用”获 1997 年美国纽约国际传统医学杰出论文奖，数篇论文获军队科技进步奖，曾出席“第 31 届国际军事医学大会”，研制的“消肿镇痛膏”和“强腰壮骨膏”获2000年度香港国际新产品新技术博览会金奖。何天佐被誉为“军中华佗”“骨疾克星”。

1986年，何天佐所创建的成都军区八一骨科医院，是全军最大的骨科医院和全军的骨科医术人才培训基地，培养中医骨科临床技术骨干300余名。

五子，何天祺，祖传儒医，1985年任四川省中医药研究院附属骨科专科医院院长、中华全国中医学会四川分会骨科专委会委员。

何天祺自幼随父习武学医，继承和发扬何氏骨科流派的整套理论和技术，并与现代医学理论及气功相结合，内外用药及正骨推拿手法独特，擅长治疗运动损伤、重度骨伤、老年性退行性改变及骨损所致的各类骨病。

何天祺现系国家运动队特邀医师，曾多次出国参加学术交流，被病员称为“骨科圣手”。(《少城文史资料》2003年9月第十六期)

附　录

一、四川何氏骨科流派人物大事记

（一）何仁甫大事记

1895 年（清光绪二十一年）

7 月，出生于成都府少城军营永平胡同（今成都市少城柿子巷 19 号）。

1902~1907 年（清光绪二十八至三十三年）

随父亲何兴仁习武，记诵何氏祖传方剂。并在少城军营内永盛胡同（今蜀华街）清秀才瑞炳麟开办的私塾学习。

1908~1914 年（光绪三十四年至民国 4 年）

就读于成都储才中学。

1914~1916 年（民国 4~6 年）

在成都春熙路基督教青年会学习英文。

1916~1920 年（民国 6~10 年）

被基督教青年会推荐到华西协和医院（今四川大学华西医科大学）学习西医。在此期间不仅学习西医，也随父亲学习祖传正骨术，并拜满族骨科名医喜二爷、开长斋，蒙古族骨科名医春三爷，汉族外科名医徐寿仙，回族著名拳师马震江、马镇江为师，学习多民族、多流派的治则。

业余时间喜爱踢足球，练习武术。

1921~1936 年（民国 11~26 年）

在成都少城挂牌独立行医。因具治疗效果好、治疗时间短、花钱少、没有后遗症等优点，迅速名声鹊起，被誉为名医，逐渐在人们心中形成了“何氏”骨科概念。

1936~1938 年（民国 26~28 年）

受聘于国民革命军第二十九军，任军国术教官兼军医顾问。

1939~1949 年

在成都市柿子巷挂牌行医，诊治各类骨科疑难杂症，赢得极好的声誉，被誉为“何氏骨科”的开宗立派的一代宗师，成为成都中医骨科的三大流派的奠基人。

1950~1969 年

成都市卫生工作者协会，被邀请为首批会员。在成都市行医。

1969 年

4 月，病故埋葬于成都市三圣乡凉风顶。

1983 年

被载入《成都满蒙族史略》。

1992 年

被载入《四川省近现代人名录》（四川省地方志编纂委员会省志人物志编辑组主编）。

1993 年

被载入《成都满蒙族志》。

2003 年

4 月，其骨殖迁葬于成都市郫都区安德镇“何氏骨科史料馆”内。

2017 年

何仁甫生前行医的老街柿子巷，被成都市文化局确定为“成都市文化地标”。

（二）何天祥大事记

1923 年

12 月，出生于成都市少城柿子巷 19 号。

1929~1940 年

在成都少城小学、树德中学读书。

1929~1949 年

自幼随父亲何仁甫在家习武、学医、行医。

1949~1973 年

中华人民共和国成立后，奉成都西城区人民政府区卫医字 146 号文批准继续在家执业行医，并与父亲加入成都卫生工作者协会（会员编号 2489）。

1973 至今

受四川省文化厅、省舞蹈学校（今四川艺术职业学院）邀请，按名医应聘四川省舞蹈学校（四川省职业艺术学院）舞蹈损伤研究所所长，研究员专业技术职务，至今指导临床工作与传承教学，如 2009 年“何天祥传统疗伤手法技艺”获四川省人民政府批准录入“非物质文化遗产保护传承项目”和 2012 年 10 月经国家中医药管理局批准的“何氏骨科流派学术特点传承建设项目”作为代表性传承人，对“非遗项目”“流派学术”持续传承，至今培育国内外后学 400 多人。

在此期间：

1978 年，获邀出席四川省首届科学大会；

1982 年，被中共四川省直属机关委员会评为先进工作者；

1983 年，受四川省卫生厅通知出席四川省振兴中医座谈会并建言献策；

1983~1997 年，当选四川省第六、七届人大代表，第八届全国人大代表；

1984~1990 年，先后两次被评为省民族先进个人和全国民族先进个人；

1985 年，为成都满族、蒙古族学委会三英学校举办了三期何氏骨科培训班，培养民族医生；

1987 年，被选为中共四川省委组织部、统战部关心联系的专家；

1988 年起，被聘为四川自然科学中医药系列高评委和四川省中医药高级职称评委、文化部艺术医学评委等；

1988 年，被中国舞蹈家协会学术委员会聘为学术委员；

1990年，获四川省人民政府颁发的“从事医卫科技工作五十年以上荣誉证书”；

1990年，获全国五一劳动奖章和全国优秀医务工作者称号；

1990年，获文化部批准在四川举办“全国艺术形体损伤防治培训班”（主讲老师）；

1991年，获准享受国务院政府特殊津贴；

1991年，被国家遴选为“全国首批继承名老中医药专家学术经验的指导老师”；

1991年，核定为中共省委常委直接联系的高级知识分子；

1992~1994年，任中国艺术医学协会副会长，名誉会长；

1993年，出席第八届全国人民代表大会，被江泽民主席接见；

1994年，由于有创新成果，人名被载入《20世纪中国医学首创者大辞典》（黑龙江人民出版社）；

1995年，受四川省少数民族卫生发展促进会委托，在四川省卫生管理干部学院举办“全川民族地区何氏骨科医生培训班”；

1997年，与儿子何浚治创立传承基地——四川天祥骨科医院（由四川省中医药管理局批准注册），2014年国家中医药管理局批准为二级甲等专科医院，不断培养后学及国内外学术交流平台；

1999年，多项科研成果载入《中国文化科技志》（浙江人民出版社）；

2003年8月，何浚治编著《艺术与医学交相辉映——何天祥研究员艺术医学生涯60个春秋》（四川科技出版社出版）；

2005年，入选《蒙古族科学家》（远方出版社出版），该书是我国少数民族优秀图书资助项目，共收集1208~1964年64位科学家，何天祥是四川省唯一入选者；

2006年6月，受聘为四川省骨科医院“怀贤堂”坐诊专家；

2008年，受聘为四川省非物质文化遗产中心评委；

2009年，“何天祥传统疗伤手法技艺”获四川省人民政府批准录入“非物质文化遗产保护传承项目”；

2012 年 10 月，“何氏骨科流派学术特点传承建设项目”获国家中医药管理局批准，何天祥为代表性传承人，至今育人不辍。

注：何天祥出版的专著、论文、科研成果及海外学术交流情况等，详见第四章第一节“何天祥表 1–7”。

（三）何天佐大事记

1941 年

2 月，出生于四川省成都市柿子巷 19 号。

1947 年

9 月，就读成都市少城小学校，师从父亲何仁甫习武。

1953 年

9 月，就读成都市初八中学校初中，师从父亲何仁甫习武、学医。

1956 年

9 月，就读成都市第七中学校高中。

1959 年

9 月，就读成都工学院水电力学专业，师从父亲何仁甫习武、学医。

1960 年

8 月，成都工学院因病辍学，正式跟随父亲何仁甫行医习武，开始行医生涯。

1969 年

4 月，继承父亲何仁甫衣钵，正式开始独立行医。

1970 年

12 月，担任成都市漆器工艺厂厂医。

1981 年

11 月，被成都军区以“具有一技之长的人才”特征入伍，任成都军区体育工作队卫生所正营职军医。

1982 年

11 月，任成都军区体育工作队卫生所副团职军医。

1983 年

5 月，任成都军区体育工作队卫生所主治医师。

1985 年

4 月，任四川省第六届人民大会代表。6 月，四川省成都军区军地共育指导委员会、成都军区政治部授予“军地两用人才”及证书。

1986 年

2 月，成都军区政治部办公室授予二等功。6 月，加入中国共产党。10 月 8 日，经成都军区司令部军务部、成都军区政治部批准，创建成都军区八一骨科医院，被成都军区政治部任命为成都军区八一骨科医院院长、党支部书记。

1987 年

2 月，成都军区政治部办公室授予三等功。7 月，成都军区政治部授予“优秀共产党员”及证书。10 月，被成都军区后勤部卫生部聘任为“成都军区中医学会第一届理事会常务理事”。11 月，任成都军区体育工作队卫生所副主任医师。

1988 年

1 月，任第七届四川省人民大会代表。7 月，任成都军区三洞桥干休养所副主任医师。10 月，经成都军区批准，创建成都军区八一骨科医院海南分院，担任院长；参加全军首届中医学术交流大会，现场成功演示“何氏夹脊振抖法治疗腰椎小关节紊乱”，何氏骨科技术获得军队同行专家赞誉和关注，在本次大会当选为全军中医学会骨伤推拿专业委员会副主任委员。

1989 年

5 月，任成都军区三洞桥干休所主任医师。11 月，主编《全军何氏正骨学习班教材》，担任解放军总后勤部卫生部举办的“全军何氏正骨学习班”主讲；被成都军区政治部聘任为“成都军区中医高级专业技术职务评审委员会委员”。

1990 年

1 月，被成都军区政治部生产经营领导小组授予“1989 年度一等先进生产者”及证书。6 月，被中华人民共和国人事部授予“中青年有突出贡献专家”并获证书。9 月，参加国家卫生部、中医药管理局、总后卫生部在北京联合举办的“首届中国中医药文化博览会百名中医专家特邀门诊”并获荣誉证书。受解放军总医院（301 医院）邀请，在该院开展何氏骨科专家门诊。10 月，应新加坡中医师公会邀请，赴新加坡交流学术，做何氏骨科专题学术讲座

1991 年

1 月，被成都军区授予“‘七五’劳动模范”及证书。3 月，被成都军区政治部办公室直属工作处聘任为“成都军区政治部直属队卫生技术干部中级评审委员会主任委员”。7 月，被中共成都军区政治部直属队委员会授予“成都军区政治部优秀党员”及证书。8 月，被解放军中医学会聘任“全军第二届中医学会理事”。9 月，“成都军区八一骨科医院海南分院”更名为“海南骨科医院”，担任院长，时任海南省委书记的许世杰题写院名。11 月，被成都军区授予“‘七五’医学科学技术工作先进个人”并获证书；被成都军区后勤部卫生部聘任“成都军区后勤部卫生部第七届医学科学技术委员会委员”。12 月，被成都军区授予“优秀科技干部”并获证书。

1992 年

1 月，创建海南天佐国药开发公司。5 月，海南骨科医院“何氏骨科系列药品研究”课题获国家科委批准，该课题列入国家“八五星火计划”项目，获国家科技贷款 300 万元。9 月，海南骨科医院被海南省人民政府授予“先进驻琼企业”称号并获证书。10 月，获中华人民共和国国务院颁发特殊津贴（100 元 / 月）及其证书。

1993 年

3 月，被成都军区政治部聘任为“成都军区卫生系列中医高级专业技术职务评审委员会委员”。6 月，何天佐著《何氏骨科学・上卷》出版（524 千字，第 1 版，第 1 次印刷，中医古籍出版社出版，ISBN7-80013-451-2/R・448）。

1994 年

2 月，被四川省委组织部和宣传部、成都军区政治部、四川省人事厅、中华英才画报社授予"'93 四川十大英才'提名奖"及证书。3 月，主持研发的"强腰壮骨膏""消肿止痛膏"，获得四川省卫生厅颁发的新药批准文号。

1995 年

2 月，主持开展的"强腰壮骨膏动物实验及临床研究"课题，获军队科技进步三等奖；"骨科联合外固定法及其应用"课题，获军队科技进步四等奖。10 月，在四川省成都市温江区（原温江县），参与创建以生产"强腰壮骨膏""消肿镇痛膏"为主产品的新基业大通药业有限公司。12 月，何天佐著《何氏骨科学 · 下卷》出版（532 千字，第 1 版，第 1 次印刷，中医古籍出版社出版，ISBN7–80013–647–7）。

1996 年

1 月，主持开展的"何氏'治骨先治肉'理论及应用"课题，获军队科技进步四等奖。2 月，被成都军区司令部、政治部、后勤部授予"'八五'劳动模范"。3 月，获成都军区司令部、政治部、后勤部授予的"军区'八五'医药卫生工作有突出贡献的先进工作者"称号及证书。4 月，被成都军区政治部聘任为"成都军区卫生系列高级专业技术职务评审委员会委员"。6 月，被成都军区后勤部卫生部《西南国防医药》编辑部聘任为"《西南国防医药》第二届编委会特约编委"。10 月，作为出席第三十一届国际军事医学大会的全军 10 名中医专家代表之一，代表中国人民解放军现场演示"何氏骨科夹脊振抖法治疗腰椎小关节紊乱"。

1997 年

1 月，被中华人民共和国人事部、中华人民共和国卫生部、国家中医药管理局确定为《全国老中医药专家学术经验继承指导老师》并获证书。出席人事部、卫生部、中医药管理局在北京人民大会堂举行的"全国老中医药专家学术经验继承人拜师仪式"，收马云为学术经验继承人，马云按国家要求开始为期三年的跟师学习。5 月，当选第三届全军中医学会常务理事。8 月，当选中国中医药学会第三届理事会理事。12 月，被解放军国防科技大学医院聘任为“国防科技大学医院高级技术指导”。

1999 年

7 月，发明一种“壮腰固肾定痛药膏及其制法”，获国家发明专利证书（专利号：ZL 93 1 01615.0 国际专利主分类号：A61K 35/78）；发明一种“止痛药膏”，获国家发明专利证书（专利号：ZL 93 1 01613.4 国际专利主分类号：A61K 35/78）。被成都军区授予“科技兴医先进个人”称号及证书。9 月，当选全军第三届骨伤推拿专业委员会副主任委员。

2000 年

6 月，发明一种“消肿止痛药膏及其制备方法”，获国家发明专利证书（专利号：ZL 93 1 01614.2 国际专利主分类号：A61K 35/78）。12 月，学术经验继承人马云，经过三年跟师学习，经考评合格，获得国家人事部、卫生部、中医药管理局联合颁发的《全国老中医药专家学术经验继承人出师证书》。

2002 年

12 月，以何氏骨科祖传验方为基础，主持研发的中药新药获得国家新药批准文号：消肿镇痛膏，（国药准字 Z20026335）；强腰壮骨膏，（国药准字 Z20025924）。

2003 年

4 月，主持何氏家族入川后的第 2~4 代祖茔，从成都市三圣乡凉风顶搬至成都市郫县安德镇安隆村全家河坝。同时设计并出资修建以祖茔为主题的“四川何氏骨科史料馆”，其中茔内“蒙古族特呼尔氏世医”石雕牌坊，由何天佐弟子福建厦门李澄清先生捐建。史料馆内《蒙古族特呼尔氏世医史略》由四川省地方志编纂委员会确认。

2004 年

4 月 17 日，赴长沙参加“湖南省军地中西医骨科 21 世纪发展高级学术研讨会”，大会交流《传统骨伤医学在新经济时代的生命力和前景》。

2005年

7月，荣获解放军总后勤部授予的“全军中医药工作先进个人”称号及证书。

2006年

7月，主编成都军区后勤部卫生部《基层部队常见骨伤骨病防治（教材）》

2007年

参与《中西医结合微创技术治疗膝关节内骨折的临床应用研究》课题，荣获中国中西医结学会科学技术奖三等奖。

2008年

10月，被成都军区联勤部授予“成都军区八一骨科医院5·12地震抗震救灾集体三等功”。

2009年

5月，首次注册何氏骨科药品类唯一商标“何氏骨科”（注册号4772076，核定服务项目：第5类，主要包括药品和其他医用或兽医用制剂）。10月10日，指导世界首例大熊猫骨折切开内固定手术成功。手术在四川成都熊猫基地的新兽医院进行，手术历时3个多小时，成都军区八一骨科医院专家根据四川何氏骨科“因型制具”的治疗理念和方法，灵活创新，根据熊猫骨折肢体形态，将人用钛合金钢板重新塑形，对熊猫骨折肢体成功地实施固定。

2011年

6月，四川省人民政府公布、四川省文化厅颁发“四川省非物质文化遗产何天佐传统中医药正骨疗法”（第三批，传统医药类，项目编码IX-4）。9月，四川省非物质文化遗产保护中心，向成都军区八一骨科医院授牌“四川省非物质文化遗产何天佐传统中医药正骨疗法传习基地”。

2012年

4月，《解放军报》以“我军首例省级非物遗传统医药项目走向规范化传承”为题，报道“何天佐传统中医药正骨疗法”源流特征及传承情况。8月，主审《蒙古族世医特呼尔氏何氏骨科史料辑（1）》，郑伟华主编，四川仁甫何氏骨科技术研究中心印制。9月，主审《何氏骨科暨何天佐传统中医药正骨疗法骨科临床影像资料选编》，马云主编，成都军区八一骨科医院印制。10月，率队考察内蒙古，与内蒙古国际蒙医医院签署战略合作协议。11月，经四川省科协批准、四川省民政厅注册，创建“四川仁甫何氏骨科技术研究中心”并担任中心主任。国家中医药管理局批准并公布四川仁甫何氏骨科技术研究中心申报的“四川何氏骨科流派传承工作室建设项目”。12月，担任内蒙古自治区卫计委、中医药管理局派遣的进修何氏骨科学员的带教老师，学员分别是：内蒙古国际蒙医医院巴音额古乐、包国庆，呼伦贝尔扎兰屯市中蒙医院李日锋，兴安盟科右中旗蒙医医院韩七十三。

2013年

1月，主持论证、制订并实施《四川何氏骨科流派传承工作室建设项目实施方案》。3月，组织实施“四川何氏骨科流派传承工作室厦门、海口、衡阳、益阳传承工作站建设”“四川何氏骨科流派后备传承人三年培训”计划。6月，组织四川何氏骨科流派，参加“2013中国成都第四届国际非物质文化遗产节”，展示本流派技艺和文化。成都军区八一骨科医院出资在成都国际非物质文化遗产博览园建立永久性“四川何氏骨科流派传承展馆”。12月，由国家中医药管理局中医学术流派传承推广基地主办的“四川何氏骨科流派传承工作室建设项目启动及主要传承人拜师仪式”，在成都军区八一骨科医院举行。国家中医药管理局原副局长、国家中医药管理局中医学术流派传承推广基地理事长李大宁，国家中医药管理局人教司人教处处长张欣霞，国家中医药管理局中医学术流派传承推广基地办公室副主任贺振泉，四川省中医药管理局副局长冯兴奎、人教处副处长贾建勋，成都军区政治部副主任宋景原，成都军区联勤部卫生部部长李江等军地领导出席会议。李大宁代表国家中医药管理局授牌“全国中医学术流派建设单位四川何氏骨科流派传承工作室·编号：LP0122052”，代表国家中医药管理局中医学术流派传承推广基地授牌“全国中医学术流派建设单位四川何氏骨科流派传承工作站（成都）·编号：LP0122052-Z01”。

2014 年

1 月，成都军区八一骨科医院成为四川省非物质文化遗产保护协会理事单位。5 月，担任“2014 年国家级中医药继续教育项目‘四川何氏骨科流派培训班’”负责人（项目编号：2014530208045，国家中医药管理局中医药继续教育委员会授予继续教育Ⅰ类学分 12 分。由国家中医药管理局中医学术流派传承推广基地主办，由四川仁甫何氏骨科技术研究中心、四川何氏骨科流派传承工作室、成都军区八一骨科医院、重庆三峡医药高等专科学校、四川天祥骨科医院承办。培训地点：成都军区八一骨科医院）。10 月，成都军区八一骨科医院，通过了国家中医药管理局委托四川省中医药管理局组织进行的三级甲等中医专科医院评审。12 月，经成都军区政治部、成都军区联勤部卫生部批准，四川省中医药管理局审查合格，成都军区八一骨科医院在四川省中医药管理局注册。

2015 年

1 月，国家中医药管理局授予成都军区八一骨科医院“三级甲等中医专科医院”资格。4 月，国家卫计委副主任兼国家中医药管理局局长王国强、国家中医药管理局医政司司长蒋健，专程视察成都军区八一骨科医院，王国强评价成都军区八一骨科医院：“第一个军队中的中医专科医院；第一个获得国家三级甲等的军队中医专科医院；第一个被评为非物质文化遗产保护单位的军队医院；第一个获得国家中医药管理局授予的四川何氏骨科流派传承工作室建设项目的军队医院；第一个融合了满、蒙、藏、汉等多民族骨伤专科技术应用的医院；第一个军地深度融合的中医骨伤医院。这“六个第一”充分体现了成都军区八一骨科医院的特殊性，特别是在我国中医药系统，都有一定的特殊地位和自身特点。”6 月，组织四川何氏骨科流派，参加“2016 中国成都第五届国际非物质文化遗产节”，展示本流派技艺和文化。7 月，担任《四川何氏骨科流派史实研究》课题顾问。10 月，国家中医药管理局中医学术流派传承推广基地，向四川何氏骨科流派传承工作室厦门、海口、衡阳、益阳传承工作站授牌。11 月，担任“2015 年度国家级中医药继续教育项目‘四川何氏骨科流派优势病种特色诊疗方案培训班’”负责人（项目编号201553100 1009，国家中医药管理局中医药继续教育委员会统一授予继续教育Ⅰ类学分10分。国家中医药管理局中医学术流派传承推广基地主办，四川仁甫何氏骨科技术研究中心、四川何氏骨科流派传承工作室、厦门思明区梧村骨科医院承办，成都军区八一骨科医院、重庆三峡医药高等专科学校、四川天祥骨科医院、海南骨科医院、衡阳市康阳骨科医院、益阳亚东康复医院、四川厚生天佐药业有限公司协办，培训地点：厦门市思明区梧村骨科医院）。

2016年

1月，成都军区八一骨科医院，由成都军区政治部转隶成都军区善后工作办公室。2月，何天佐主审，王勇、马云主编《何天佐医论医案集》出版（450千字，第1版，第1次印刷，中国中医药出版社出版，ISBN978-7-5132-2990-0）。4月，担任“2016年国家级中医药继续教育项目‘四川何氏骨科流派优势病种特色诊疗方案学习班’”负责人（项目编号Z20165307011，国家中医药管理局中医药继续教育委员会统一授予继续教育Ⅰ类学分10分。国家中医药管理局中医学术流派传承推广基地主办，四川仁甫何氏骨科技术研究中心、四川何氏骨科流派传承工作室、海南骨科医院承办，成都军区八一骨科医院、重庆三峡医药高等专科学校、四川天祥骨科医院、厦门思明区梧村骨科医院、衡阳市康阳骨科医院、益阳亚东康复医院、四川厚生天佐药业有限公司协办，培训地点：海南骨科医院）。5月，何天佐及其传人马云，被四川省文化厅确认为第三批四川省非物质文化遗产项目“何天佐传统中医药正骨疗法”的代表性传承人。8月，何天佐弟子成都军区八一骨科医院院长马云，赴美国纽约出席国家中医药管理局中医学术流派传承推广基地组织的“2016‘一带一路’中医走向世界联合国论坛”，代表四川何氏骨科流派做“疗效是硬道理”主题发言，接受纽约中文网专访。9月，国家中医药管理局中医学术流派传承推广基地复函，同意建立“四川何氏骨科流派传承推广基地”。10月，成都军区八一骨科医院拟在成都市郫县安德镇安隆村兴建“四川何氏骨科流派传承基地”，与当地政府签署意向协议书。12月，何天佐担任项目负责人的“四川何氏骨科流派传承工作室建设项目”，经国家中医药管理局验收合格。

2017年

3月，由国家中医药管理局中医学术流派传承推广基地办公室主持的“四川何氏骨科流派后备传承人颁证仪式”，在成都军区八一骨科医院举行。4月，被四川省中医药信息学会聘任副会长。5月，四川省非物质文化遗产保护协会主办，成都市非物质文化遗产保护协会和成都军区八一骨科医院承办的“四川省非物质文化遗产代表性项目‘何天佐传统中医药正骨疗法’保护传承专题研讨会”，在成都军区八一骨科医院举行（详见本书附录）。6月，组织四川何氏骨科流派，参加“2017中国成都第六届国际非物质文化遗产节”，展示本流派技艺和文化。

（四）何天祺大事记

1946年

10月，出生于成都市少城柿子巷19号。

1952年

随父何仁甫习武。就读成都市少城小学。

1959年

陪侍父亲何仁甫就诊，做助手。

1964年

成都市树德协进中学高中毕业，遂随父行医，开始行医生涯。

1965年10月~1975年3月

成都市房建公司卫生所担任医生、骨科负责人。其间，利用工余时间系统地学习了数十种医学典籍和理论书刊。

1975年3月~1985年3月

在四川省运动技术学院（重竞系）担任中医骨科医务室主任。其间，担任全国第三~五届全国运动会和国家棒球队、曲棍球队的运动医疗医生和国家体委特约医生，随国家运动队赴日本等国家参加比赛。

1979年

4月，被成都市金牛区选为人大代表。

1983年

出任四川第一部武打功夫片《自古英雄出少年》医武总监。

1985年

1月，四川省筹办成都中药研究院，为引进中医专家和突出人才，将何天祺从四川省体委调入该院工作。3月，经省卫生主管部门批准，在成都市创办全国第一家由个人筹资，具有何氏骨伤科流派特点的专科医院——成都中医药研究院附属何氏骨科医院，何天祺出任院长。

1987年

5月，被特评为副主任医师。8月，为方便患者就诊和公费医疗报销需要，将医院改名为“四川省中医药研究院附属骨伤骨病专科医院”。12月，被国家卫生部授予“全国卫生文明建设先进工作者”称号。

1988年

9月起，连续三届1988~2003年被中共四川省委、四川省人民政府特聘为省科技顾问团顾问。

1989年

5月，被四川省人民政府授予四川省“职工劳动模范”称号。9月，被国务院授予全国先进工作者称号（第00607号），并受到邓小平、江泽民等党和国家领导人接见。

1990年

6月，受国家中医药管理局邀请，在北京参加亚运会期间举办的“中国中医博览会”百名中医专家特邀门诊。7月，作为中国传统中医学代表团中医骨科专家访问苏联，开展学术交流并在全苏科学院讲学。

1991年

3月，出访马来西亚，为当地疑难重症病人诊治，受到马来西亚国家卫生部部长李金狮热情接待。马六甲卫生和人力部长颜文龙参加中医师公会为何天祺颁发名誉教授证书。5月，香港广角镜出版社有限公司董事长总编辑、全国政协委员李国强来医院采访何天祺，随后在《广角镜》杂志上做长篇专题报道。四川何氏骨科医院位于成都市区人民南路主干道上，五千多平方米新建医疗大楼投入使用。6月，成都科技大学聘请何天祺为该校工程力学系生物力学专业硕士论文答辩会主席。8月起，何天祺弟子现俄罗斯科斯特罗马市医院医师、医学博士沙里莫夫来医院学习何氏骨伤科一年。11月，被四川国际文化交流中心聘为理事会理事。

1992年

4月，率医疗组再次应邀访问马来西亚，开展何氏骨伤科专题培训，举办讲座和治疗疑难骨伤病。5月，成立四川何氏骨科研究所并出任所长。7月，由政府出资，上海科学教育电影制片厂为医院拍摄《何氏骨科》科学教育影片。

1993年

3月，参加四川省人民政府赴马来西亚代表团，任总团副团长进行学术交流。应邀在香港进行学术交流。5月，俄罗斯驻华大使馆分别给四川省人民政府和何天祺致感谢信，赞扬何天祺为罗高寿大使治疗骨科疑难病，效果显著。6月，弟子德国柏林中医学校校长安德鲁斯·诺尔在医院学习何氏骨科一个月。

1994年

3月，世界最轻量级举重冠军刘寿斌的腰及膝关节损伤经何天祺院长治愈后荣获世界冠军并专程来医院致谢。4月，晋升为主任医师专业技术职称；被四川省中医药研究院聘为中医临床骨科专业硕士导师。9月，被新加坡新大中医保健学院聘为骨科顾问。

1995年

3月，论文“手法配合外敷药治疗颈椎病”获国际优秀成果（论文）奖。9月，应邀赴美国进行学术交流，介绍中医何氏骨科，并被美国纽约东西中医药针灸联合会推选为理事和特聘为教授。

1996年

5月，经四川省财政厅、卫生厅批复：同意将何氏骨科医院列为四川省承担公费医疗任务医院。

1997年

4月，在国家工商行政管理局商标局注册“何氏骨科”商标。5月，被选入香港世界文库出版社和中国作协联合出版的《当代世界名人传》，获《当代世界名人荣誉证书》；被四川省中医药研究院聘请为专家委员会委员。

是年，被成都市武侯区选为第三届人大代表。

1998年

1月，获国务院政府特殊津贴证书。7月，被四川省人事厅、卫生厅、中医管理局决定为“四川省首届名中医”。8月，被美国政府相关的权威部门评定为国际杰出人才，授予在美国永久居住权；经华盛顿州卫生部专家评议，特别通过并颁发免予考试行医执照。美国纽约东西中医药针灸联合会赠送铜匾“骨科泰斗，惠泽流芳”。

2000年

医院建立符合国家制剂标准的中药制剂室，并取得省药监局核发的《医疗机构制剂许可证》。

2001年

9月，经省中医管理局审核同意，“四川省中医药研究院附属骨伤骨病专科医院”恢复原有医院名，更名为“四川何氏骨科医院”。11月，医院被四川省劳动和社会保障厅批准为“省级机关事业单位医疗保险定点医疗机构”，被成都市劳动和社会保障局列为“城镇职工定点医疗机构”。

2002年

5月，医院经省中医管理局核定为“其他非营利性中医医疗机构”。7月，我国台湾台的台中市推拿学会学习团一行12位医师来学习“何氏骨伤科医技”，并赠“骨科圣手”牌匾。

2003年

7月，四川省民政厅发给医院《民办非企业单位登记证书（法人）》。

2004年

10月，应邀到北京参加国庆55周年庆典活动。《中国中医药报》采访何天祺，并发表“敢为改革先行者，甘做中医勤励人”的专访文章。

2005年

7月，应邀为俄罗斯科斯特罗马市“何氏中医医疗中心”开业剪彩，被聘为该中心的高级顾问。

2010年

6月，当选为四川省中医药学会第七届理事会常务理事。10月，“何天祺传统中医药疗骨法”由成都市人民政府公布为成都市非物质文化遗产。

2011年

6月，“何天祺传统中医药疗骨法”由四川省人民政府公布为四川省非物质文化遗产。7月，被世界拳击理事会泰拳委员会聘请为中国区医务总监。

2013年

6月，经四川省中医药管理局评定四川何氏骨科医院“腰痹病”为省级重点中医专病。9月，参加四川省中医药管理局、四川大学继续教育学院联合举办的“2013年全省中医医院院长培训班”学习。

2014年

1月，医院经省中医药管理局批准并报国家中医药管理局备案，被评定为二级甲等专科医院。12月，“何天祺传统中医药疗骨法”入编成都市非物质文化遗产丛书《根·脉》。

2015年

7月，医院新装修的百级层流手术室经验收合格投入使用。11月，举办庆祝医院建院三十周年庆祝活动和“何天祺杯”网球赛。

2016年

11月，四川何氏骨科研究所被批准为“何天祺传统中医药疗骨法”非遗传习所，何依玲、黄新、吕瑞生被批准为“何天祺传统中医药疗骨法”代表性传承人（原有欧阳灏、欧阳涛二人）。12月，“何氏骨科”商标经成都市工商行政管理局认定为成都市著名商标。

2017 年

5 月，被成都中医药大学特聘为客座教授，成都中医药大学增列四川何氏骨科医院为实习医院。在成都市慈善总会建立“何氏骨科乐生活关爱基金”。6 月，应我国台湾的台中市推拿学会邀请，前往进行何氏骨科医技的学术指导和交流。

二、四川何氏骨科流派传承工作室

四川何氏骨科流派传承工作室，见图 93。

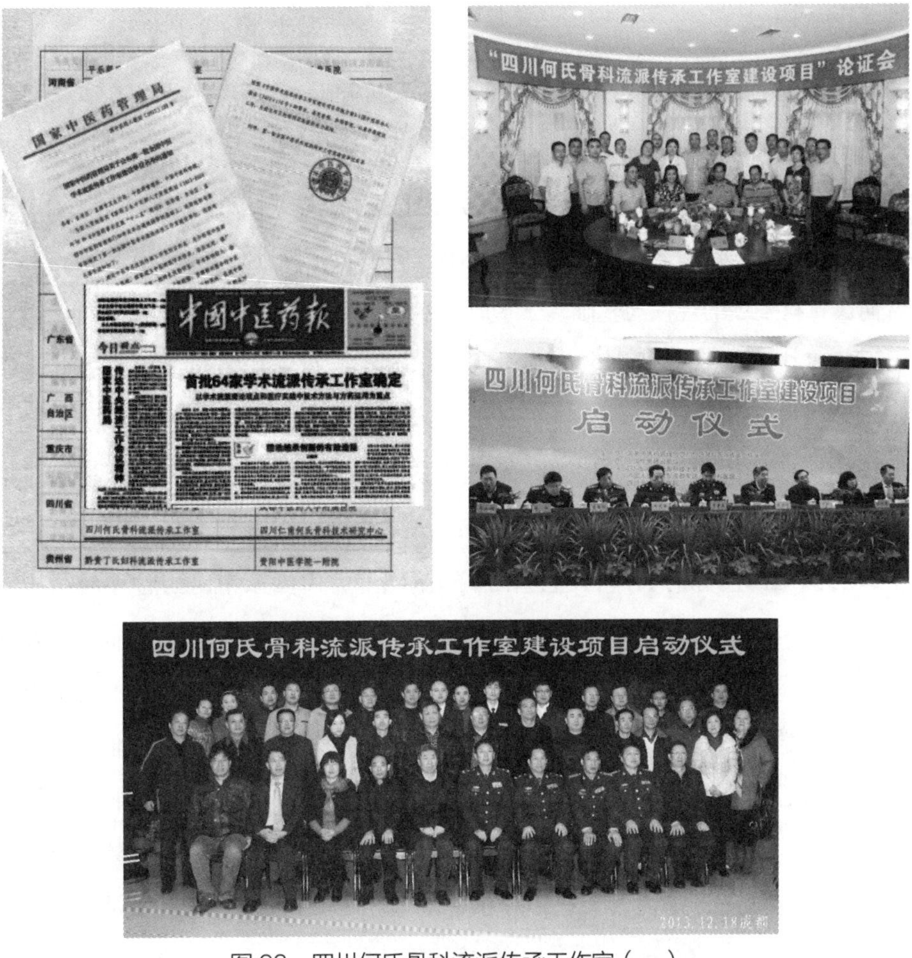

图 93　四川何氏骨科流派传承工作室（一）

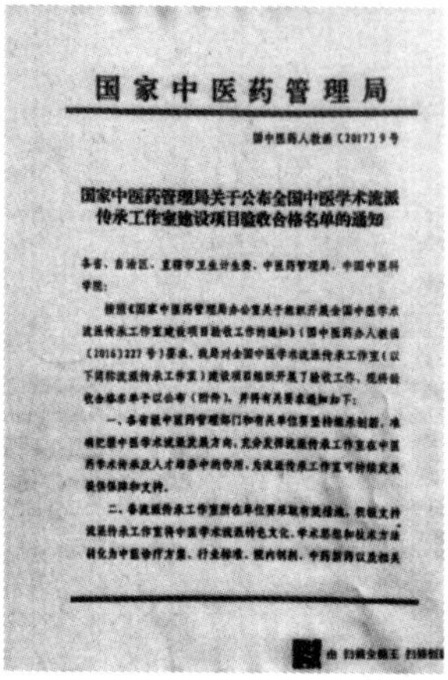
国家中医药管理局

国家中医药管理局关于公布全国中医学术流派传承工作室建设项目验收合格名单的通知

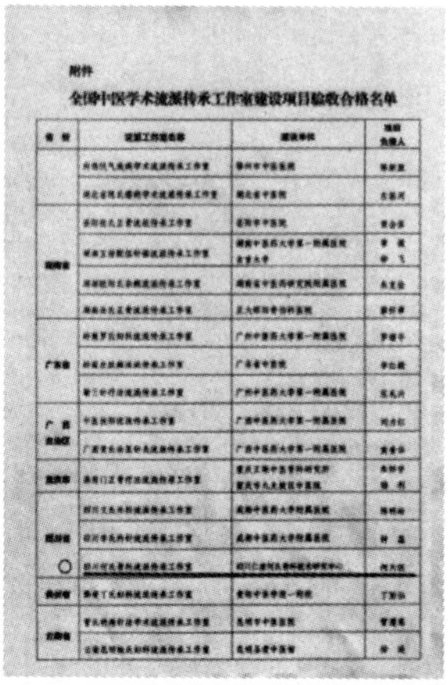
附件

全国中医学术流派传承工作室建设项目验收合格名单

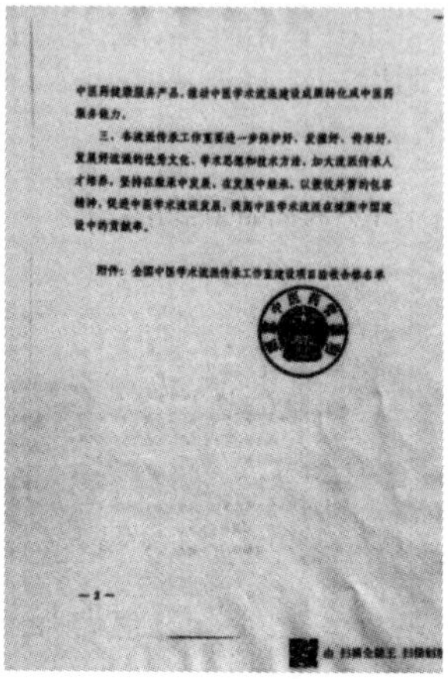

图 93　四川何氏骨科流派传承工作室（二）

2012 年 11 月，由四川仁甫何氏骨科技术研究中心申报，成都军区八一骨科医院和四川天祥骨科医院协报的“四川何氏骨科流派传承工作室”，获国家中医药管理局批准，“四川何氏骨科流派传承工作室”成为我国首批 64 家国家级中医学术流派传承工作室之一，且系四川省唯一的中医骨科流派传承工作室。这标志着何氏骨科发展的规模与基础、学术成熟度与公认度，都得到了国家认可。

国家中医药管理局命名全国中医学术流派传承工作室建设单位，此举以学术流派的理论、观点和医疗实践中具体技术方法与方药运用为重点，充分体现中医药发展以继承为基础，探索建立中医流派学术传承、临床运用、推广转化的新模式。这是依据国家相关的法律法规，在各省、自治区、直辖市中医药管理部门和有关单位遴选推荐的基础上，由国家中医药管理局组织专家审核确定的。目标是培育一批特色优势明显、学术影响较大、临床疗效显著、传承梯队完备、辐射功能较强、资源横向整合的中医学术流派传承群体。

中医学术流派传承工作室建设项目着重挖掘、传承、弘扬、推广学术流派的学术思想和技术，突出以学术流派的理论、观点和医疗实践中具体技术方法与方药运用为重点，以提升中医临床疗效和推动多样化、多层次的学术流派发展与推广，是促进中医学术流派百花齐放、百家争鸣、共同发展的一项工作任务。

2013~2016年，“四川何氏骨科流派传承工作室建设项目”协作单位（表23），按照国家《全国中医学术流派传承工作室建设项目实施方案》，共同完成了建设任务（表24）。2016年12月，四川何氏骨科流派传承工作室建设项目，经国家中医药管理局验收合格。四川何氏骨科流派传承工作室的建立，将丰富和发展何氏骨科理论和实践，促进四川何氏骨科流派发展，更好地满足患者对何氏骨科服务的需求。

表23 “四川何氏骨科流派传承工作室建设项目”协作单位

序号	单位名称	地址	协作分工
1	四川仁甫何氏骨科技术研究中心	四川省成都市	负责单位
2	成都军区八一骨科医院	四川省成都市	负责单位
3	四川天祥骨科医院	四川省成都市	协作单位
4	重庆三峡医药高等专科学校	重庆市万州区	协作单位
5	厦门思明区梧村骨科医院	福建省厦门市	协作单位
6	海南骨科医院	海南省海口市	协作单位
7	衡阳市康阳骨科医院	湖南省衡阳市	协作单位
8	益阳亚东康复医院	湖南省益阳市	协作单位
9	四川厚生天佐药业有限公司	四川省成都市温江区	协作单位
10	成都美迪影像传媒	四川省大邑县	协作单位

表24 2013~2016年四川何氏骨科流派传承工作室完成的建设任务

类别	具体内容	建设任务完成情况
挖掘整理	传承脉络梳理	共梳理13代，近600年，代表性传承人3人
	清晰梳理总结本流派文化与传统文化的关系。流派历代传人传记及代表著作、流派文献、实物等文史资料收集整理情况。	传人传记15篇
		代表性著作7部
		流派文献66部
		实物15件其他

续表

类别	具体内容	建设任务完成情况
总结提炼	总结流派学术思想（观点）学术著作	1 部
	发表与流派相关论文	共 76 篇 (其中发表在核心期刊 25 篇)
	与流派相关特色诊疗技术	共 8 种，临床使用率 100%
	与流派相关优势病种诊疗方案	共 16 个，临床使用率 100%
人才培养	人才梯队建设情况	代表性传承人 3 人
		主要传承人 11 人
		后备传承人 27 人
	流派间学术交流活动次数	11 次
	举办与流派相关的国家级中医药继续教育项目次数及培训人数	共举办 3 次，共培训 280 人
	举办与流派相关的省级中医药继续教育项目次数及培训人数	共举办 0 次，共培训 0 人
	其他	1. 与重庆三峡医药高等专科学校联办“四川何氏骨科流派兴趣班”3 期共 60 人 2. 共 40 人到工作室学习培训，共培训 24 个工作日
科研孵化	建设期内承担与流派相关的省部级及厅局级课题	1. 厅局级课题 2 项 2. 参与省中医药管理局主持的《川派中医药源流研究》 3. 与四川省艺术研究院合作开展《四川省中老年健身舞（1 套）》、《中小学校园艺术集体舞创编与发展研究》
推广应用	建立流派示范门诊	6 个
	建立流派传承工作站	6 个
	传承工作站培训情况	6 个传承工作站均开展了应用四川何氏骨科流派技术培训，由本流派传承工作室指定的何氏骨科主要传承人，主要采取师带徒、临床教学形式，共培训 27 名后备传承人
	根据本流派的实际需要，制定流派传承工作站建设标准	有

续表

类别	具体内容	建设任务完成情况
条件和机制建设	条件建设（构建工作室必需的诊疗、研究场所和设施设备，并体现流派文化特色）	有
	建立流派网站	1个
	文化宣传（通过报纸期刊、新闻媒体、微信公众号等形式宣传）	共宣传10次，宣传形式：报刊、新闻媒体
	流派传承工作室制度建设情况(包括人才引进、激励、考核制度；日常管理制度；经费使用制度；学习培训制度；跟师带教等传承制度等)	有
经费管理	中央财政拨款	200万元
	省级财政拨款	无
	其他经费及来源	138.24万元
其他事项	以流派内容申请地市级以上非物质文化遗产	共4项，省级1项，地市级3项

三、四川省非物质文化遗产代表性项目“何天佐传统中医药正骨疗法”保护传承专题研讨会专家发言选录

2017年5月23日，由四川省非物质文化遗产保护协会主办，成都市非物质文化遗产保护协会和成都军区八一骨科医院承办的四川省非物质文化遗产代表性项目“何天佐传统中医药正骨疗法”保护传承专题研讨会，在成都军区八一骨科医院举行。四川省文化厅、省中医药管理局、省地方志工作办公室、省林业厅、成都军区善后工作办公室保障组和卫生处、省市非遗保护协会和成都军区八一骨科医院的领导，国家和省市级的“非遗”、史学、地方志、中医及中医学术流派专家学者，“何天佐传统中医药正骨疗法”传承人，以及主流媒体记者共40余人出席会议。

会议以习近平总书记关于中医药新思想新论断新要求为指南，依据国家

非物质文化遗产法、国家《中国的中医药》白皮书、国家《中医学术流派传承工作室建设项目实施方案》、《四川省中医药大健康产业“十三五”发展规划》、《四川省贯彻中医药发展战略规划纲要（2016—2030年）实施方案》等，围绕“何天佐传统中医药正骨疗法”内涵及其保护传承情况、非物质文化遗产保护与四川何氏骨科流派史实研究的关系、怎样进一步保护传承“何天佐传统中医药正骨疗法”、怎样从非遗项目保护和中医学术流派建设角度整合四川何氏骨科流派等议题进行研讨。与会代表一致认为成都军区八一骨科医院在挖掘梳理流派历史、传承基地建设、人才培养、科研孵化、推广应用、服务社会、学术交流、宣传交流等方面，开展了富有实效性、创新性、示范性的工作，积累了大量可资借鉴的经验。同时，就怎样整合四川何氏骨科流派资源，怎样提升四川何氏骨科流派非遗项目品牌并加强保护传承力度，献计献策，凝聚共识。

这次会议是对习近平总书记关于发展中医药的一系列新思想新论断新要求的深入学习贯彻，是对四川省中医药发展大会有关精神的落实，是对加强我省传统医药类非物质文化遗产项目保护、传承和传播工作，以及促进我省中医药文化传承体系建设新路子的探索。同时，由省市两级非物质文化遗产保护协会、非遗项目保护单位联袂举办，跨行业、多部门、多学科人员参加的传统医药类非遗项目保护传承专题研讨会，在我省尚属首次，是创新我会工作的一次尝试。中国新闻网、四川电视台、四川记忆、成都商报、《绿色天府》杂志等均报道了会议。《四川省非物质文化遗产保护协会会刊》特为本次会议出版专辑［准印号：川新广内2017（成都）75号］，以下“专家发言”即摘自该专辑（图94，图95）。

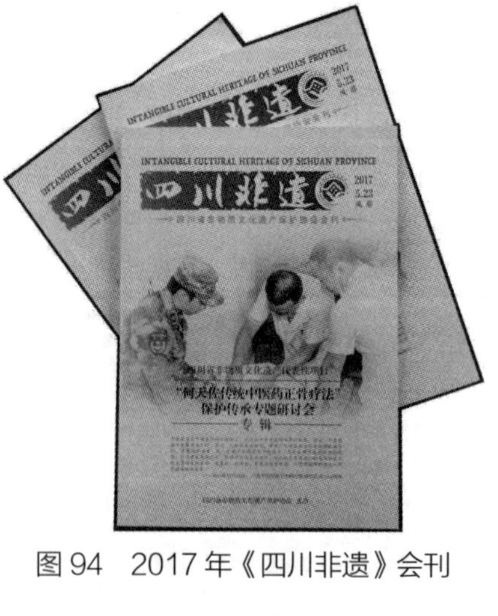

图94　2017年《四川非遗》会刊

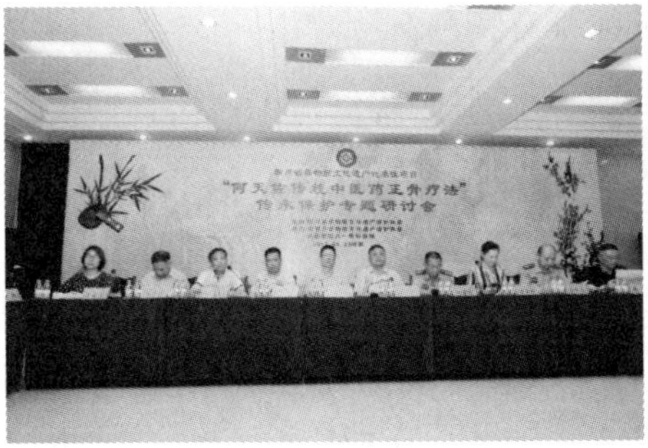

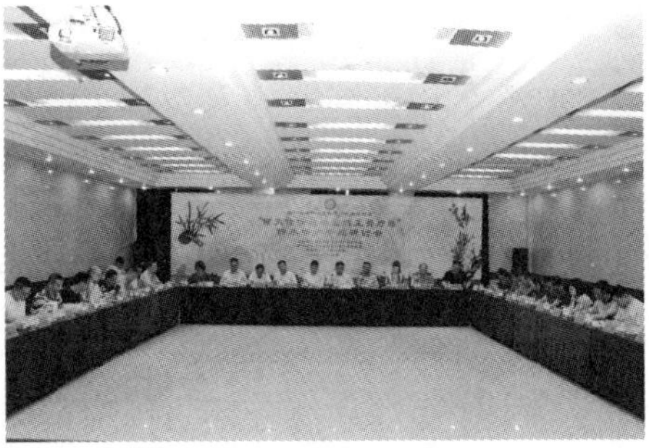

图 95 四川省非物质文化遗产代表性项目“何天佐传统中医药正骨疗法”保护传承专题研讨会

非遗保护与中医学术流派传承相结合
推动何氏骨科流派创新发展

国家中医药管理局中医学术流派传承推广基地办公室副主任
广州中医药大学基础医学院副院长、教授、博导 贺振泉

我从事中医学术流派的工作，始于 2012 年国家中医药管理局开始实施中医学术流派传承工作室建设项目，在国家中医药管理局中医学术流派传承推广基地办公室做一些工作，近 5 年感到中医学术流派越来越得到社会重视。而中医学术流派，跟非遗项目在很大程度上有相似性。所以说，在中医药越来越被重视的情况下，四川又是一个中医药大省，也刚刚召开了中医药发展大会，国家中医药法 7 月 1 日马上就要实行，此时召开这个跨行业跨学科的传统医药类非遗项目保护传承专题研讨会议，从某种意义上来说具有标志性意义。

我比较熟悉四川何氏骨科流派，我也多次来成都。对于何氏骨科流派的评价，刚才成都军区善后办保障组副组长赵富贵大校代表部队，做出了高度的评价，引用了王国强部长来这里检查工作时评价的“六个第一”，国家中医药管理局原副局长、国家中医药管理局中医学术流派传承推广基地理事长李大宁，也到这里来过两次，对何氏骨科流派也比较了解，评价很高。确实，领导的高度评价，肯定了四川何氏骨科流派很有特色。

广东省中医医院的大骨科主任，听说八一骨科医院保持了何氏骨科很多传统的东西，在800多张床位中，纯中医治疗床位超过60%，他不相信。因为他对全国中医医院骨伤科的情况比较了解，他觉得就全国来说，中医骨科医院西化现象比较普遍，能保留较多传统中医治疗床位的医院不多了。后来，广东省中医医院珠海分院的杨院长率队考察八一骨科医院，果然与听闻相符合。为此，广东省中医医院珠海分院至今派了好几批技术人员到八一骨科医院进修学习。所以，从这里看出来，何氏骨科流派实至名归，在保护传承中医正骨疗法方面，做出了很大贡献。

在此，我讲几点关于传承发展何氏骨科的建议。

第一是基于何氏骨科有这么好的基础，具有鲜明的特色，要抓住历史性机遇，实现创新性、创造性的发展。按照习近平总书记对发展中医的指示，开展创新性工作。

第二是在文化传承推广上起到典范作用。就像我们今天开这个会一样的，何氏骨科流派近几年一直非常注重传承推广，正如王勇副院长多次向我介绍何氏骨科流派特色一样，这也得到了国家中医药管理局中医学术流派传承推广基地的肯定。所以，这个会议非常有启发，建议把会议做个完整的记录，分发全国各个中医学术流派，今天来了很多媒体记者朋友，也可做出一个专题的中医药报道。这对从事中医学术流派的工作者，将有启发。

第三是完善何氏骨科流派研究机构。“四川何氏骨科流派史实研究”课题组，这个在全国是首创。因为目前从事中医学术流派建设的，是以中医院校的专家为主来开展研究，基本还是在院校圈子内。应该像何氏骨科流派在社会大环境下，放宽研究视野，站在真正的史料考察的高度进行研究，我觉得何氏骨科流派史实研究很有特色，现在四川何氏骨科流派考证了十多代传承脉络，有据可查。可以向全国各中医学术流派介绍这个研究经验。

第四是站在社会大环境下整合何氏骨科。如要申报国家级非物质文化遗产项目，那何氏骨科流派就要站在一个大的格局下面来考虑这个事情。中医药这个圈子本来就小，本来就是一个圈子文化，要争取一个更大的话语权，更大的影响力，就要根据现在实际情况，由八一骨科医院来作为承担单位。因为总得有人牵头来做这个事情，比如广州凉茶，当时也有好多单位申报凉茶，广药和好几个单位一起申报，统一叫广州凉茶，批下来之后都受益了，几十种品牌的凉茶都可以享受到非遗的政府扶持。若站在大的文化层面来考虑何氏骨科流派的学术脉络与体系，就更加清楚。中医学术流派具有一源多流的特点，就是按照流派传承分成很多支，分成很多派，最后又整合，黄帝内经当时也是很多个流派形成的，这是中医学术流派的发展规律。

第五是结合我国中药的一些新政策，开展一些合作，好像何氏骨科流派已经和成都中医药大学开展了一些合作。建设好何氏骨科的传承基地，只要地方找好了，就能够起到更大作用。建设好流派的二级工作站，现已在多个地区建站，能不能再多建一些呢，甚至将医联体建设与工作站建设联合起来。提炼规范性的何氏骨伤诊疗技术，推广到社区去，建立社区传统骨伤服务模式，比如双向转诊，总之就是建设医联体。同时，八一骨科医院是部队唯一的一家拥有中医学流派的医疗机构，利用好部队这个平台，在军队里开展推广工作，提高中医的影响力。中医药的发展就是要拓宽服务面，让更多人受益，甚至也可以通过军队这个特殊的途径跟国外去交流。还有，作为民族医药，利用民族医药平台去推广、引领。

中医药的发展跌宕起伏，我们所做的中医学术流派建设工作也非常不容易。所以我讲几点感想：

第一，文化救中医。习近平总书记说中医是打开中华文明宝库的钥匙，把中医上升到文化的高度，更大的层面上就包括我们中医进小学、进中学，都是在文化的层面上，并不是小学生、中学生要掌握中医的技术，是从文化的层面来扩大中医影响。

第二，中医助文化。现在以中医做抓手，建立中医孔子学院，中医有益于人类健康，健康事业不分国界。所以说为什么菲尔普斯拔火罐，为什么美国军队要推行针灸，都是这个道理。这就是中医助我们的文化沿“一带一路”

走到国外。

第三文化兴中华。习主席提出的中国梦，或者是我们中华民族的复兴，确实是历史趋势，是落在我们肩上的责任。那这个大文化的概念就是说通过中医来使中华文化复兴。

军地合力，兄弟同心，构筑何氏骨科保护传承新平台

四川省地方志工作办公室主任
《四川省志》总编　研究馆员　马小彬

四川非物质文化遗产代表性项目“何天佐传统中医药正骨疗法”保护传承专题研讨会，举办的时机选择得好。当前，党中央、国务院高度重视中医药学，习近平总书记对此做出了重要批示。今年四川省政府召开了四川省中医药发展大会。明天，四川省第十一次党代会将在成都召开，以此项目为契机，在这个关键时刻，专家同行来为传统医药类非物质文化遗产项目的传承保护发展创新出谋献策，不仅仅是针对何天佐传统中医药正骨疗法，而且对四川的非物质文化遗产项目的传承保护都具有重大的意义。

听了专家学者的发言，很受启发，感受有三：一是深化了对何氏骨科正骨疗法作为中国医药学、中国中医药学、中华民族医药学宝库不可或缺的重要组成部分的认识。二是深化了对何氏骨科正骨疗法的在保护传承基础上具有创新发展的广泛前景的认识。三是深化了对何天佐传统中医药正骨疗法正骨疗法作为何氏骨科医学整体发展更具珍贵价值的认识。

这三点感受的基础在于，何天佐传统中医药正骨疗法源于蒙医何氏家族祖传，而何氏三兄弟在骨科的不同领域秉承着家族历史文化传承的根脉和医学的命脉，特别是在何仁甫老先生带领下，何氏三兄弟创造了辉煌的成就，惠及民生。可以说何氏骨科是秉承家风，血脉相承。何氏三兄弟在骨科医学的应用领域不同，但始终是一个整体，不可分离，这是大家公认的事实。从

申报省非遗文化遗产名录项目5年来，何氏骨科正骨疗法保护传承工作成效显著，无论是学术思想、文化价值的理论与方法归纳总结，还是在传承人的选拔培养、药剂研发、基地建设，都形成了一个完整的体系。当然，如果再整合三方的优势骨科医疗资源，形成合力，将会取得并驾齐驱更大业绩，可以说，发展前景非常好。内蒙古通辽市蒙古医院的“蒙医骨科整骨法”，实际是整合的通辽市蒙医骨科整骨法传承人的整体，联合申报了国家非遗物质文化遗产名录，当地政府每年投入3000万，同时在科研、医药学理论归纳上集中了内蒙古多家科研院校力量，产生了整体的经济效益和社会效益，在打造“名企、名家、民人、名药”上做了积极成功探索。

何氏骨科经过百年几代人的传承弘扬发展，作为蒙医药的骨科医学的代表人之一何氏能从内蒙古发源，后在四川发展壮大，其发展历程本身就可以说明我国中医学的发展就是一个不断吸收融合各民族医药学之长而发展起来的。同时，何氏骨科医学的发展形成，从政治上、文化价值上都给我们以启示，那就是在中国各民族的大家庭里，在中国共产党领导的社会主义制度下，中华优秀民族文化传统是得到保护传承，并受到各民族所尊重和喜爱的，是大有发展前景和希望的。习近平总书记在民族工作会上提出四个认同：对祖国大家庭的认同，对社会主义制度的认同，对中国共产党的认同和对民族大家庭的认同。在这四个方面，我认为何氏骨科体系发展都不同程度体现在“四个认同”下的发展共享。所以我们应要站在一个更高角度和位置，去认识何氏骨科的医药学价值、历史文化及民族文化价值。何氏骨科不仅仅是我们军队的，不仅仅是何氏家族的，应是我们整个国家和民族的。

三点建议：

一是期望各级军队、地方政府的主管部门要继续加大对何氏骨科体系的关心支持。要打破体制机制的障碍，加强军地融合战略中的合作发展。我觉得，可以把何氏骨科正骨法申报国家非遗项目作为契机，虽然申遗的道路上要克服多重困难，但只要内部精诚团结，就没有克服不了的困难。目前，外部环境、新的机遇和新的政策对何氏骨科体系的保护发展是有利的，关键是要理顺调动内部各种积极因素，整合各种优质骨科医学资源。因为外因要通过内因起作用。尽管“非遗法”对申遗的标准、程序要求更高、更规范。但只要齐心协力，就没有克服不了的困难。

二是期望要深入挖掘和整理近百年来何氏骨科传承人在骨科医学方面的理论成果、实践成果和制度成果。特别是当代何氏三兄弟在不同领域的成果，哪一个也不能少，因为这是何氏骨科医学的不可或缺的部分。血脉相承下形成的医学成果，都是何氏骨科医学的根脉，这个方面要多做总结和概括，为下一步的发展储备力量。

三是要按照《非遗法》的要求，对标、对规做好申报国家非遗文化项目各项准备工作。保护好传承好何氏骨科医药学这份中国民族优秀医药学文化宝库的珍贵财富，是历史赋予我们的历史使命，不是为了申遗而申遗。但是，通过申报国家非遗文化项目，可以按照更高的标准和要求，在更高的平台上传承好何氏骨科医药学，这个过程更加重要和意义非凡。通过这个过程，我们的对标国家标准，本身就是对民族优秀文化的传承和保护。何氏骨科医药学本身就是民族医药文化的历史记忆，百年的何氏骨科流派在长期发展中都有一个很好的文化积淀，形成了非常好的家规家风。中医药学原理技法本身也是一种传统文化的载体和窗口，我们透过这个窗口，看到何氏是如何帮助人们解除身体上的疾苦，是如何教人向善向上。何氏流派要统一思想，加强沟通，形成合力。恩格斯说过平行四边形的合力最强。我们常说，家庭是国家的细胞，家和万事兴。兄弟同心，其利断金。汉字中的“好”就是由“女”和“子”组成，儿女双全即家才好，好字是一个女一个子，有儿有女才是好，家庭也是如此。所以我认为，何氏骨科三位主要代表性传承人，正如数学中所讲，三点成一个面是最稳定的。我深信，在我们主管部门领导的关心下，何氏骨科各位同仁的努力下，何氏骨科的明天更美好，同时也希望何氏骨科早日申报国家非遗产保护项目名录成功，尽早实现我们大家这个共同的愿景。

保护和发展　继承和创新
促进何天佐传统中医药正骨疗法的保护传承

四川省非物质文化遗产保护工作专家委员会委员
四川省非物质文化遗产保护协会专家咨询委员会副主任
四川大学教授　李锦

蒙古族的正骨疗法是祖国医学中非常重要的一个流派。因为蒙古族是马背民族，所以它在治疗跌打损伤方面有很多创造，是中医一个非常杰出的流派。我的家就在文殊院旁边，我是看着成都军区八一骨科医院从一个小小的门诊部，变成现在这样一个大的医院，有600多个传统骨伤治疗的床位，为很多患者解除了痛苦。

从非物质文化遗产项目保护的结果来看，八一骨科医院把“何天佐传统中医药正骨疗法”这个非遗项目保护和传承得非常好。体现出两个结合，一个是把非遗项目保护和我们中医药优秀传统文化的传承有机地结合起来了。另一个是，中央刚刚有一个关于中华优秀传统文化传承的工程，这个工程明确指出，对中医药这样的中国优秀传统文化、对非物质文化遗产，都要加大保护和传承力度，我们的这个项目就是非常完美地把两个项目结合在一起了。它的传承，一方面作为非物质文化遗产项目保护，重在保护；另一方面作为中医的重要流派，重在继承和发展。所以这个项目是把保护和发展、继承和创新很好地结合在一起了。

从非遗项目保护角度来看，目前的保护工作有4个方面的特点：第一是研究开展得比较好。非物质文化遗产的保护，核心是保护这个项目的核心价值。中医流派这样的非遗项目，它的内涵非常丰富，如果我们对它的核心价值把握得不好，可能会导致我们的保护工作走偏。我觉得何天佐老师对何氏骨科的核心是武医结合，以气行医的研究，非常深入。而且他把这个核心价值的思想跟具体的治疗方法都做了系统的研究，这奠定了非遗项目传承的扎实基础。对于这个核心价值的追求，使得我们无论怎样创新，都不会偏离非遗保护要保护项目的核心价值这个原则。第二个特点就是传承工作开展得非常顺利，传承人很多而且层次很高。除了何天佐老师以外，我们医院里高层的、一线的医疗工作者都是传承人，还有很多很年轻的医师作为后辈传承人正在成长。这个传承的群体非常大，而且层次非常高。从一个医疗项目的保护传承来讲，这样一个高层次、大群体的传承人可以保障其核心价值顺利传承。因为医疗项目它很复杂，它涉及医、药、器等方方面面，所以这个是需要一个大群体传承的。过去在传统社会里，因为受到竞争性的影响，传承是在比较小的圈子里，比如父传子，最多传到侄儿、侄女，这导致我们很多优秀的医药传统失传。在今天这个社会环境条件下，我们把系统的医疗培训和实地的手把手地传承结合起来，诞生了这么大的一个传承群体，这个对于我们技艺的传承是一个非常非常好的推动力量。第三个特点就是我们的传承体系非常完备。一个医疗项目，一方面有医就是医生的传承，一方面有药的传承，像现在有厚生天佐生产的膏药，我知道销量是非常好的，我们家是常备的，有新伤药、旧伤药，不舒服的时候就可以贴一贴。我们刚才也听到，这个项目开发的药，有丸散膏剂，各种各样的药，所以它这个药的传承体系也很丰富。从中医药来讲，药的传承体系和医的传承体系是不能分割的。中医不同的流派，它在药上面的创新，往往都是非常丰富的。还有一个就是器的传承，如外伤的固定等器材的传承和创新。这些东西在这个传承人和传承体系里面都非常完备，这样的一个体系和一个大的传承群体的共同发展，让我们对这个项目的传承充满信心。第四个特点就是这个非遗项目服务人民生活力度很大。我们讲非遗保护的目标并不是为了把非遗项目做一个样本放在博物馆或者留在记忆里，我们的目标是非遗要走进人民群众的生活。这个项目服务面非常大。何氏骨科何天祥、何天佐、何天祺三位传人不仅在成都有三所医院。八一骨科医院还让这个项目走出了成都，走到了湖南、海南。将来还要走到全国各地。我们的传承人在不同的医疗机构里面去为人民服务，服务面的扩大也是传承工作非常好的成效。总之，这个项目的传承应该可以用“蓬勃发展”四个字来形容，我觉得是一个让人非常振奋的事情。

对于今后的发展，从非遗保护的角度，我建议：

一是在医院发展的过程里，一定要注意核心价值的传承。这是我们非遗项目保护的重中之重，因为在这个传承工作的开展过程中，过于快速地扩张，可能导致有的人他在掌握核心技艺的时候就出现缺陷。所以我觉得在这个过程里，核心价值的传承要放在第一位。前一段时间我们也讨论过一些关于中国武术和医学之间的关系，何氏骨科的特点就是一个武医结合。在中国传统中，武和医的哲学思想都是一样的，就是我们道家的气和阴阳的哲学思想，所以武医能在骨科这个流派中形成一种结合。我们这个核心价值的传承里，武这一块千万不要偏废了。我前段时间也跟另一个骨科流派医院的研究者有交流，他们就觉得现在这个医院变成一个纯粹的医疗机构，传承人都不懂武术，因此这个医院讨论的就只是医疗问题。我觉得就目前来讲，我们这个项目对核心价值的认识是非常清晰的，那么下一步希望在这方面继续关注核心价值的传承，并且落到实处。

二是我们现在已经在团结何氏骨科的传承者共同来传承，已经取得了很大的进步。我们知道中医的流派就是它在一个大的流派体系内各自不断有小的流派突破，那么这些小的突破汇合起来形成我们这个流派一个共同的特点。何氏骨科作为一个整体，就是包括所有不断继承和创新的传承人的努力在内。我们在前期已经做了很多工作，把何氏骨科其他的成员尽可能地团结到一起。下一步在团队的传承方面，可以进一步加大力度。我们的传承基地可以有不同的工作室，可以在工作室之间形成一个联动机制，共同研究和共同推广何氏骨科有核心价值的治疗、药品和器具方面创新性的技术，这样的话可以推动不同的何氏骨科的传承人来共同发展。

三是做一个何氏骨科的传承网络，让传承人在网络中的这些医院之中进行交流培养。这样的话，有的传承人，特别是到了第六代、第七代以后，会在掌握核心价值的基础上各有发挥，各有特长。我们通过这种方式交流，不断地交叉性地交流培训，可以共同提高我们这个传承的水平。

最后一个就是要坚持中医、中药的治疗方法，我们现在普遍出现中医院西医化的现象，八一骨科医院在坚持中医药治疗方面已经非常见效，今后还是要坚持我们中医中药这些的基本方法，这样才是传承和保护。八一骨科医院不是一个单纯的医院，而是非遗保护和中医药传统文化传承保护的基地，希望能一直坚持保护为先，发展创新。

非物质文化遗产保护与中医流派传承

四川省非物质文化遗产保护工作专家委员会委员
四川省非物质文化遗产保护协会专家咨询委员会专家
四川大学文学与新闻学院教授　李祥林

我从事非物质文化遗产保护工作已有十多年，像这样的会议在四川应该是第一次。就此而言，这次会议的意义甚大，一方面，它体现了我们的非物质文化遗产保护机构，省上的非遗保护机构对中医药发展的高度关注；另一方面，它体现了从事中医药行业的人从非物质文化遗产角度来看待自身的医药技术和文化的眼光发生了可喜的变化，即非遗保护和中医传承这两方面都表现出积极性。今天这个会，我认为在中国、在四川省的非物质文化遗产保护工作中是有特殊意义的。结合本次会议，我讲三点：第一是从非物质文化遗产看中医药文化，第二是文化多样性与中医流派传承，第三借用费孝通先生的一句话就是“美美与共，天下大同”。

从非物质文化遗产看中医药文化

今天，医药与非遗与文化携起手来做这个事情，不要仅仅看它是一个地方行为，也不要仅仅看它是一个部门的行为。这件事的意义，要站在国家和国家文化的层面上来讲。关于中医药文化，可从两个向度理解，一是从中华文化看中医药文化，二是从中医药文化看中华文化。把它放在这样的层面，有助于我们认识中医药文化的价值。回顾百年历史，当年西医刚刚进入中国的时候曾经在我国的学术领域、文化领域引发生了一场激烈的论战，这就是“中西医之争”，对中医药形成了巨大的挑战和冲击。当时，学术界、科技界有些偏激的人士热衷于西医，随着西医引入便把我们固有的中医看作一无是处。也就是说，这些人站在西方文化的立场，站在西方文化的观点来看中医，结果我们自己的医药文化遗产、医药文化传统被看得一无是处。那场争论的波浪其实并没有平息，回顾中西医之争以来的百年历史，在此争论中出现的偏激之见直到近年还在我们的科技界存在，不用点名，都知道科技界有的专家、非常著名的人士依然对中医药持怀疑的态度。他们的眼光是西化的，他们用西方的所谓“科学观念”“科学理念”来看中医药文化，来看中国文化土壤中生长起来的中医药文化，结果就认为很有问题。那么，我要质问的是，请问你是站在什么立场看问题的？你是站在西方人的立场来看中国的东西，那就有很大的毛病。为什么？文化错位。用错位的观点来看待事物的时候就必然发生偏见，犹如用西方的音乐理论来衡量中国的民族音乐。

今天这个研讨会开得很有意义，无论从中华文化还是从中医药文化看都很有意义。中医药文化在今天的非物质文化遗产保护语境中，应该得到大力扶持、大力发展、发扬光大。在医药卫生系统，有人统计过一个涉及中西医现状的数据，叫作“两个3%”，医药界人士对此应该清楚。这“两个3%”恰恰反映出近百年前那场风波到今天其实并未平息，我们需要从危机角度来认识传统中医药文化的现实处境。有研究者在关于中医药的发展战略报告中指出，20世纪80年代在国家财政拨出的卫生事业费中，西医占97%，中医占3%，这是一个3%；还有一个3%，就是拨给中医的这块经费还在划分，中西医结合占97%，纯粹的传统的中医占3%。统计者特别指出，如此局面至今基本如此。这“两个3%”的统计数据，让人触目惊心。中医药文化在中国土地上有几千年发展历史，几千年传承下来的中医药有自己的一整套知识体系，但是我们看现在，当年西医传入中国后所引发的中西医之争，一直延续到今天，搞来搞去，结果我们对本土固有的医药文化遗产认识不足、掉以轻心。

以上数据说明一个问题，就是对于自身的文化遗产，我们这些炎黄子孙其实还是文化自信心不够啊！别人在质疑我，别人站在西方医药的立场上来质疑中医药文化，于是我们就自信心动摇，认为我们这套东西是有问题的。

这里讲一个事。用西医的观点，什么都要按所谓“科学”的眼光来检验，是吧？一切要按照“科学”的方式来验证，并由此断言是与非，这是西医的知识体系。那么，按照中医的知识体系，对于事物的认识和阐释跟它是不一样的，其有自身的文化土壤和文化语境。说到人类认识事物，有个问题必须注意，就是我们眼下不能解释的东西，不一定意味着对象是没有道理的、没有根据的。这里，还要检讨另一方就是说话者这一方，你现在不能检验的东西，你现在不能用所谓科学手段检验的东西，你就认为它是不行的、落后的、对人不适用的，那么我要问，你这套检验体系是不是已经高度发达，已经达到可以解释人类的方方面面即所有一切，如果你达到了这点，你可以说这话，你如果没有达到这点，你不能说这话。为什么？你用的那一套手段，你所谓的“科学”的检测手段，在今天你还发展不够，还没有能力达到对事物的彻底检测和认识。也就说，对于我们眼下不能解释的东西，一种可能是它确实不能解释，另一种是我们的解释能力不够。当我们自身的解释能力还不够时，就质疑对象是有问题的，这不对吧？这种观念显然是应抛弃的。今天的会议通知，前面引述的几点值得注意：第一是习总书记 2015 年祝贺中国中医科学院成立 60 周年时讲的一段话，他强调“中医药是中国古代科学的瑰宝，也是打开中华文明宝库的钥匙”；第二是 2016 年底国务院发表的《中国的中医药》白皮书，里面特别提到了一件事，是一个非常好的信号。联合国教科文组织评选人类口头和非物质文化遗产代表作，有个前提是尊重对象和尊重每个项目申报的主体，这也是文化人类学的基本理念。我们看到的好信息就是“中医针灸”进入了联合国公布的人类口头和非物质文化遗产代表作名录。中医针灸进入联合国名录，是对百年史上那场扬西抑中的中西医之争扇了一个耳光。对于鼓吹西医万能、中医不行者，它恰恰是扇了一个耳光！为什么？我们知道，学西医的动辄就讲解剖术，拿解剖术的观点来看我们的中医针灸显然不行，因为那是两套知识体系啊。联合国教科文组织把中医针灸列入世界名录，说明它尊重申报主体国，尊重申报主体国对自己文化的解释。对于中医的针灸术是必须站在中华医药文化的立场上来进行阐释的，它有一套属于自己的知识体系，这套知识体系跟西方的是不一样的。

从非物质文化遗产保护角度来看中医药文化，我们真的需要认识到传承和保护中医药不仅仅是医药行业内部的事，对之需要站在中华的文化高度来认识它的价值和意义。只有秉持这样的理念，我们才不会发生认识和理解的偏差。学西医的，学中医的，各有路向，你拿中医的知识体系跟西医的知识体系一比较就知道这是两套路子，没法平行比较。中医针灸申报世界名录成功，说明联合国教科文组织尊重我们，尊重项目主体国的文化。至 2016 年，中医药项目进入我们国家级名录的有 130 多个，我认为这方面工作还应扩大，我们还应强化对中医药文化遗产的认识，从弘扬中华文化的高度发扬光大中医药。

文化多样性与中医流派传承

非物质文化遗产保护从世界到中国兴起，基于一个前提就是人类文化发展的多样性问题，它尊重文化多样性。刚才说到我们的中医针灸能够进入世界名录，本身就体现了联合国教科文组织一直倡导的文化理念。人类文化发展的前景是什么？人类文化越丰富越有多样性，说明人类文化体系发展越良好。如果这个多样性萎缩，所有的文化都变成差不多的一个模式，那是人类文化的悲哀。2001 年 11 月，联合国教科文组织通过《世界文化多样性宣言》，指出："文化在不同的时代和不同的地方具有各种不同的表现形式。这种多样性的具体表现是构成人类的各群体和各社会的特性所具有的独特性和多样化。文化多样性是交流、革新和创作的源泉，对人类来讲就像生物多样性对维持生物平衡那样必不可少。从这个意义上讲，文化多样性是人类的共同遗产，应当从当代人和子孙后代的利益考虑予以承认和肯定。"2005 年 10 月，第 33 届联合国教科文组织大会上又通过《保护和促进文化表现形式多样性公约》，"文化多样性"被定义为各群体和社会借以表现其文化的多种不同形式，这些表现形式在他们内部及其间传承。文化多样性不仅体现在人类文化遗产通过丰富多彩的文化表现形式来表达、弘扬和传承，也体现在借助各种方式和技术进行的艺术创造、生产传播、销售消费的多种方式。联合国教科文组织还把5月21日定为世界文化多样性促进对话和发展日。归根结底，文化多样性是人类社会的基本特征，也是人类文明进步的重要动力。尊重文化多样性，是发展各地区、各民族、各国家文化的内在要求；尊重文化多样性，也是实现人类文化繁荣的必然要求。

非物质文化遗产保护的理念强调人类文化多样性，它鼓励各个地区、各个民族、各个国家努力保护基于自身文化传统的东西，它非常尊重这个。今天的研讨会，我开始看到消息时就与何主任联系，说医药部门做事原来好像跟非遗保护部门缺少沟通和联系，这次会议召开表明了双方的合作与合拍。目前，中医学界在做一件事就是鼓励中医学术流派的传承发展，因为鼓励中医流派发展，流派发展得越多，流派发展得越良好，说明中医文化在不断壮大，这个理念与非物质文化遗产保护所强调的文化多样性理念是一致的。看到这点，我很高兴，也乐意在会上谈谈。国家中医药管理局在2013年出台了《中医学术流派传承工作室建设项目实施方案》，指出这项工作的目的在于“大力推进中医传承与创新，发挥中医学术流派学术与临床特色优势，加快中医学术流派传承与复兴，培育一批学术影响深远、临床疗效显著、特色优势明显、传人梯队完备、辐射功能强大、资源横向整合的中医学术流派，探索建立中医学术流派传承发展的创模式，提升中医整体学术与临床水平，开创中医传承发展的新局面”。

中医学界在做这个中医流派传承发展工作，命名了64个流派，我相信将来这个工作可以继续做下去。从国家的大政方针角度来说，这个事情不仅仅是中医药管理系统内部的事，这件事情恰恰是和当下中国、当下世界在做的非物质文化遗产保护的理念是一致的，就是鼓励文化多样性。今天来开这样一个中医流派传承的学术研讨会，不能仅仅视之为医药界的事，我们要把它上升，上升到更高的国家文化的层面来认识。那么，我们的工作做起来就目标更明确，更有自信心，这是一点。此外，中医药管理部门授予了何氏骨科一个传习基地的牌子，我们又在这里召开涉及中医流派传承发展的学术研讨会，很有意义。何氏骨科在这方面，从国家文化层面，从非遗保护和中医传承的角度，让人看到了一个良好现象，就是在何仁甫先生之后，第五代的三位传承人各自都把这个流派的东西继承得很好也发展得很好，这是一件好事情。“一源多流，流派纷呈”，何氏骨科正是在后继者的不懈努力中发扬、光大了流派自身，这当然是值得肯定的。我想，中医管理部门授予这样一个传习基地牌子，非遗保护部门来召开这样一个学术研讨会，很能体现对中医行业内文化多样性的鼓励和支持。也就是说，我们的中医文化发展依然要鼓励文化多样性，既鼓励多样化的中医流派传承。拿何氏骨科来说，一个流派内部的每个枝系发展越充分，就越能说明这个流派很壮大，说明这个流派是让人刮目相看的。如果这个流派的发展就像一条溪流下来有诸多分支，说明它的水系发达，就像我们所见的都江堰水利工程，岷江水流从宝瓶口下来不断地分支，形成一个不断展开的巨大的网状水系，从而便成就了一个世界闻名的水利工程。

“美美与共，天下大同”

最后，我想借费孝通先生的话来表达我的一点看法和一点建议。何氏骨科流派从第四代何仁甫先生以下，有何天祥、何天佐、何天祺三位传承人，每一支系都在各位传承人的努力下发展良好，形成了各自的特点和优势，这是非常可喜也值得肯定的局面。从非遗保护角度看，何氏骨科就是以蒙医药为主体并且吸收了汉族以及其他民族医药元素的、带有独特的民族文化色彩的医药遗产项目。大而言之，中国是多民族共居的国家，有56个民族；小而言之，四川是多民族共居的省份，除了汉族，还有10多个少数民族。包括医药在内的四川文化常常让我们看多民族文化交流、融汇的色彩，四川地区的非物质文化遗产项目也常常在这点上让人目睹其光彩。过去人们讲“中医药”，由于历史和传统的原因，常常把目光拘囿在汉医药上；今天我们讲“中医药”，理应置身多民族立场，在中华医药文化概念下涵盖藏医药、蒙医药、彝医药、羌医药、苗医药、壮医药，等等。正是这五彩缤纷的众多医药文化之“美”，成就了整个中华医药文化的“天下”。

就此而言，无论是从本民族医药脉络传承还是从多民族医药沟通交融看，“四川何氏骨科”都堪称是本土医药文化领域中一张名片、一个标牌。既然是名片是标牌，站在非物质文化遗产项目申报的更高层面看，从非物质文化遗产项目的传承和保护的实际看，我希望这张名片、这个标牌能够从现有的省级非遗名录再上升到国家级非遗名录，去获得更高荣誉和实现更宽传播，从而让四川何氏骨科这传统中医流派传承和发展得更好。当然，涉及相关工作的具体操作，在本非遗项目的继续向上申报过程中需要第五代传承人之间更好地沟通、交流与合作，在更高层面上达成共识，然后在非物质文化遗产保护部门的大力支持下实现这个大目标。总之，大家携起手来，齐心协力，把此事做好，这是四川的荣誉、何氏骨科的荣誉、中医学界的荣誉！

关于何氏骨科保护传承的一点看法两个建议

四川省非遗保护工作专家委员会委员
四川省非遗保护协会专家咨询委员会专家
西南民族大学教授、原文学院院长　刘志荣

我从文化角度讲一点看法和两个建议：

一点看法

从何天佐传统中医药正骨法到何氏骨科流派，经过几十年的努力，包括从实践到理论方方面面的努力，我认为何天佐传统中医药正骨疗法也好，何氏骨科流派亦罢，八一骨科医院探索出了现代社会条件下中医传统骨科疗法保护传承的新路子，这个新路子也为我们传统中医药类乃至技艺类非遗项目的保护传承提供了可资借鉴的经验。为什么这么说呢，从我在成都几十年了解到的八一骨科医院的口碑，再到八一骨科医院和其他何氏骨科医院的种种资料介绍，我认为何氏骨流派已经为我们非遗保护传承工作走出了一个新途径，体现在以下五个方面：

一是建队伍。一般来说非遗传承人都是要有队伍的，但这个队伍可大可小，民间技艺型的非遗项目往往是一传一，队伍很小，但是何氏骨科走出一条新路，那就是变个体传承为群体传承，变族内传承为社会传承，这套经验我觉得在当代社会条件下，尤其值得技艺型的非遗项目借鉴，三四十年来，八一骨科医院和其他何氏骨科医院，通过种种努力，在省内外、市内外培养了一大批的传承人，不光有何氏家族的人，还有非亲戚的家族外人，这些传承人遍布全国好几个省市。

二是扩基地。传承需要基地，何天佐传统中医药正骨疗法和何氏骨流派的基地扩得很大，不仅在成都市内有八一骨科医院、何氏骨科医院、天祥骨科医院等，还有传承工作室，而且在海南、湖南、福建、广东等地都建有示范诊室和传承工作站，而且还准备在郫县建一个比较大的传承基地，这个基地的建立，为这个非遗项目的传承和弘扬提供了非常好的物质条件。

三是强技术。我认为何氏骨科兴就兴在强技术，何氏的传统正骨疗法，源于骁勇善战的蒙古民族，但是他真正诞生成一个流派的时候应该是产生于四川，就说明他们从祖先那里学到一些最核心的正骨手法，根据当时的社会需要在四川创立了这么一种疗法，但同时他们又不断地吸取各个方面优秀的传统技术，比如满、蒙、藏、汉各民族的优势医疗技术，把他们融合到一起，古今融汇、中西结合，特别是现在何氏骨科技术主导的三家医院，既把传统的何氏骨科疗法用于骨伤骨病的主要治疗方面，同时从检测到后续各个方面的一些治疗，又用现代医学手段来辅助治疗，所以这个技术在现代社会就使传统的中医药或者说民族的这种传统手法，大大提高了它的有效性。

四是重理论。自从何天佐传统中医药正骨疗法列为省级非遗项目以后，这么多年来，何氏骨科不断地从医疗实践中总结出很多可资借鉴的经验，把它上升到理论高度，而且到现在还不断地从各个角度去总结实战经验、提升为理论，出版了理论专著，比如《何氏骨科学》《何氏骨科概论》，还有医案整理、发表论文等，同时还获得过全军的科技奖，获国家有关方面的一些认可，这都值得非遗项目保护传承借鉴。

五是善研发。这是何氏骨科创新的一个特点，除了重理论创新以外，就是专方专药研发，几十年来，无论“何天佐传统中医药正骨疗法”，还是何氏骨科整个流派，创造了很多与自己医药技术相吻合的特色制剂，仅八一骨科医院就有 7 个门类 37 种，刚才王勇副院长介绍 25 个品种获得正规制剂批文，有 2 个品种获得国家新药批文，这些特色药品不光是医院本身用，社会上也广泛使用，说明何氏骨科药品研发很有特色，也是“何天佐传统中医药正骨疗法”这个非遗项目不可或缺的重要组成部分。

以上五点说明“何天佐传统中医药正骨疗法”和何氏骨科流派，确实在非遗保护和传承方面走出了自己独特的路子，为技艺类的非遗物质的保护和传承提供了值得借鉴、值得学习的经验，这些经验的取得，一方面是八一骨科还有何氏其他医院、传承人以及各个方面的人士共同努力的结果，是勇于创新、善于创造、善于开拓的成果，但是我还觉得它还有一个很重要的因素，这些成果的取得，还得益于八一骨科医院在部队的这种体制和机制的优势，这种部队的体制和机制保证了我们这个非遗项目在保护和传承的路上走得很顺利，所以取得这么大的成果。

两点建议

无论“何天佐传统中医药正骨疗法”，还是何氏骨科整个流派，目前从社会上也好，军队内部也好，都面临一个重大的发展机遇，因为国家提出了全民健康，建成健康社会这么一个目标，提出了振兴和发展中医药事业的这么一个目标，这个给何氏骨科的发展创造了一个非常好的外部环境，也提出了更高的要求。

第一点建议：从国家战略实践的高度进一步深化做好何氏骨科保护、传承的认识。国家再大的战略也是由一个个小的战略构成的，由每一个因素组成一个大的实体，那么处在这么一个环境下，我们每一个内部的部分都承担着自己特定的使命，所以应该是义不容辞地融入国家的战略里面去。另外从科学技术文化方面来讲，一个时期以来，很多人一说到政治的关系，就有点嗤之以鼻，文化也好，科技也罢，本来就是和政治始终联系在一起，想分都分不开，如果硬是要分开的话，那就像鲁迅当年曾经嘲笑一批人是一样的，有些搞文学的人想脱离政治，就像自己在地球上要拔掉自己的头发离开地球一样，实际上我们现在也是遇到这些问题，我们只要不刻意去给科学技术项目或者文化穿靴戴帽，不强加一些政治上的面孔，应该和政治联系上的，就应该自然联系上，所以，我们在思考单个项目的时候要有全局观念，要有全局意识，那么何氏骨科的传承，我认为应该从三大国家战略的实施、实践点上来深化意识，增强我们的使命感和责任感，第一个就是国家提出来建设健康社会和中医药振兴发展事业战略。这点无论“何天佐传统中医药正骨疗法”，还是何氏骨科整个流派本是题中已有之意，何氏骨科在几十年的发展中为军队为地方做出了很大贡献，现在面临更大的目标，即建设全民健康社会，在这个目标中，我认为我们担负的使命和责任应该强于以往任何一个时候，从这个角度讲，要敢于担当，把何氏骨科的传承做得更好，另外一个方面，作为四川省来说，本来四川是个中医药大省，在推进中医强省的过程中，何氏骨科也应该承担起比过去更重要的角色。第二个是从国家非物质文化遗产保护传承战略，作好何氏骨科的保护传承工作，这点就不多做阐述，这个本来就是非遗项目，是个省级项目，而且是个有利于社会大众、有利于军队建设的大项目，这个方面的传承保护工作做好了，它的意义是无穷的，不多讲。第三个是从军改和强军这个国家战略出发，来认识何氏骨科在今后将发挥的重要作用。军队的现代化和未来战争的趋势，离不开军队医疗保障，同样八一骨科医院虽然作为部队的中医药机构，它对于部队建设和未来战争有它自己独特的作用，所以我们应该认真研究军队改革的实践过程中，何氏骨科应该发挥什么样的作用，同时在平时的训练中，部队经常担任着抢险救灾的重任，那么何氏骨科在里面也应该发挥很大的作用。

第二点建议：弘扬何天佐传统中医药正骨疗法和何氏骨科的人文精神。过去保护成果工作做得非常好，在技术方面好多层面我这个外行提不出很实际的意见，但是从文化传承人角度本身来看，技艺型的非遗项目它本身应该包含两大部分，一个是它的技术型、技巧型、技艺型的东西，就是硬的，但另外一个方面，还有一个很重要的部分，它的人文精神部分，从某种意义上来说，技艺型的传承项目，滋生、催生使它延续发展的还是它的人文精神，所以我们在做好技术传承的同时，不要忘了从蒙古那个时代传承下来的那种人文精神，不要忘了何氏骨科从创立当初，到后来几十年发展过程中我们那些优秀的人文传统精神，这些精神它使何氏骨科，产生了、诞生了、同时又发展了，而且受到了地方和军队的欢迎。那么这些优秀的东西，究竟它的品质是那些品质？体现在哪些方面？我们应该认真总结，认真提炼，加以弘扬。这样使我们整个传承和保护能够全面的可持续发展下去。

齐心协力，将何氏骨科打造成四川的一张靓丽名片

四川省文化厅非遗处原处长、厅监察员
四川省非遗保护工作专家委员会副主任
四川省非遗保护协会副秘书长
副研究馆员　郭桂玲

何天佐传统医药正骨疗法非遗项目自成功申报省级名录至今，几年的保护传承情况，以及所取得的成果，可谓成果累累，非常不易，其中凝聚了保护单位“成都军区八一骨科医院”的心血、智慧与艰辛，得到了各主管部门、军队和地方，以及社会的支持和肯定。

八一骨科医院自1986年成立至今已30年有余，在这30余年中八一骨科医院经历了许许多多，酸甜苦辣都有，但是最终取得了满满的收获。我阅读了“何天佐传统中医药正骨疗法”保护单位准备的资料后，体会并认为，八一骨科医院走到今天，其团队的艰辛付出，实现了“八一骨科医院”的几个飞跃：第一个飞跃是，2011年八一骨科医院何天佐传统中医药正骨疗法，成功列入四川省非物质文化遗产的保护名录。王勇副院长的汇报和部队两位领导讲话所总结的六个第一，我觉得总结非常到位和准确；第二个飞跃是，八一骨科医院成功申报省级非遗名录填补了非物质文化遗产在军队的空

白，这是又是一个飞跃；第三个飞跃是，2014 年八一骨科医院获得了国家医疗机构执业许可证，这个非常不容易。自我们开展非物质文化遗产保护工作 10 多年来，对于散落在民间的传统中医药文化和传承人，由于他们的技艺是靠先辈口传心授一代一代传承下来，他们没有医疗机构的执业许可证，也没有行医证，这是当今在保护和弘扬传统中医院文化中他们最感困惑的。所以，八一骨科医院作为一个军队的医院走到这一步，我认为这是第三个飞跃。

非物质文化遗产的保护工作不是我们文化部门自身的事，这是一个需要全社会，需要大家都要关心和参与的一项文化事业。八一骨科医院作为非物质文化遗产项目保护单位，在近几年当中，认真履行非物质文化遗产保护职责，完成了在申报名录时所制订的五年保护计划。从材料中我们看到，既有非遗保护成果，也有临床经验，还有医学专著和科研成果，在教学、培训和传承人培养方面做了大量的工作，而且取得了显著的成效。非遗保护永远在路上，何氏骨科的进一步保护传承工作可从以下方面开展：

第一，八一骨科医院以四川何氏骨科为核心，坚持保护和传承中医药骨科传统技艺，以服务社会为理念、采取中西结合方式彰显八一骨科医院的特色。为什么要彰显特色呢？因为，在座的许多同仁都知道，何氏骨科发展到今天，是何氏三兄弟共同在保护和传承四川何氏骨科这一传统中医药骨科，即何天祥、何天佐、何天祺。其三兄弟所申报的省级非遗名录项目也都被列入了省级非物质文化遗产保护名录。何氏三兄弟从各自优势出发，充分彰显了他们所在的领域传统中医骨科的特色和所长。何氏三兄弟严格遵守非物质文化遗产保护传承的自身规律，尽其所能保护先辈交给他们的骨科技艺，并千方百计地收徒授技、培养后继人才。他们无论是在部队还是在地方，凭所掌握的中医骨科技艺为百姓造福。通过举办培训班、建立传承工作室、开展学术研讨、国际交流、出版专著，等等，以多种举措实现了非物质文化遗产的保护和传承，这不能不说是一件大好事。但是，我们也不能不承认，现在的这种局面为四川何氏骨科的保护、传承向纵深发展，再创新局面，包括申报国家级非遗名录带来了诸多的问题和困惑。

第二，我想就如何将四川何氏骨科的保护、传承工作向纵深推进，如何将何氏骨科打造成为四川非遗的一张靓丽名片，如何再创保护、传承新局面，以及四川何氏骨科申报国家级非物质文化遗产保护名录的问题，谈谈个人的一些看法和建议。

第一，何天佐传统中医药正骨法非遗保护项目，现已完成了五年的保护计划，但这并不意味着我们的保护工作已是船到码头车到站了，而是为给我们往后的工作铺垫了一个很好的基础，是一个良好的开端。若要把非遗保护、传承工作继续深入下去，且达到我们保护非遗的最终目的，或是要让其成为国家级非物质文化遗产名录项目，从现在起我们就要着手做好非遗项目的第二个五年保护计划。因为，只有规划制订好，才能有的放矢去实现目标。那怎样做好第二个五年保护计划呢？从八一骨科医院准备的资料中我特别关注两个材料，一是“四川省贯彻中医药发展战略规划纲要”，二是“四川省中医药大健康产业十三五发展规划”，再有就是要从文化发展和非遗保护这条线来思考，切实把第二个五年保护计划制订好。

第二，要努力实现非遗保护传承的最终目标，须认识先行，即转变观念。转变观念最重要的就是要形成共识，整合资源，进一步提升影响力。这里讲的影响力不光指八一骨科医院，而是要站在全省的层面来谈它的影响力。从何氏骨科三位代表性传承人申报的省级非物质文化遗产名录的材料来看，三人把何氏骨科的历史渊源梳理得非常的清楚，历史沿革和文化脉络呈现的是同一脉络，就像李祥林教授刚刚讲的那样，何氏骨科今天已发展成一个网状了。三位何氏骨科流派代表性传承人各有优势，整合三人优势与资源，无疑有利于提升四川何氏骨科影响力，进一步申报国家级名录。

第三，怎么样才能实现这样一个途径？应遵循非遗保护政府主导的工作方针。若仅靠何天祥、何天佐、何天琪三兄弟分散的优势是很难的。有些职能他们是无法替代的，要靠非物质文化保护工作的主管部门、职能部门和中医药管理部门。具体来讲，要靠四川省文化厅、四川省中医药管理局，再加上相关的社团，比如说相关协会、学会。四川省非物质文化遗产保护协会、成都市非物质文化遗产保护协会是社团，这两个社团就可以完成和履行现在政府部门不能行使的职能。把政府职能部门与社团的职能形成合力，再把三个非遗项目保护单位的优势组合在一起形成强强联合的态势，抱成一团的良好效果不言而喻。那么，我们该怎么做？我刚才还看到一个资料，八一骨科医院获得由国家中医药管理局批准的全国中医学术流派传承工作室建设单位“四川何氏骨科流派传承工作室”，我认为这个举措非常的棒、非常的好，我们应该借这个东风，参考这样的模式，多开展一些类似调研、研讨、论坛、培训等活动。那么这些活动，由谁来牵头？由谁来主办？无疑，文化主管部门、中医药管理部门，相关的协会和学会责无旁贷，由他们来组织这些的活动，把何氏三个非遗保护单位的相关人员聚在一起，一是互相学习和交流，二是可以通过论坛、研讨等，达到形成共识的目的。在非遗保护的语境下应该是抱团、整合。所以我们相关主管部门和相关社团应该牵起这个头来，把三个非遗保护单位团结到一起，转变观念、形成共识，整合资源，提升影响。

第四，关于何氏骨科申报国家级非遗名录的问题。2017 年 4 月底四川省非遗协会在阆中召开了第一届第四次理事（扩大会），会上，省协会郑晓幸会长谈了几个观点，我觉得非常好，非常到位。此次研讨会之后，我们可以召集三个非遗项目保护单位一起学习和讨论，包括国家非遗协会马文辉会长在理事（扩大）会上的讲话精神，这样有助于我们提高认识、转变观念。刚才成都市非遗协会龚键秘书长在发言中也讲到何氏骨科要申报国家级非物质文化遗产名录，现在是遇到困难了，而且这个困难还真的不好解决。为什么不好解决？因为，申报非遗名录必须遵循逐级申报的原则，除不能越级申报以外，从项目名称上国家都有规定，即在申报上一级非遗名录时，其项目名称必须是以本级人民政府公布的非遗项目名称为准。现在何氏骨科要申报国家级非物质文化遗产名录，首先在名称上就遇到的巨大的障碍。现在何氏骨科三项省级非遗名录使用了“何天祥传统疗伤手法技艺”“何天佐传统中医药正骨疗法”“何天祺传统中医药疗骨法”等三个不同的名称。就像龚键秘书长讲的，项目名称最前面都有一个定语，这样的命名说明我们的目光还不够远，所站的高度还不够高，缺乏全局性。

最后，下一步不管申报国家级非遗名录是否成功，有些补救工作我们必须做，所谓的补救工作就是说，省人民政府已经公布的三个不同名称的何氏骨科非遗项目，我们现在要思考如何把这三个省级非遗项目进行整合，整合成“四川何氏骨科流派传统技艺（暂用名）”。如果没有这样的整合，即使我们在申报国家级名录时做了相关的补充说明，也未必能行。

关于项目名称问题，我在想，我们文化主管部门可否在今年下半年申报省级非遗名录时，动员何氏骨科三位传承人使用“四川何氏骨科流派传统技艺（暂用名）”，分别申报省级非遗名录，这样，对于下一步申报国家级非遗名录可能要更顺一些，名称的问题也就解决了。

只要相关主管部门、非遗保护协会，尤其是三个何氏骨科省级非遗项目的保护单位，形成共识，共同努力，就可能实现申报国家级非遗名录的目标。当然，不是为了名录而申报，而是为了传承文化、治病救人、救死扶伤、造福人类。

整合何氏骨科非遗项目　加大何氏骨科保护力度

四川省非物质文化遗产保护工作委员会委员
成都市非物质文化遗产保护协会秘书长
成都市非物质文化遗产保护中心原主任　龚　键

按照非物质文化遗产项目的概念，特别是建立非遗名录体系的要求，何氏骨科三个非遗项目的名称，存在一些小问题。但是，为什么何氏骨科三个非遗项目能够进入我省非遗名录呢？我想，主要是政府部门为了保护和传承非物质文化遗产，哪怕是有点小问题，但是纳入政府的名录体系可得到更好的保护。确实，何氏骨科三个非遗项目纳入名录体系之后，三个保护单位在何氏骨科保护传承的道路上成绩斐然，令人鼓舞。但同时带来一个问题，为什么我们何氏骨科没有申报到国家级名录。照理说，我们这样一个优秀传统的中医药技术。

按我个人的看法早就应该纳入国家级的非物质文化遗产名录。主要可能在名称上，因为是三家，所以谁是保护单位？谁来申报？另外，就是名称，能否体现百年以上的历史。如果只是传统中医药正骨疗法，作为名称是可以的。前面加了我们还在世的人的名字就显然不是我们真正意义上的非物质文化遗产。如果名称不规范，那么申报国家级非遗名录时，就会遇到一定的问题。

所以，为使何氏骨科更好地保护传承，更好地发展，有更广阔的发展空间，我建议共同努力，把何氏骨科非遗项目正式冠以“何氏骨科”，统一用一个名字来进行申报，来建立我们的名录体系。我们现在建立非遗的名录，有保护责任单位这样一个概念。我建议建立何氏骨科传承保护研究中心，由我们何氏家族来共同组成这样一个中心，作为我们何氏骨科的保护责任单位。何氏骨科的三个省级非遗项目，从源流来看，本身实际上就是一个项目，只不过在特殊历史下，分成了三支。能不能把三个项目整合成一个项目？我们的文化主管部门可以研究一下这个问题。

国家中医药管理局在建立中医学术流派体系的过程当中，已经把何氏骨科列入了为数不多的国家中医学术流派之一，实际上这为我们何氏骨科，用这个整体名字来申报的国家级非遗名录打下了一个基础，这也是把何氏骨科三个非遗项目整合成一个项目的基础。目前何氏骨科非遗项目的三家保护单位，可以作为何氏骨科这个大的项目下面的各自的传承单位和传承基地，来开展以后的工作，拓展各自的事业。何氏骨科不应永远停留在省级非遗项目的层面。

众所周知，军队正在进行军改，恰好成都军区八一骨科医院就是军改里面可能要涉及的单位之一，但凡是社会一个大的变革，我们在这个洪流和潮流当中总会遇到挑战，同时也会有更大的机遇，也带来更大的空间，我们要更好地把握这样一个空间。例如，成都市在2000年初期，很多集体企业面临改革走向市场，当时的蜀锦厂和蜀绣厂是国有体制，改革涉及其非物质文化遗产项目的保护，当时厂里的人都忧心忡忡，担心单位垮了，保护传承非遗项目的艺人、从业者怎么办？担心相关的非物质文化遗产项目怎么能得到保护和传承？但是由于政府的关心，政府各级部门包括传承者共同努力，形成合力，顺应改制而成立相应的公司，首屈一指的是蜀绣，蜀锦的传承由此走市场化道路，在政府、政策的支持和保护之下，保护得很好。再如，前几年全国性的文化体制改革，成都市国有院团的改革也面临机遇和挑战，成都很多包括曲艺、川剧、京剧艺术院团，按照改革政策，通通要推向市场，虽然有一定的扶持政策，扶上马送一程，但是总的发展趋势，是需要他们自己在市场上奔，去找饭吃。但是成都市政府为了保护传承曲艺、川剧类的非物质文化遗产的项目，采取单位改名字，如原来的川剧团改为川剧艺术研究院，京剧团改为京剧艺术研究院，而曲艺团和木偶歌剧团划入非物质文化遗产保护中心，因为曲艺团和木偶歌剧团分别有省和国家的非物质文化保护名录项目。在政府的关照之下，把他保护起来了。现在能够在政府拨款充足的资金保障之下，很好地运营和进行保护。我由此联想到成都军区八一骨科医院，所以我一定要呼吁，军队也好，地方政府也好，我们的有关部门也好，在改革当中，认认真真地对待我们祖国优秀的传统文化遗产，不要把它当成一个一般的医院来看待，一定要想办法，积极创新，给以成都军区八一骨科医院这个非遗保护传承机构，创造更好的条件和环境，让他有更广阔的空间，为我们祖国优秀的传统文化和传统医疗技术，服务人民，造福大众，服务民生。

非物质文化遗产与四川何氏骨科流派史实研究的关系

——兼谈何氏三支整合申报国家级非物质文化遗产名录

中央电视台原高级编导、《四川何氏骨科流派史实研究》

课题组组长　周仕伟

2015 年 8 月~2017 年 5 月，我所在的课题组接受了国家级中医学术流派传承工作室——四川何氏骨科流派传承工作室的重点课题《四川何氏骨科流派史实研究》。这项工作主要探讨了四川何氏骨科流派的创立、传承的路径及过程，最终编制了四张传承人的传承图谱。

今天我们探讨“何天佐传统中医药正骨疗法”这一非物质文化遗产的保护传承，其实质是探讨它的源头、保护、传承、光大。

非物质文化遗产作为活态文化，其最大的特点是无形性，传承人是非物质文化遗产的重要承载者和传递者，对传承人的认定及保护是对非物质文化遗产保护的核心。

下面我将我们所做的课题与非物质文化遗产的保护结合起来，谈谈如何在更高的层次保护“何天佐传统中医药正骨疗法”这一非物质文化遗产项目，请各位专家予以指正。

一、四川何氏骨科流派形成（传承）简史。

（一）蒙医与何氏骨科

蒙古族在外科学的理论和技术方面，具有许多其他民族没有的优势。

历史上，作为游牧民族的蒙古族，因从事骑马、驯马、套马和狩猎等生产、生活活动，特别是在后来的战争中经常遇到摔伤、创伤、跌伤、骨折和脱位等种种损伤性疾病，使他们不断地摸索、总结治疗这些病症的方法，正骨、治伤等学科有了迅速的发展，并取得了突出的成就。蒙古医师在正骨治伤方面积累了丰富的经验，技艺高超、独具特色。

在医学传承方面。在古代蒙古族中，医学传承主要由祖、父辈传授于子孙，或者拜师学医。

在明代及以前，何氏祖先生长在蒙古大草原，学习到了蒙古独特的正骨技法。据现有资料得知：“特呼尔·腾格里为明代中期蒙古喀喇沁成长出的一代著名骨科专家；特呼尔·墨尔根在明末清初（后金天命后期）给努尔哈赤本人治过病”。从特呼尔·腾格里算起，何氏骨科已有五百余年的历史。

特呼尔家族为蒙医世家，为蒙医学做出了自己的贡献，也在历史悠久的蒙医学中吸取了养料，丰富和成长了自己，开创了独具蒙医特色的正骨疗法。

（二）四川何氏骨科流派的创立与传承

1. 四川何氏骨科流派的创立　因资料原因，我们认为何氏（特呼尔氏）骨科的创立不晚于明末清初的特呼尔·墨尔根。

2. 四川何氏骨科流派的传承　从史料得知从特呼尔·墨尔根始，四川何氏骨科流派该家族代代赓续，中间从无间断。

在传承人物上，传承人清晰、父子相传。特呼尔·墨尔根、特呼尔·巴洪图、特呼尔·鲁格、特呼尔·德坤布、特呼尔·刺马拉、特呼尔·巴特尔、特呼尔·多尔济特、特呼尔·阿尔沁、特呼尔·铁木力吉、何兴仁、何仁甫、何天祥、何天佐、何天祺，他们的传承跨越了明末、清代、民国、共和国。

在传承的空间上，从蒙古到东北，从东北到北京，从北京到西安，从西安到荆州，从荆州到成都，没有随着传承人的随军迁徙而有所中断。

二、四川何氏骨科流派（三支）被认定为四川省非物质文化遗产的基础是什么?

四川何氏骨科流派一代宗师何仁甫的三个儿子何天祥、何天佐、何天祺的技艺，分别被列入四川省非物质文化遗产项目名录。这在全国并不多见，在业内有较大的影响。有人不禁要问：他们各自进入四川省非物质文化遗产项目名录的基础是什么?

（一）传承的是祖业

我们认为是何氏（特呼尔氏）历代祖先创立，在家族中辈辈传承的蒙古族正骨疗法。而不是三人独自创立的，即使是三人独自创立的也不能满足认定非物质文化遗产的百年三代的传承历史的要求。

（二）问渠那得清如许，为有源头活水来

何天祥传统疗伤手法技艺、何天佐传统中医药正骨疗法、何天祺传统中医药疗骨法，三个省级非物质文化遗产项目的命名虽不一样，但其传承的内容实质是一样的，因为他们只有一个来源：传承其父亲何仁甫得之于其祖先创立的何氏骨伤正骨技法。三人虽各有创新，但他们传承的精髓是一脉相承的，源头都在其父、其历代祖先。

三、史实研究就是寻找四川何氏骨科流派形成史上的创立者、传承者

（一）研究方法

文献查找法、家族访问法、逻辑推理法。

（二）研究得出的结论

1. 入清以来的传承表述　何氏（特呼尔）骨科流派传承脉络图谱（四百年）

2. 将特呼尔氏源头作为一代的表述　四代图谱（将特呼尔历代祖先作为源流，定位为第一代）

3. 特呼尔氏改姓何氏后的表述　三代图谱（特呼尔氏改姓何后，160余年）

4. 以成都郫县安德祖茔为依据的表述（现何氏家族通用的）五代图谱。

四张图谱不相冲突，只是立足点不同的断代表述。（图谱本书见文献辑存）

四、四川何氏骨科流派应整合申报国家非物质文化遗产名录

从前面的分析中我们可以看出：从史实、传承的内容和技法，以及非物质文化遗产的内涵和要求，以何天祥、何天佐、何天祺三人姓名命名的非物质文化遗产项目是否妥当，值得商榷。

我们认为通过这次研讨，建议何天祥、何天佐、何天祺三名四川何氏骨科流派的代表性传承人，将三人姓名命名的三个独立的省级非物质文化遗产项目，整合为“四川何氏骨科流派正骨疗法”，并申报更高层次的国家级非物质文化遗产项目甚或联合国教科文组织的世界级非物质文化遗产项目，这既是目前保护何氏三个非物质文化遗产的重要举措，更是让历史悠久、传承脉络清晰、自成体系的四川何氏骨科流派实至名归，得到非遗保护、传承的重要手段，也是何氏骨科开派以来具有里程碑意义的大事件。

“一门三杰”文化现象与传统医药类非遗项目的保护传承

四川省地方志工作办公室原副巡视员

《四川何氏骨科流派史实研究》课题组副组长

一级文学创作　汪　毅

一、四川何氏骨科“一门三杰”的文化现象

这既是一个值得讨论的命题，又是大家所关注的一个话题，即如何有利于整合“何氏骨科”资源，捆绑申请国家非物质文化遗产项目（以下简称“非遗”）。

这里所说的“一门三杰”，即何天祥、何天佐、何天祺三兄弟。他们是四川何氏骨科代表性传承人，也是国务院政府特殊津贴的享受者；他们分别以个人名字命名的“何天祥传统疗伤手法技艺”“何天佐传统中医药正骨疗法”“何天祺传统中医药疗骨法”申报的“非遗”项目，均得到省文化厅批准和省政府的公布。他们的贡献和影响构成了“一门三杰”的文化现象，非常不易并值得讨论。下面，将“一门三杰”这个文化现象置之于中国历史长河中去考察。

中国科举制度始于隋，终于1905年，历时约1300年。在这漫长岁月中，“一门三杰”即一门三兄弟同科高中、金榜题名者寥寥无几，被视为“殊”，传为美谈，为人们高山是仰。其中有一个现象是，“一门三杰”大多系文学家、艺术家，而医学领域中的寥若晨星。在文学、艺术领域的“一门三杰”中，明代有“公安三袁”的袁宗道、袁宏道、袁中道，晚清有“江安三傅”的傅增于、傅增渭、傅增湘，民国时期有“绍兴三周”的周树人、周作人、周立人，“岭南三高”的高剑父、高奇峰、高剑僧，“蜀中三张”的张善孖、张大千、张君绶，他们均翘楚文坛艺界，产生了久远而广泛的影响。

翻阅新中国历史，特别是在中医骨科医学界，像何天祥、何天佐、何天祺这样的“一门三杰”，几乎是空前，但肯定绝后，因我们有计划生育政策——即便政策放开，也不可能有三兄弟均享受像何氏三兄弟这样的高规格荣誉。而对于这种特殊文化现象的解读，是有利于增强自信与整合四川何氏骨科资源而捆绑申请国家“非遗”的。

二、对本次研讨会的体会

这个体会包括对“非遗”代表性项目的保护传承、依法推动以及本次会议跨界意义的思考。具体如下。

（一）关于保护传承

从“何天佐传统中医药正骨疗法”被列入“非遗”文化保护名录的角度来讲，传承人何天佐及其团队具有相当的自觉性。他们的自觉性，体现在一系列的运作模式上。这些运作模式相当成功，具有特殊性和经验价值，诚如王勇副院长所介绍，恕不赘言。但他们的这种自觉性难能可贵，表现了具有的一种理性，值得进一步总结和推广。

再就是他们所体现的文化意识，具有相当的高度和前沿性，直抵国家这个层面，今天会议上准备的这些资料便是佐证。对于中医药的发展，党和国家十分重视，已经上升到国家战略层面，不仅习总书记在讲，卫生部和国家中医药管理局有一系列举措，而且学界亦有许多新思想在阐述。4 月 28 日，北京大学哲学系教授楼宇烈在中国中医药报社“北沙滩讲坛”，讲述了“中国传统文化与中医”，阐释了“振兴文化有赖于中医复兴”的观点，将文化复兴与中医复兴有机地联系在一起，把中医复兴上升到了文化复兴的高度，颇有道理，虽然有些判断还可以百家争鸣。但是，他能把中医这个“点”与文化这个“面”结合到一起，使中医复兴具有了新的高度。而成都军区八一骨科医院，特别是在“何天佐传统中医药正骨疗法”进入“非遗”名录后，他们认真思考，客观判断，所采取的一系列保护传承措施体现了强烈的文化意识，今天的研讨会亦是例证。这非常值得肯定，不管是政府的主管部门，还是社会团体的“非遗”保护协会，因为我们太需要对文化自觉意识的彰显了。

（二）关于依法推动

2011 年 2 月，胡锦涛主席签署了《中华人民共和国非物质文化遗产法》。国务院办公厅和文化部等部门分别出台了 9 项相关法规。这些法与法规具有双重性，一方面体现政府主导部门的责权利，一方面体现被批准为“非遗”单位的责权利。因此，在法的层面上，应当好好研究，依法对“非遗”项目的保护传承，包括具体到“何天佐传统中医药正骨疗法”保护传承体系的进一步完善。非遗法及其法规提供了若干“红利”，其中有依法享受国家规定的税收优惠。举一反三，对于“非遗”代表性项目“何天佐传统中医药正骨疗法”的保护传承，还有那些可以从中得到的“红利”都是应当争取的。就此而言，今天研讨会有了进一步促进依法保护传承“非遗”项目的意义，甚至对丁“非遗”保护对象来讲不乏普遍意义。总而言之，依法保护“非遗”和打好“非遗牌”十分重要，因为这是一路走来前所未有的。

（三）研讨会的跨界意义

研讨会的跨界意义，至少涉及中医药、军队、地方志、文化、非遗等部门。当前，以政府为主导的中医药部门提出了“加强文化建设，唱响川派中医”的口号。何氏骨科是四川骨科主要流派之一。分别以何氏三兄弟名字命名的3个“非遗”代表性项目具有特殊意义，因为其载体本身就属于中医药范畴。故它的讨论意义，首先就是在中医药领域的。跨界意义当然涉及军队，刚才赵富贵大校已经做了充分介绍，并谈到成都军区八一骨科医院取得的若干个“第一”，特别是“何天佐传统中医药正骨疗法”进入“非遗”名录后在军队医院所产生的轰动效应。跨界意义还涉及地方志部门。作为“非遗”项目单位如何进入地方志，“非遗”传承人如何走进《四川省志 · 人物志》均值得地方志部门思考。跨界意义也涉及文化主管部门。今年1月，中央办公厅、国务院办公厅联合下发了《关于实施中华优秀传统文化传承发展工程的意见》(简称“意见”)。这个《意见》大家都在学习，今天的研讨会从一定意义上讲是学习的继续，因为在这个《意见》中，明确地指出“支持中华医药、中华烹饪、中华武术、中华典籍等传统文化代表性项目走出去。”跨界意义与“非遗”保护机构和团体更是直接。今天，四川省非物质文化遗产保护协会来主办这个研讨会便说明了这一点。这种形式的研讨会在业内尚属首次，具有开“先河”与“一花引来百花开”的效应，对于拓展思路，把握“非遗”项目建设的速度、广度、力度、深度、厚度，构建“非遗”的协调、关怀、宣传、发展体系乃至保护传承的措施、方式等无疑具有积极作用。

参考文献

一、书籍部分

1.（清）永瑢，纪昀，等．四库全书，北京：线装书局，2010.

2. 续修四库全书编委会．续修四库全书，上海：上海古籍出版社，2002.

3.（清）福隆安．八旗通志初集，嘉庆元年（1776）刊本

4.（清）鄂尔泰．钦定八旗通志，乾隆四年（1739）武英殿刻本

5.（清）希祖，等．清实录，北京：中华书局，1986 影印本

6.（清）兵部．钦定八旗则例，光绪二十四年（1898）刊本

7.（清）钦定大清会典，光绪二十五年（1899）刊本

8.（清）钦定大清会典事例，光绪三十四年（1908）刊本

9.（清）钦定户部则例，同治十三年（1874）刊本

10.（清）上谕八旗，雍正九年（1731）刊本

11.（清）乾隆官修．清朝通典，杭州：浙江古籍出版社，2000.

12.（清）乾隆官修．清朝通志，杭州：浙江古籍出版社，1988.

13.（清）乾隆官修．清朝文献通考，杭州：浙江古籍出版社，1988.

14. 刘锦藻．清朝续文献通考，杭州：浙江古籍出版社，1988.

15. 中国第一历史档案馆．旧满洲档，台北：台湾“故宫博物院”，1969.

16. 中国第一历史档案馆．满文老档（汉译），北京：中华书局，1990.

17. 关嘉录，等．天聪九年档，天津：天津古籍出版社，1987.

18.（明）宋濂，等．元史，明洪武递修刻本

19.（清）张廷玉，等. 明史，清武英殿刻本

20. 赵尔巽，等. 清史稿，北京：中华书局，1976.

13. 中国第一历史档案馆，十七世纪蒙古文文书档案（1600—1650），呼和浩特：内蒙古少儿出版社，1997.

15.（清）罗密. 蒙古博尔济吉忒氏族谱，呼和浩特：内蒙古大学出版社，2014.

16. 中国第一历史档案馆. 清初内国史院满文档案译编（上中下），北京：光明日报出版社，1989.

17. 大连市图书馆文献研究室. 清代内阁大库散佚档案选编，天津：天津古籍出版社，1989.

18. 辽宁社会科学院历史研究所，等. 清代内阁大库散佚满文档案选编，天津：天津古籍出版社，1992.

19.（清）希元，等. 荆州驻防志，光绪五年（1879）刊本

20.《蒙古民族通史》编委会. 蒙古民族通史，呼和浩特：内蒙古大学出版社，1993.

21. 孟森. 明清史讲义，北京：中华书局，1981.

22. 乌云毕力格. 喀喇沁万户研究，呼和浩特：内蒙古人民出版社，2005.

23.（清）福格. 听雨丛谈，北京：中华书局，1984.

24.（清）鄂尔泰，等. 八旗满洲氏族通谱，台北：台湾商务印书馆（影印本），1982.

25.（清）金德纯. 旗军志，沈阳：辽沈书社（影印本），1985.

26. 王钟翰. 清史杂考，北京：中华书局，1963.

27. 王钟翰. 王钟翰学术论著自选集，北京：中央民族大学出版社，1999.

28.（日）森川哲雄. 蒙古诸部族与蒙古文文献研究，呼和浩特：内蒙古人民出版社，2014.

29. 乌云毕力格. 十七世纪蒙古史论考，呼和浩特：内蒙古人民出版社，2009.

30. 朱永杰. 清代驻防城时空结构研究，北京：人民出版社，2010.

31. 王景泽 . 清朝开国时期八旗研究，长春：吉林文史出版社，2002.

32.（韩）任桂淳 . 清朝八旗驻防兴衰史，北京：三联书店，1993.

33. 瀛云萍 . 八旗源流，大连：大连出版社，1991.

34. 阎崇年 . 努尔哈赤传，北京：北京出版社，1983.

35. 孙文良，李治亭 . 清太宗全传，长春：吉林人民出版社，1983.

36.（清）周询 . 蜀海丛谈，城都：巴蜀书社，1986.

37. 成都市满蒙人民学习委员会 . 成都满蒙族志，成都市满蒙人民学习委员会编印，1993.

38.《成都少数民族》编委会 . 成都文史资料第三十集・成都少数民族，成都：四川人民出版社，1997.

39. 政协成都市青羊区委员会文史资料研究委员会 . 少城文史资料・第十四集，成都：政协成都市青羊区委员会文史资料研究委员会，2001.

40. 政协成都市青羊区委员会文史与学习委员会 . 少城文史资料・第十六集，成都：政协成都市青羊区委员会文史与学习委员会，2003.

41. 任一民 . 四川近现代人名录，成都：四川辞书出版社，1993.

42. 张在德 . 成都城坊古迹考，成都：成都时代出版社，2006.

43. 章夫 . 少城——一座三千年城池的人文胎记，成都：四川文艺出版社，2008.

44. 何天佐 . 何氏骨科学，北京：人民卫生出版社，2009.

45. 何天佐 . 蒙古族伤科何天佐，北京：人民卫生出版社，2008.

46. 旺钦扎布 . 蒙古族正骨学，沈阳：辽宁民族出版社，2005.

47. 郭・道布清，图门巴雅尔 . 蒙古族传统疗法，沈阳：辽宁民族出版社，2005.

48. 慕精阿，海志凡，海波 . 蒙古族治疗骨伤的创新，沈阳：辽宁民族出版社，2005.

49. 何天佐 . 谭工 . 何氏骨科学概论，重庆：重庆三峡医药高等专科学校，2013.

50. 巴・吉格木德 . 蒙医学简史，呼和浩特：内蒙古教育出版社，1997.

51. 伊光瑞 . 内蒙医学史略，北京：中医古籍出版社，1993.

52. 韦以宗 . 中国骨科技术史. 2 版，北京：科学技术文献出版社，2009.

53. 西都日古 .17 世纪蒙古编年史与蒙古文文书档案研究，沈阳：辽宁民族出版社，2006.

54. 刘显之 . 成都满蒙族史略，成都：成都市满蒙人民学习委员会，1983.

55. 顾廷龙 . 清代硃卷集成，台北：台湾成文出版社，1992.

56. 何天祥著，何浚治整理 . 中国艺术形体损伤诊治学 . 成都：四川科学技术出版社，1994.

57. 何浚治 . 艺术与医学交相辉映——何天祥研究员艺术医学生涯 60 春秋，成都：四川科学技术出版社，2003.

58. 政协成都市委员会文史资料委员会，成都市民族事务委员会，成都市伊斯兰教协会，成都市满蒙人民学习委员会编 . 成都少数民族，成都：四川人民出版社，1997.

二、档案部分

《八旗各佐领下户口清册 . 咨文（乾隆至宣统三年）》，中国第一历史档案馆

三、论文部分

1. 吴冰，叶海东 . 清代上驷院绰班处学术体系的研究，北京中医药，2014，33（6）：435–438.

2. 徐斌，吴冰，吴定襄 . 清代上驷院绰班处正骨手法之治疗思想及特点，中国骨伤，2009，22（1）：63–64.

3. 金鑫 . 康熙时期黑龙江驻防八旗官医制度小考，历史档案，2013（4）：111–113.

4. 陈一石 . 清代成都满蒙族驻防八旗概述，西南民族大学学报（人文社科版）1981，（3）：38–52.

5. 陈一石“清代成都满蒙族驻防八旗再探”，西南民族大学学报（人文社科版）1983，（2）：14–21.

6. 雷履平 . 成都满城考，成都大学学报（社会科学版），1985，（3）：

67–73.

7. 刘迎胜 . 9 ~12 世纪民族迁移浪潮中的一些突厥、达旦部落，元史及北方民族史研究集刊，1989–1999，12–13：80–106.

8. 潘洪钢 . 从家谱看清代驻防八旗族群社会及其变迁，满族研究，2015，（1）：35–42.

9. 乌云毕力格 . 关于朵颜兀良哈人的若干问题. 蒙古史研究（第七辑），2003.

10. 马协弟 . 清代满城考，民族研究，1990，（1）：29–34.

11. 朱永杰 . 满城特征探析，清史研究，2005，（4）：78–84.

12. 郭成康 . 清初牛录的类别，史学集刊，1985，（4）：24–31.

13. 郭成康 . 清初蒙古八旗考释，民族研究，1986，（3）：51–59.

14. 傅克东 . 后金设置蒙古二旗及漠南牧区旗新探，民族研究，1988（2）：41–47.

15. 姚念慈 . 略论八旗蒙古和八旗汉军的建立，中央民族大学学报，1995，（6）：26–31.

16. 郭玉英 . 试论清初八旗蒙古问题，辽宁大学学报，1983，（1）：60–63.

17. 傅克东，陈佳华 . 八旗制度中的满蒙汉关系，民族研究，1980，（6）：24–39.

18. 杜家骥 . 清代八旗领属问题考察，民族研究，1987，（5）：83–92.

19. 陈佳华 . 八旗制度研究述略，社会科学辑刊，1984，（5）：109–116.

20. 陈佳华 . 八旗制度研究述略（续），社会科学辑刊，1984，（6）：113–120.

21. 王景泽 . 清代京师八旗兵述略，佳木斯师专学报，1992，（2）：30–37.

22. 赵寰熹 . 清代北京八旗都统衙门布局初探，满族研究，2014，（3）：59–66.

23. 王刚 . 夏维中“清中前期江宁八旗驻防新探，江苏社会科学，2014，（1）：251–260.

24. 潘洪钢 . 八旗驻防族群土著化的标志，中南民族大学学报（人文社会科学版），2011，（5）：64–69.

25. 郭成康 . 皇太极对漠南蒙古的统治，中央民族学院学报，1987，（5）：3–9.

26. 陈生玺 . 蒙古八旗与汉军八旗建立的过程，史学月刊，1988，（6）：100–102.

27. 达力扎布 . 清初对蒙古右翼三万户的政策及其背景，社会科学辑刊，1997，（6）：87–91.

28. 蒙林 .《满文老档》与蒙古史研究，内蒙古社会科学，1987，（4）：85–86.

29. 刘大治 .《满文档案》中有关蒙古降人的记载，北华大学学报（社会科学版），2014，15（5）：73–76.

30. 阿尔丁夫 . 关于喀喇沁部的来源，内蒙古大学学报（哲学社会科学版），2008，40（3）：34–40.

31. 胡日查 . 有关朵颜卫者勒蔑家族史实，内蒙古社会科学（汉文版），2000，（1）：55–58.

32. 张艳华 . 喀喇沁旗蒙古族的来源及喀喇沁旗的形成，赤峰学院学报，2014，（6）：23–25.

33. 宝玉柱 . 喀喇沁部氏族构成分析，内蒙古民族大学（社会科学版），2013，（3）：13–20.

34. 姚海山，胡国志 . 乌梁海蒙古与清代喀喇沁部——辽宁喀左旗历史与探源，满族研究，2004，（4）：92–96.

35. 奥拉 . 明末清初的朵颜卫与喀喇沁的关系，内蒙古社会科学（汉文版），2001，（5）：49–51.

36. 特木勒 . 十六世纪后半叶的朵颜卫，内蒙古大学学报（人文社会科学版），2004，36（3）：49–55.

37. 吴雪娟 . 清代八旗户口档与家谱整理研究——以瑷珲满族扎库塔氏为例，满语研究，2011，（2）：47–50.

后　记

《四川何氏骨科流派史实研究》是国家中医药管理局四川何氏骨科流派传承工作室、四川仁甫何氏骨科技术研究中心委托我们研究的一个基础性课题。

课题组人员组成如下：

顾问：何天祥，何仁甫之长子，四川何氏骨科流派代表性传承人，四川天祥骨科医院创始人、原院长，研究员；何瑶君，何仁甫之长女，原成都市西城区党校干部；何天佐，何仁甫之四子，四川何氏骨科流派代表性传人，成都军区八一骨科医院、海南骨科医院创始人、原院长，四川仁甫何氏骨科技术研究中心主任，国家中医药管理局四川何氏骨科流派传承工作室建设项目负责人，军队专业技术一级，文职一级，主任医师；马小彬，四川省地方志工作办公室主任，《四川省志》总编，研究馆员；贺振泉，国家中医药管理局中医学术流派传承推广基地办公室副主任、广州中医药大学基础医学院副院长。

组长：周仕伟，中国中央电视台原高级编导，硕士。

副组长：汪毅，四川省地方志工作办公室原副巡视员，一级文学创作；马云，何天佐弟子，四川省非物质文化遗产“何天佐传统中医药正骨疗法”代表性传承人，成都军区八一骨科医院院长，主任医师。

成员：杨印民，国家图书馆研究馆员，博士；符勇，中国生产力学会理事，硕士；韩军，成都市创美数码公司总策划，文献学学士；石彪，成都军区八一骨科医院党委书记，副主任医师；王勇，成都军区八一骨科医院副院长，副主任医师，中医学学士。

周仕伟负责课题的全程统筹规划、具体组织实施和参与研究，多次带队前往北京、内蒙古、陕西、湖北、四川、江苏等何氏先辈曾经居住过、生活过的地方实地考察，去中国第一历史档案馆和全国多家图书馆、单位查阅有关资料；杨印民承担部分资料的查阅工作；王炎、符勇承担资料的审读任务；韩军制订查阅文献工作计划并做文献分析；“第四章四川何氏骨科流派代表性传承人物研究”，直接采用汪毅负责并提供的《巴蜀史志》增刊“中医骨科人物研究——一门三杰：何天祥、何天佐、何天祺”资料；周仕伟、汪毅、马云、石彪、王勇等，负责采访何氏骨科流派代表性传承人及家族代表。

书稿选材、排序、文字撰写由周仕伟、汪毅、王勇担任；图片收集、处理、编撰由韩军完成；附录资料，由汪毅提供，由马云、石彪、王勇整理；马小彬主审全书。

今天，书稿即将付印，也意味着原计划九个月完成的课题，因在研究的过程中不断发现、挖掘出新的资料而延时长达两年半的专项课题任务画一句号。然而，“遗憾性”是史实考证与研究这项工作本身固有的特点，要在短时间内，在浩如烟海的文史资料中，对一个家族技艺的资料进行大海捞针式的全部收集整理、阅读分析，客观困难不言而喻，加之我们的水平有限，因此课题和书稿虽已完成，但仍有若干疑难问题尚待进一步研究、分析、厘清。

本课题和书稿的完成，离不开国家中医药管理局中医学术流派传承推广基地办公室、国家图书馆、中国第一历史档案馆、北京大学图书馆、内蒙古大学图书馆、中国爱国主义教育网、南京大学图书馆、四川省图书馆、四川省地方志工作办公室等有关单位的大力支持；离不开何天祥、何天佐先生给予课题组的具体指导，何瑶君女士为课题组提供的家族口述史料，何天琪为《巴蜀史志》增刊提供相关史料；国家中医药管理局中医学术流派传承推广基地办公室为本书作序，在此，谨一并表示衷心谢意！

限于我们的水平，加之时间仓促，本书难免存在不完善甚或错谬之处，敬请读者不吝批评指正。

《四川何氏骨科流派史实研究》课题组

二〇一七年十月